基层中医药适宜技术丛书

基层中医药适宜技术基本操作

李德华　主编

中国中医药出版社

·北京·

图书在版编目（CIP）数据

基层中医药适宜技术基本操作 / 李德华主编 . —北京：中国中医药出版社，2020.10

（基层中医药适宜技术丛书）

ISBN 978-7-5132-6413-6

Ⅰ . ①基… Ⅱ . ①李… Ⅲ . ①中国医药学—基本知识 Ⅳ . ① R2

中国版本图书馆 CIP 数据核字（2020）第 172630 号

中国中医药出版社出版

北京经济技术开发区科创十三街 31 号院二区 8 号楼
邮政编码 100176
传真 010-64405750
保定市西城胶印有限公司印刷
各地新华书店经销

开本 787×1092 1/16 印张 23.25 字数 332 千字
2020 年 10 月第 1 版 2020 年 10 月第 1 次印刷
书号 ISBN 978 – 7 – 5132 – 6413 – 6

定价 85.00 元
网址 www.cptcm.com

社 长 热 线 010-64405720
购 书 热 线 010-89535836
维 权 打 假 010-64405753

微信服务号 zgzyycbs
微商城网址 https://kdt.im/LIdUGr
官 方 微 博 http://e.weibo.com/cptcm
天猫旗舰店网址 https://zgzyycbs.tmall.com

如有印装质量问题请与本社出版部联系（010-64405510）

《基层中医药适宜技术基本操作》
编委会

主　审　梁繁荣

主　编　李德华

副主编　孙铭声　杨　娇

编　委　程　颖　孔　璟　雷寒舟　徐桂兴

　　　　杨　晗　银子涵　周　俊

前　言

为贯彻落实《中共中央国务院关于促进中医药传承创新发展的意见》和《关于印发基层中医药服务能力提升工程"十三五"行动计划的通知》精神，适应基层中医药人员临床能力提升的需求，重点推广普及实用型适宜技术，中华中医药学会在广泛调研基础上，于2018年启动"继续教育＋适宜技术推广行动"，同时，策划了本套《基层中医药适宜技术丛书》（以下简称"丛书"）。

本套丛书分为《基层中医药适宜技术基本操作》《内科常见病中医药适宜技术》《外科常见病中医药适宜技术》《妇科常见病中医药适宜技术》《儿科常见病中医药适宜技术》《骨伤科常见病中医药适宜技术》《五官科常见病中医药适宜技术》7个分册。其中《基层中医药适宜技术基本操作》重点介绍适宜在基层医院、社区卫生服务站选用的技术方法，突出实用性、操作性。6个临床分册以病为纲，在每个常见病、多发病下，介绍适合该病且确有疗效的针刺、艾灸、推拿（含小儿推拿）、拔罐、刮痧、敷贴、耳穴、熏蒸等治疗方法。

丛书邀请全国中医药行业规划教材主编、中医药院所学科带头人及针灸、推拿、刮痧等领域知名专家执笔，在系统梳理基层常见病、多发病基础上，选择适合运用上述技术的病证，结合编写人员的临床经验编写而成。考虑到基层中医药人员学习面临的实际困难，各位主编还分别录制了与丛书配套的授课视频，希望能通过直观的教学方式，帮助有关人员学而能会，习而可用。

成都中医药大学原校长、国家重大基础研究"973"项目首席科学家、国家重点学科针灸推拿学学科带头人梁繁荣教授，中医药高等学校教学名师、湖南中医药大学常小荣教授，中医药高等学校教学名师、浙江中医药大学范炳华教授，从始至终参与本套丛书的策划、编写指导与授课工作，彰显出对中医药人才培养的责任担当和殷切希望。中国中医药出版社张燕编辑、中医古籍出版社王晓曼主任，承担本套丛书统筹和疾病概论编写工作。各分册主编兢兢业业，换位思考，将自己的临床经验融入丛书编写与内容讲授。在此，对以上专家、同人的努力，表示由衷的感谢！

筑牢基层中医药服务阵地，为基层医生、全科医生和乡村医生中医药知识与技能培训提供系统的知识读本，以信息化支撑中医药人才培养与服务体系建设。愿本套丛书作为中华中医药学会联系中医药工作者的切入点之一，为基层中医药人员的成长提供新的动力！

中华中医药学会

2020 年 7 月

《基层中医药适宜技术示教视频》介绍

为提升基层中医药人员临床能力，推广普及实用型适宜技术，中华中医药学会本着"面向基层，紧贴临床，注重实操，实用规范"的原则，组织中医药行业知名专家，录制了《基层中医药适宜技术示教视频》（以下简称"视频"），供基层中医药从业人员学习使用。

"视频"以《基层中医药适宜技术丛书》为大纲，分为基层中医药适宜技术基本操作及内、外、妇、儿、骨伤、五官各科常见病适宜技术，共7套，160余学时。其内容包括常用适宜技术基本操作示教、各科疾病概述及常见病适宜技术应用讲解与演示，使用方法如下：

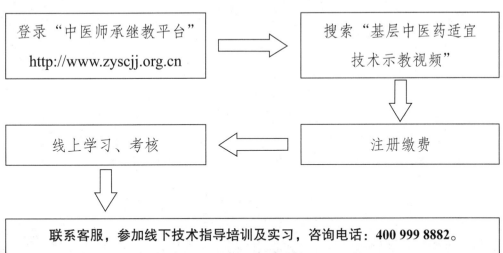

登录"中医师承继教平台" http://www.zyscjj.org.cn → 搜索"基层中医药适宜技术示教视频" → 注册缴费 → 线上学习、考核

联系客服，参加线下技术指导培训及实习，咨询电话：**400 999 8882**。

"扫一扫"

关注中医师承继教公众号联系客服

编写说明

为贯彻落实《中共中央国务院关于促进中医药传承创新发展的意见》，提升基层中医药人员临床能力，推广普及实用型适宜技术，2018年12月12日～14日，由中华中医药学会主办、中国中医药出版社承办的基层适宜技术人才培养论证会暨培训教材编写会在北京西藏大厦召开。经过讨论，本次会议确定了《基层中医药适宜技术丛书》（以下简称"丛书"）纳入的病种和基层临床适宜的中医药技术。

中医药基层适宜技术是中医学的重要组成部分，以藏象、经络、阴阳五行等中医基本理论为指导，包括针刺、艾灸、推拿、刮痧、穴位敷贴、耳针等基层常用治疗疾病的方法。因其具有"简、便、效、廉"的特点，自古至今一直深受欢迎，为我国人民的健康做出了巨大贡献。限于编写人员的知识结构或思维定式，目前有关中医药基层适宜技术的书籍大多以技术操作或临床症状为纲，不利于融会贯通和整体比对。本套丛书从培养基层医务人员的中医思维出发，以疾病为纲，选择内科、外科、妇科、儿科、骨伤科和五官科常见病和多发病，在简要梳理疾病的病因病机和辨证分型基础上，重点介绍适宜不同病证的技术方法，便于基层临床医师根据病证具体情况、当下医疗条件等，因地、因时、因人制宜地施治，更具灵活性、参考性和实践性。

本书共5篇29章：第一篇介绍针刺类疗法，包括毫针、电针、芒针疗法；第二篇介绍艾灸类疗法，包括艾灸、热敏灸、督脉灸、太乙神针和雷火神针疗法；第三篇为推拿疗法，包括成人推拿和小儿推拿疗法；第四篇介绍特殊部位针刺疗法，包括头针、耳针、鼻针、口唇针、手针和腹针疗法；第五篇是特殊针具针刺疗法，包括三棱针、皮肤针（梅花针）、皮内针、火针、杵针、针刀、刃针和浮针疗法，以及拔罐、刮痧、穴位埋线、敷贴和熏蒸疗法。各类疗法均从概述、功效、适应证、禁忌证、操作程序、操作手法及注意事项等方面进行论述。书后附有十四经穴及常用奇穴汇总、小儿推拿疗法常用穴部、鼻针疗法常用穴位、口唇针疗法常用穴位和手针疗法常用穴位。

全书内容精练，实用性和操作性强，适宜基层医院、社区卫生服务站、村卫生室等基层临床工作者选读，也可供中医药适宜技术爱好者阅读参考。

本书编委会
2020 年 8 月

目　录

第 一 篇

针刺类疗法

第一章 毫针疗法

【概述】

毫针疗法即指使用不同的针具，通过一定的手法或方式刺激机体的一定部位，以激发经络气血、调节整体功能的方法。

【功效】

疏通经络、行气活血、协调脏腑阴阳。

【适应证】

1. 头面躯体痛证　如头痛、面痛、颞下颌关节功能紊乱综合征、落枕、漏肩风、臂丛神经痛、肘劳、腰痛、坐骨神经痛、痛风等。

2. 内科病证　如中风、眩晕、贫血、高血压、面瘫、面肌痉挛、痹病、痿证、外伤性截瘫、癫病、狂病、痫病、震颤麻痹、痴呆、郁证、不寐、嗜睡、心悸、感冒、咳嗽、哮喘、疟疾、胃痛、呕吐、呃逆、腹痛、泄泻、痢疾、便秘、肠易激综合征、胁痛、黄疸、水肿、癃闭、淋证、尿失禁、遗精、阳痿、慢性前列腺炎、阳强、早泄、不育症、消渴、瘿病等。

3. 妇儿科病证　如月经不调、痛经、经前期紧张综合征、经闭、崩漏、绝经前后诸证、带下病、不孕症、胎位不正、妊娠恶阻、难产、恶露不尽、缺乳、阴挺、阴痒，小儿惊风、小儿积滞、疳证、遗尿、小儿脑性瘫痪、注意力缺陷、多动症、孤独症等。

4. 皮外伤科病证　如瘾疹、湿疹、瘙痒症、蛇串疮、痤疮、斑秃、神经性皮炎、扁平疣、疔疮、丹毒、腱鞘囊肿、痄腮、乳痈、乳癖、肠痈、脱肛、痔疮、疝气、颈椎病、急性腰扭伤、膝骨性关节炎、急性踝关节扭伤等。

5. 五官科病症　如目赤肿痛、睑腺炎、眼睑下垂、眼睑瞤动、近视、斜视、视神经萎缩、青光眼、耳鸣、耳聋、聤耳、鼻衄、鼻渊、咽喉肿痛、喉喑、牙痛、口疮等。

6. 急症　如晕厥、虚脱、高热、抽搐、内脏绞痛（心绞痛、胆绞痛、肾绞痛）、出血证（鼻衄、咯血、吐血、便血、尿血）等。

7. 其他病证　如慢性疲劳综合征、戒断综合征（戒烟综合征、戒酒综合征、戒毒综合征）、肥胖症、肿瘤、衰老、雀斑、黄褐斑等。

【禁忌证】

1. 施术部位　①避开脏器要害；②除刺血络、刺筋骨外，避开大血管或筋骨处。③特殊部位腧穴，针刺时严格掌握针刺的深浅、进针的角度。如：后项部为延髓，不可深刺；胸腹和腰背部内有脏腑，严禁深刺；大血管附近腧穴，如邻近动脉的委中、箕门、气冲、曲泽、经渠、冲阳等操作需慎重；乳中、脐中和小儿囟门部位也不宜针刺。

2. 患者体质　瘦弱者、婴儿忌深刺留针。

3. 病情性质　危重证候慎刺，气散脉乱者禁刺。

4. 针刺时间　邪气剽悍滑利，使人易脱于气，不宜久留针。

【操作程序】

1. 指导患者选择体位　应以医生能正确选穴、施术行针方便，患者舒适、稳定、肌肉放松，能持久留针而不疲劳为原则。体位选定后，要求患者不能随意改变或移动，以免发生意外。临床常用的体位有如下几种。

（1）仰卧位　适用于身体前面的腧穴。仰卧时，患者全身舒适稳定、肌肉放松，不容易疲劳，能持久留针，是大部分患者针刺时的最佳

NOTE

体位。

（2）俯卧位　适用于身体后部的腧穴。俯卧时，患者颈项部最易疲劳，有时腰部肌肉也不容易放松，故采用俯卧位针刺项部、腰部腧穴时，最好在其下垫以厚海绵垫，有助于项部、腰部肌肉的放松。

（3）侧卧位　适用于侧身部穴位。侧卧时，身体各部稳定舒适、肌肉放松，但若针刺上、下肢侧面穴位时，最好以枕垫等物将肢体垫稳，才能使肢体稳定，不易疲劳。

（4）仰靠坐位　适用于前头、头顶、颜面、颈前、胸及上肢、肩前等部穴位。

2. 腧穴定位　医生在针刺前，必须以循、摸、揣、按等指法正确定位腧穴，在指感最明显处的中心点以指甲或镊子柄压出"十"字形切迹，以此切迹的中心点作为针刺点。

3. 消毒　消毒范围应包括针具、器械、医生手指、患者穴位皮肤等。

（1）针具、器械消毒　针具、器械的消毒方法很多，临床以高压蒸汽灭菌法应用最多。高压蒸汽灭菌法：将针具、器械用棉布包好，放入密闭的高压蒸汽锅内灭菌。其压力达到 15 磅，温度达到 120℃左右时，保持 20～30 分钟，可达到消毒灭菌要求。随着生活水平的提高，在经济情况较好的地方，建议使用一次性针灸针。

（2）医生手指消毒　针刺施术前，医生应先用肥皂水将手洗刷干净，再以 75% 乙醇棉球擦拭干净，或用 1∶1000 的新洁尔灭洗手后再持针操作。持针施术过程中，医生应尽量避免手指接触针体，以确保针体无菌；若某些刺法需要手指触及针体时，尽可能以消毒干棉球作为间隔物。

（3）穴位消毒　多用 75% 乙醇擦拭消毒欲针刺的穴位，对某些特殊部位或明显污染的部位，可先用 2% 碘酊涂擦，再用 75% 乙醇擦拭脱碘。擦拭时要从腧穴部位的中心点向外绕圈消毒。当腧穴皮肤消毒后，要避免再接触污物，保持洁净，防止重新污染。

（4）治疗室内消毒　针灸治疗用的床垫、枕巾等物品，要按时进行换洗晾晒，如果条件允许，采用一人一用的消毒垫布、枕巾则更好。治

NOTE

疗室也应定期进行消毒净化，保持空气流通，环境卫生洁净。

【操作手法】

（一）持针法

持针法是指术者操持毫针保持端直、坚挺的方法。

1. 刺手和押手　在毫针操作时，多是一手持针，一手辅助，双手配合，完成操作。一般将持针施术的手称刺手，辅助进针的手称押手。

（1）刺手　作用是掌握毫针，进针时，使臂力、腕力集中于指端，使手指持针有力，保持毫针端直、坚挺，力贯针尖，能顺利刺入穴位，透皮无痛。行针时，手指有力而灵活，容易产生针感。

（2）押手　作用是确定穴位的进针点，固定穴位皮肤，使毫针准确地刺中穴位，并使长针有所依靠，不致摇晃和弯曲。进针时，按压在穴旁，抑制皮肤痛觉的敏感性，以减轻针刺痛感。行针时，循按穴位周围组织，促进针感的产生与传导，以提高疗效。双手协调针刺，可达到无痛针刺的目的。

2. 持针姿势

（1）拇食指持针法　用右手拇指、食指的指腹捏住针柄中段，中指可抵在穴位旁。此法适用于 40mm 以下短针的持针（图 1–1）。

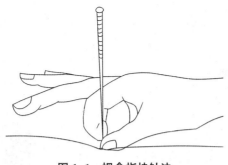

图 1–1　拇食指持针法

（2）拇食中指持针法　以拇指在内侧，食指、中指在外侧，三个手指的指腹紧捏针柄，以无名指抵于穴位旁或抵于针体上。此法适用于 50mm 以上的长针的持针（图 1–2）。

NOTE

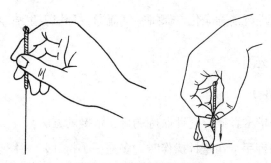

图1-2 拇食中指持针法

（3）持柄压尾法 以拇指和中指指腹捏紧针柄，以食指指尖压在针尾上，进针时，以拇指和中指捻转针柄，食指顺势下压。此法适用于40～50mm中等长度毫针的持针。

（4）持针身法 将手指严密消毒，以拇、食指紧捏针体下端近针尖处，针尖露出5～10mm，也可以用拇、食指捏一消毒干棉球，裹在针体下端近针尖处捏紧，露出针尖。此法适用于长针单手速刺的持针（图1-3）。

（5）双手持针法 以右手拇、食、中指三指捏针柄，无名指抵住针体，左手拇指、食指的指腹严密消毒后，紧捏针体下端，露出针尖5～10mm。进针时，双手配合，协调用力，以免针身弯曲。此法适用于长针及芒针的持针（图1-4）。

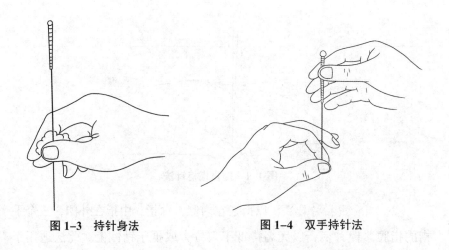

图1-3 持针身法　　　　　图1-4 双手持针法

NOTE

（二）进针法

1. 单手进针法

（1）单手刺入法　刺手拇、食指持针柄，中指指尖重压穴位，抵于穴旁，指腹抵住针体下段，保持针体挺直（图1-5）。刺入时拇、食指用力向下按压，中指随之屈曲，即将针尖压入皮下。对皮肤硬韧者，在透皮的瞬间，以拇、食指边捻转边下压，能增强透皮的力度，使针尖顺利刺入。此法中指切压穴旁，固定穴位，降低痛觉敏感性，起到了押手的作用。

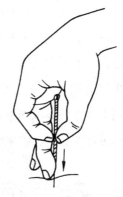

图1-5　单手刺入法

（2）单手叩入法　刺手拇、食指捏针体下段，露出针尖3～5mm，中指尖在穴位上重压片刻，类似押手的作用，当中指尖抬起，离开腧穴的瞬间，拇、食指持针快速向穴位叩入，将针尖叩入皮下。此法适用于任何长短的针具，透皮速度快而有力，透皮疼痛轻微或基本无痛，对持针指力要求不高，但必须做到稳准轻快，初学者也能比较快地掌握。

（3）单手飞入法　刺手拇、食指持针柄，或拇、食、中三指持针柄，针尖对准穴位，运用腕力快速甩动下压，当针尖触及皮肤时，拇指向后捻动，食、中指向前捻动，瞬即将针刺入，同时五指张开如飞鸟展翅状。此法刺入速度快、力度大，但刺入不易控制。

2. 双手进针法

（1）插入法　押手重按穴位后，置于穴旁，固定穴位，刺手持针柄，针尖对准穴位，当针尖接触皮肤的瞬间，运用指力和腕力，不加捻转，快速将针插入皮下3～5mm。如应用长针时，刺手可捏紧针体，对准穴位快速插入。此种方法操作简单、透皮速度快，可用于任何部位，使用各种长短针具。

（2）捻入法　押手重按穴位，使穴位皮肤肌肉松弛后置于穴旁，固定穴位，刺手持针柄，针尖对准穴位，运用指力和腕力将针刺向穴位，当针尖接触皮肤的瞬间，运用指力稍加捻转针柄，腕力同时下压，将

NOTE

针刺入皮下 3 ～ 5mm。此种方法操作稍复杂，需指力和腕力协调配合，其针尖透皮的力度更强、速度更快，适用于任何部位的操作，尤其肌肉皮肤紧张及老年人皮肤硬韧不易刺入者，以此方法则容易顺利刺入。

（3）爪切法　又称指切法，是临床应用最多的双手进针法，押手拇指或食指重压穴位后，以指甲压在进针点旁，刺手持针，将针紧靠指甲边缘快速刺入皮下（图 1-6），刺入时可用插入法，也可用捻入法。此法刺手动作快，以押手按压穴位，抑制穴旁痛觉感受器的敏感性，达到无痛进针的目的，临床应用十分广泛。

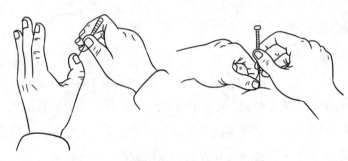

图 1-6　指切法

（4）夹持法　押手拇、食指拿消毒干棉球捏住针体下段，露出针尖3 ～ 5mm，对准穴位，刺手拇、食、中指持针柄，刺入时，以押手用力下压为主，刺手配合顺势下插，或下插同时捻转针柄（图 1-7），增强透皮力度。此法多用于长针的刺入，下插时，刺手用力要适度，用力过猛易致弯针。

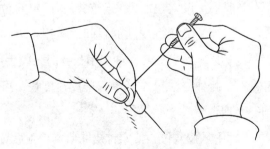

图 1-7　夹持法

（5）提捏法　押手拇、食指捏起腧穴处的皮肤，刺手持针从捏起处

的上段对准穴位刺入（图1-8）。此法主要
用于皮肉浅薄处的穴位及短针刺法，或沿
皮透刺法，尤以面部穴位常用。

（6）舒张法 押手拇、食指或食、中
指置穴位两旁，将穴位皮肤向两侧撑开绷
紧，并固定穴位，刺手持针对准穴位，将
针尖快速插入或捻入（图1-9）。此法多用
于皮肤松弛或有皱纹的部位。

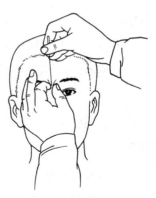

图1-8 提捏法

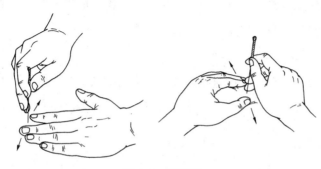

图1-9 舒张法

（7）弹入法 押手持针，用拇、食、中指扶正针身，对准穴位后，
刺手四指弯曲，拇指抵住中指（或食指），中指（或食指）对准针的尾
部，然后用中指甲部瞬间弹击针尾，针尖可迅速刺入穴位处。此法进针
快而无痛，适用于中等长短之毫针。

3.器具进针法

（1）管针刺入法 用金属塑
料或有机玻璃制成长短不一的细
管，选长短合适的平柄针或管柄
针装入管内，针尾露出细管上口
3～5mm，将针管置于穴位上，
用手指快速打击或弹压针尾，针
尖即刺入腧穴皮下（图1-10），
然后将细管抽出。目前国内外均

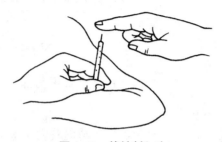

图1-10 管针刺入法

NOTE

有此配套生产的针具，使用更为便捷。该方法将细管重压于穴位皮肤上，类似押手的作用，拍打或弹压的进针速度快，使针尖瞬间刺入皮下，故基本无痛，适用范围越来越广泛。

（2）进针器刺入法　使用特制的笔或弹簧进针器，将长短合适的平柄针或管柄针装入进针器的针管内，下口压在穴位皮肤上，用手指叩动弹簧，针尖快速弹射进入皮下，然后将进针器抽离。对初学者可以应用，但对医者来说，缺少进针感觉和指感，故临床应用较少。

以上各种透皮刺入法各有所长，临床应用时，需根据腧穴所在部位、患者体位及医生手法、指力等情况，以操作简单方便、尽量避免患者疼痛为目的，灵活选用。

（三）针刺的角度和深度

1. 角度　针刺的角度是指进针时针身与皮肤表面所形成的夹角。它是将腧穴所在的位置和医者针刺时所要达到的目的结合起来。一般分为以下三种角度（图1-11）：

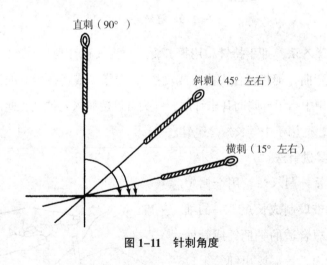

图 1-11　针刺角度

（1）直刺　针身与皮肤表面呈90°垂直刺入。此法适用于人体大部分腧穴。

（2）斜刺　针身与皮肤表面呈45°左右倾斜刺入。此法适用于肌肉浅薄处或内有重要脏器部位，或不宜直刺、深刺的腧穴。

（3）平刺　即横刺、沿皮刺。针身与皮肤表面呈15°左右或沿皮以更小的角度刺入。此法适用于皮薄肉少部位的腧穴，如头部的腧穴等。

2. 深度

（1）年龄　年老体弱，气血衰退，小儿娇嫩，稚阴稚阳，均不宜深刺。中青年身强体壮者，可适当深刺。

（2）体质　形瘦体弱者，宜相应浅刺；形盛体强者，宜深刺。

（3）病情　阳证、新病宜浅刺；阴证、久病宜深刺。

（4）部位　头面、胸腹及皮薄肉少处的腧穴宜浅刺。四肢、臀、腹及肌肉丰满处的腧穴宜深刺。

（四）行针与得气

1. 行针的基本手法

（1）提插法　即将针刺入腧穴一定深度后，施以上提下插的操作手法。这种使针由浅层向下刺入深层的操作谓之插，从深层向上引退至浅层的操作谓之提，如此反复地上下呈纵向运动的行针手法，即为提插法（图1-12）。

对于提插幅度的大小、层次的变化、频率的快慢和操作时间的长短，应根据患者的体质、病情、腧穴部位和针

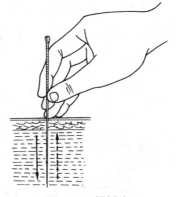

图 1-12　提插法

刺目的等灵活掌握。使用提插法时的指力一定要均匀一致，幅度不宜过大，一般以3～5mm为宜，频率不宜过快，每分钟60次左右，保持针身垂直，不改变针刺角度、方向和深度。通常认为行针时提插的幅度大、频率快，刺激量就大；反之，提插的幅度小、频率慢，刺激量就小。

（2）捻转法　即将针刺入腧穴一定深度后，施向前向后捻转动作的操作手法。这种使针在腧穴内反复前后来回地旋转行针手法，即为捻转法（图1-13）。

NOTE

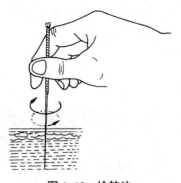

图 1-13 捻转法

捻转角度的大小、频率的快慢、时间的长短等，需根据患者的体质、病情、腧穴的部位、针刺目的等具体情况而定。使用捻转法时，指力要均匀，角度要适当，一般应掌握在180°～360°，不能单向捻针，否则针身易被肌纤维等缠绕，引起局部疼痛和导致滞针而使出针困难。一般认为捻转角度大、频率快，其刺激量就大；捻转角度小、频率慢，其刺激量则小。

2. 行针的辅助手法

（1）循法　医者用手指顺着经脉的循行径路，在腧穴的上下部轻柔循按。此法能推动气血，激发经气，促使针后易于得气（图 1-14）。

（2）弹法　针刺后在留针过程中，以手指轻弹针尾或针柄，使针体微微振动，以加强针感，助气运行。本法有催气、行气的作用（图 1-15）。

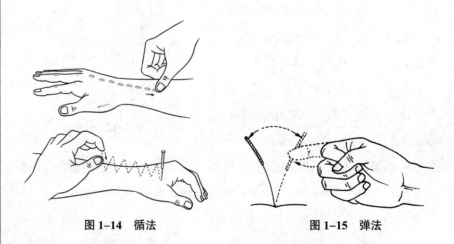

图 1-14 循法　　　　　　　　　　**图 1-15 弹法**

（3）刮法　毫针刺入一定深度后，经气未至，以拇指或食指的指腹抵住针尾，用拇指、食指或中指指甲，由上而下频频刮动针柄，促使得气。此法在针刺不得气时用之可激发经气，如已得气者可以加强针刺感应的传导和扩散（图 1-16）。

（4）摇法　毫针刺入一定深度后，手持针柄，将针轻轻摇动，以行经气。其法有二：一是直立针身而摇，以加强得气的感应；二是卧倒针身而摇，使经气向一定方向传导（图1-17）。

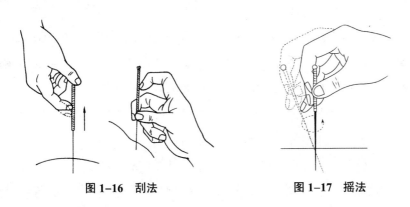

图1-16　刮法　　　　　　　　图1-17　摇法

（5）飞法　针后不得气者，用右手拇、食指持针柄，细细捻搓数次，然后张开两指，一搓一放，反复数次，状如飞鸟展翅，故称飞法。此法作用在于催气、行气，并使针刺感应增强（图1-18）。

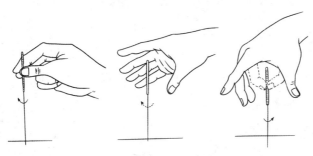

图1-18　飞法

（6）震颤法　针刺入一定深度后，右手持针柄，用小幅度、快频率的提插、捻转手法，使针身轻微震颤。此法可促使针下得气，增强针刺感应（图1-19）。

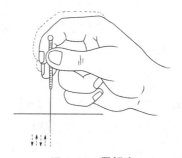

图1-19　震颤法

NOTE

（五）得气、候气、催气和守气

1. 得气 一方面是患者对针刺的感觉和反应，另一方面是医者对刺手指下的感觉。当针刺腧穴得气时，患者的针刺部位有酸胀、麻重等自觉反应，有时出现热、凉、痒、痛、抽搐、蚁行等感觉，或呈现沿着一定的方向和部位传导和扩散现象。少数患者还会出现循经性肌肤瞤动、震颤等反应，有的还可见到针刺腧穴部位的循经性皮疹带或红、白线状现象。当患者有自觉反应的同时，医者的刺手亦能体会到针下沉紧、涩滞或针体颤动等反应。若针刺后未得气，患者则无任何特殊感觉或反应，医者刺手亦感觉到针下空松、虚滑。

2. 候气 当针下不得气时，需取留针候气的方法等待气至；亦可采用间歇运针，施以提插、捻转等手法，以待气至。前者为静留针候气法，后者为动留针候气法。留针候气，要有耐心，不可操之过急。

3. 催气 是通过各种手法，催促经气速至的方法。《神应经》云："用右手大指及食指持针，细细摇动、进退、搓捻，其针如手颤之状，是谓催气。"此外，如刮动针柄、弹摇针身、沿经循摄等法，也都有催气的作用。

4. 守气 是指在使用候气、催气之法针下得气后，患者有舒适感觉时，医者需采取守气方法，守住针下经气，以保持针感持久。

（六）毫针补泻手法

1. 单式补泻手法

（1）捻转补泻针 针刺得气后、捻转角度小、用力轻、频率慢、操作时间短者为补法。捻转角度大、用力重、频率快、操作时间长者为泻法。也有以左转时角度大、用力重者为补；右转时角度大、用力重者为泻。

（2）提插补泻 针刺得气后，先浅后深，重插轻提，提插幅度小、频率慢、操作时间短者为补法。先深后浅，轻插重提，提插幅度大、频率快、操作时间长者为泻法。

2. 其他补泻

（1）徐疾补泻 以进针、出针过程两者相对的快慢来区分补泻。

《素问·针解》则从出针时间的长短（亦称为留针时间的长短）来区别补泻，并结合开阖补泻来施行本法。

①补法：先在穴位浅部候气，得气后，将针缓慢地向内推入到一定的深度，退针时疾速提至皮下，引导阳气由浅入深，由表及里。

②泻法：迅速地一次进针到应刺的深度候气，得气后，引气向外慢慢地分层退针，直至皮下，使邪气随针由深出浅，由里达表。

（2）迎随补泻　又称为针向迎随补泻法、针向迎随法。

①补法：针尖顺经脉循行方向而刺为补法，亦称为随。如手三阴经从胸走手，刺手三阴经腧穴时针尖向手的方向即为顺经而刺，为补法；足三阳经从头走足，刺足三阳经腧穴时针尖向下方即为顺经而刺，为补法。

②泻法：针尖逆经脉循行方向而刺为泻法，亦称为迎。如手三阴从胸走手，针刺手三阴经腧穴时针尖向胸部方向即为迎经而刺，为泻法；足三阴经从足至腹（胸），针刺足三阴经腧穴时针尖向足部（即下部）的方向即为迎经而刺，为泻法。

（3）呼吸补泻　是在应用针刺手法的同时配合患者呼吸的方法。

①补法：在患者呼气时进针，经行针、留针后，患者吸气时出针。出针后按闭穴孔。

②泻法：在患者吸气时进针，吸气时捻转针体，经留针后，患者呼气时出针。

（4）开阖补泻　本法以出针时是否按闭针孔来区分补泻。

①补法：右手出针后，左手迅速按压针孔，为补法。

②泻法：右手出针时摇动针体，出针后左手不按压针孔，或出针后左手不立即按压针孔，为泻法。

（5）平补平泻　以得气为主，不分补泻。进针得气后均匀地行提插、捻转手法后出针。

3. 复式补泻手法

（1）热补法　又称烧山火法，将针刺入腧穴应刺深度的上 1/3（天部），得气后行捻转补法，再将针刺入中 1/3（人部），得气后行捻转补

NOTE

法，然后将针刺入下 1/3（地部），得气后行捻转补法，即慢慢地将针提到上 1/3，如此反复操作 3 次，即将针按至地部留针。在操作过程中，或配合呼吸补泻法中的补法，即为烧山火法，多用于治疗冷痹顽麻、虚寒性疾病等。

（2）凉泻法　又称透天凉法，将针刺入腧穴应刺深度的下 1/3（地部），得气后行捻转泻法，再将针紧提至中 1/3（人部），得气后行捻转泻法，然后将针紧提至上 1/3（天部），得气后行捻转泻法，将针缓慢地按至下 1/3。如此反复操作 3 次，将针紧提至上 1/3 即可留针。在操作过程中，或配合呼吸补泻法中的泻法，即为透天凉法，多用于治疗热痹、急性痈肿等实热性疾病。

（3）飞经走气四法　包括青龙摆尾、白虎摇头、苍龟探穴、赤凤迎源四法，简称"龙虎龟凤"，均属"通经接气大段之法"。"若关节阻涩，气不过者"，可起"过关过节催运气"的作用。此法为经络通经接气的催气手法，以促使针感通经过关而达病所。

①青龙摆尾：又称"苍龙摆尾法"。该法是以针尖方向行气为主，并结合摇针行气、九六法、分层法而组成的复式手法。本法以操作时拨摇针柄，犹似龙尾摆动的状况而命名。具体操作：将针直刺入穴位的应刺深度中，即针感组织层，天地人中部，操作时像掌舵一样，既不进也不退，既不提也不插，而是一左右慢慢地摆动。

②白虎摇头：是由提插、捻转、呼吸三种方法，结合直立针身而摇的手法（即"动"法的反复运用）组合而成的复式手法。具体操作：该法操作像手摇铃一样摇而振动。进针时，先行进圆，从天部向深部进针，按圆柱形的边缘，向右逐步盘旋，呈螺纹线，盘旋而进入地部。然后退方，即在退针的时候，按长方体的边缘，向左逐步盘旋呈直线横行直退。先右盘进圆，而后左盘退方，再左盘进圆，接着右盘退方。反复操作，周而复始，达到左右方向、又摇又振的效果。历代医家对白虎摇头法的应用，注重押手的配合。在针刺得气后，用押手控制针感的传导方向，欲使针感向上传导，押手须按压针穴的下方；欲使针感向下传导，押手须按在针穴的上方。

③苍龟探穴：是由徐疾补法与针向多向行气法相结合而形成的一种复式针刺手法。具体操作：直刺进针入地部得气，将针从地部一次退至穴位的天部，然后以两手指扳倒针身，按先上后下、自左而右的次序斜刺进针，更换针刺方向。在向每一方向针刺时，都必须由浅入深，分三步徐徐而进，待针刺得到新的感应时，将针一次退至穴位的浅部，改换方向，依上法再针。该法在操作中除了钻四方之外，还同时进行一个剔法。剔的操作方法：三进中，每进针一步，都要钻剔一次。如进针一步时向左剔一次，进针二步时向右剔一次，进针三步时向上和下各剔一次，成为三进四剔。剔，是用针尖剔或拨"得气"组织，以增强针感。钻和剔结合起来，故本法有如乌龟入土探穴、四方钻剔之象，称为"苍龟探穴"。

④赤凤迎源：是徐疾泻法与飞法等单式手法组合而成的复式补泻手法。具体操作：将针刺穴位分为天、地、人三部，首先将针直刺深入地部，得气后将针提退到天部，松手，针体稍摇动后，又刺入地部，在地部行针。通过手指的操纵，使针尖在地部及人部沿上下左右、前后不同平面行圆形轨迹的多向飞旋。如果病在上方，则在吸气时边飞旋边退针；病在下方，在呼气时边飞旋边进针。

（七）留针与出针

1. 留针法　将针刺入腧穴施术后，使针留置穴位内，称为留针。留针的目的是为了加强针刺的作用和便于继续行针施术。一般病症只要针下得气而施以适当的补泻手法后，即可出针或留针 10～30 分钟。但对一些特殊病症，如急性腹痛破伤风、角弓反张，寒性、顽固性疼痛或痉挛性病症，即可适当延长留针时间，有时留针可达数小时，以便在留针过程中做间歇性行针，以增强、巩固疗效。若不得气时，也可静以久留，以待气至。在临床上留针与否或留针时间的长短，不可一概而论，应根据患者具体病情而定。

2. 出针法　出针又称起针、退针。在施行针刺手法或留针达到预定针刺目的和治疗要求后，即可出针。出针是整个毫针刺法过程最后的操作程序，预示针刺结束。

NOTE

出针的方法，一般是以左手持消毒干棉球轻轻按压于针刺部位，右手持针做轻微小幅度捻转，并随势将针缓慢提至皮下（不可单手用力过猛），静留片刻，然后出针。

出针时，依补泻的不同要求，分别采取"疾出"或"徐出"以及"疾按针孔"或"摇大针孔"的方法出针。出针后，除特殊需要外，都要用消毒棉球轻压针孔片刻，以防出血或针孔疼痛。

当针退出后，要仔细查看针孔是否出血，询问针刺部位有无不适感，检查核对针数是否遗漏，还应注意有无晕针延迟反应现象。

【异常情况的处理和预防】

1. 晕针　晕针是在针刺过程中患者发生的晕厥现象，这是可以避免的，医者应该注意防止。

（1）原因　患者体质虚弱，精神紧张，或疲劳、饥饿、大汗、大泻、大出血之后，或体位不当，或医者在针刺时手法过重，而致针刺时或留针过程中而发此症。

（2）症状　患者突然出现精神疲倦，头晕目眩，面色苍白，恶心欲吐，多汗，心慌，四肢发冷，血压下降，脉象沉细，或神志昏迷，扑倒在地，唇甲青紫，二便失禁，脉微细欲绝。

（3）处理　立即停止针刺，将针全部取出，使患者平卧，注意保暖。轻者仰卧片刻，给饮温开水或糖水后即可恢复正常。重者在上述处理基础上，可刺水沟、素髎、内关、足三里，灸百会、关元、气海等穴，即可恢复。若仍不省人事，呼吸细微，脉细弱者，可考虑配合其他治疗或采用急救措施。

（4）预防　对于晕针应注重预防。如初次接受针刺治疗或精神过度紧张、身体虚弱者，应先做好解释，消除对针刺的顾虑，同时选择舒适持久的体位，最好采用卧位。选穴宜少，手法要轻。若饥饿、疲劳、大渴时，应令进食、休息、饮水后再予针刺。医者在针刺治疗过程中要精神专一，随时注意观察患者的神色，询问其感觉。一旦有不适等晕针先兆，可及早采取处理措施，防患于未然。

NOTE

2. 滞针　滞针是指在行针时或留针后医生感觉针下涩滞，捻转、提插、出针均感困难而患者则感觉痛剧，称为滞针。

（1）原因　患者精神紧张，当针刺入腧穴后，局部肌肉强烈收缩，或行针手法不当，向单一方向捻针太过，以致肌肉组织缠绕针体而成滞针。若留针时间过长，有时也可出现滞针。

（2）现象　针在体内，捻转不动，提插、出针均感困难，若勉强捻转、提插时，则患者痛不可忍。

（3）处理　若患者精神紧张，局部肌肉过度收缩时，可稍延长留针时间，或于滞针腧穴附近进行循按或叩弹针柄，或在附近再刺一针，以宣散气血，缓解肌肉的紧张。若行针不当，或单向捻针而致滞针者，可向相反方向将针捻回，并用刮柄、弹柄法，使缠绕的肌纤维回释，即可消除滞针。

（4）预防　对精神紧张者，应先做好解释工作，消除患者不必要的顾虑。医生注意行针的操作手法和避免单向捻转，若用搓法时，应注意与提插法的配合，则可避免肌纤维缠绕针身而防止滞针的发生。

3. 弯针　弯针是指进针时或针刺入腧穴后，针身在体内形成弯曲。

（1）原因　医生进针手法不熟练，用力过猛、过速，以致针尖碰到坚硬组织器官，或患者在针刺或留针时移动体位，或因针柄受到某种外力压迫、碰击等，均可造成弯针。

（2）现象　针柄改变了进针或刺入留针时的方向和角度，提插、捻转及出针均感困难，而患者感到疼痛。

（3）处理　出现弯针后，即不得再行提插、捻转等手法。如针柄轻微弯曲，应慢慢将针起出。若弯曲角度过大时，应顺着弯曲方向将针起出。若由患者移动体位所致，应使患者慢慢恢复原来体位，局部肌肉放松后，再将针缓缓起出，切忌强行拔针，以免将针体断入体内。

（4）预防　医者进针手法要熟练，指力要均匀，并要避免进针过速、过猛。选择适当体位，在留针过程中，嘱患者不要随意更动体位，注意保护针刺部位，针柄不得受外物硬碰和压迫。

4. 断针　断针又称折针，是指针体折断在人体内。若能术前做好针

NOTE

具的检修和施术时加以应有的注意，断针是可以避免的。

（1）原因　针具质量欠佳，针身或针根有损伤剥蚀；进针前失于检查；针刺时将针身全部刺入腧穴；行针时强力提插、捻转，肌肉猛烈收缩；留针时患者随意变更体位，或弯针、滞针未能进行及时正确处理等。以上原因均可造成断针。

（2）现象　行针时或出针后发现针身折断，其断端部分针身尚露于皮肤外，或断端全部没入皮肤之下。

（3）处理　医者态度必须从容镇静，嘱患者切勿更动原有体位，以防断针向肌肉深部陷入。若残端部分针身显露于体外时，可用手指或镊子将针起出。若断端与皮肤相平或稍凹陷于体内者，可用左手拇、食二指垂直向下挤压针孔两旁，使断针暴露体外，右手持镊子将针取出。若断针完全深入皮下或肌肉深层时，应在 X 线下定位，手术取出。

（4）预防　为了防止断针，应认真仔细地检查针具，对认为不符合质量要求的针具，应剔出不用。避免过猛、过强行针。在行针或留针时，应嘱患者不要随意更换体位。针刺时更不宜将针身全部刺入腧穴，应留部分针身在体外，以便于针根断折时取针。在进针、行针过程中，如发现弯针时，应立即出针，切不可强行刺入、行针。对于滞针等亦应及时正确处理，不可强行硬拔。

5. 血肿　血肿是指针刺部位出现的皮下出血而引起的肿痛。

（1）原因　针尖弯曲带钩，使皮肉受损，或刺伤血管所致。

（2）现象　出针后，针刺部位肿胀疼痛，继则皮肤呈现紫色。

（3）处理　若微量的皮下出血而局部有小块青紫时，一般不必处理，可以自行消退。若局部肿胀疼痛较剧，青紫面积大而且影响活动功能时，可先冷敷止血后，再热敷或在局部轻轻揉按，以促使局部瘀血消散吸收。

（4）预防　仔细检查针具，熟悉人体解剖部位，避开血管针刺，出针时立即用消毒干棉球揉按压迫针孔。

NOTE

【注意事项】

1. 患者在过于饥饿、疲劳，或精神过度紧张时，不宜立即进行针刺。对身体瘦弱、气虚血亏的患者，进行针刺时手法不宜过强，并尽量选用卧位。

2. 妇女怀孕 3 个月者，不宜针刺小腹部的腧穴。若怀孕 3 个月以上者，腹部、腰骶部腧穴也不宜针刺。至于三阴交、合谷、昆仑、至阴等通经活血的腧穴，在怀孕期亦应予禁刺。如妇女行经时，若非为了调经，亦慎用针刺。

3. 小儿囟门未合时，头项部的腧穴不宜针刺。

4. 常有自发性出血或损伤后出血不止的患者，不宜针刺。

5. 皮肤有感染、溃疡、瘢痕或肿瘤的部位，不宜针刺。

6. 对胸、胁、腰、背脏腑所居之处的腧穴，不宜直刺、深刺。肝脾肿大、肺气肿患者更应注意，如刺胸、背、腋、胁、缺盆等部位的腧穴，若直刺过深，都有伤及肺脏的可能，使空气进入胸腔，导致创伤性气胸。轻者出现胸痛、胸闷、心慌、呼吸不畅，甚则呼吸困难、唇甲发绀、出汗、血压下降等症。体检时，可见患侧胸部肋间隙变宽，叩诊呈过清音，气管向健侧移位，听诊时呼吸音明显减弱或消失。X 线胸透可见气体多少，据肺组织压迫情况等可确诊，对此症应及时采取治疗措施。因此，医者在进行针刺过程中精神必须高度集中，令患者选择适当的体位，严格掌握进针的深度、角度，以防止事故的发生。

7. 针刺眼区和项部的风府、哑门等穴以及脊柱部的腧穴，要注意掌握一定的角度，不宜大幅度提插、捻转和长时间留针，以免伤及重要组织器官，产生严重的不良后果。

8. 对尿潴留等患者，在针刺小腹部的腧穴时也应掌握适当的针刺方向、角度、深度等，以免误伤膀胱等器官而出现意外。

NOTE

第二章　电针疗法

【概述】

电针疗法是在针刺腧穴"得气"后，在针上通以接近人体的生物电的微量电流以防治疾病的一种疗法。

【功效】

疏通经络，行气活血，协调脏腑阴阳。

【适应证】

凡用针灸治疗有效的病症均可用电针治疗。临床常用于治疗各种痛证，痹证，痿证，心、胃、肠、胆、膀胱、子宫等器官的功能失调，癫狂，肌肉、韧带、关节的损伤性疾病等。其中对癫痫、神经官能症、神经痛、神经麻痹、脑血管意外后遗症、小儿麻痹后遗症、胃肠疾病、心绞痛、高血压等疗效较好。在针刺麻醉手术中，电针更有独特的优点。

【禁忌证】

1. 极度衰弱、病情危重，如恶性肿瘤晚期、败血症等患者难以耐受电针刺激，故不宜轻易使用电针。

2. 孕妇避免用电针刺激小腹和腰骶部穴位，以免发生流产。对有习惯性流产史的孕妇、妇女月经期、骨盆狭窄性难产者禁用电针。

3. 体内埋有按需式心脏起搏器的患者慎用。

4.对于电针过于恐惧、既往有晕针史者，不可用电针。

5.患有严重心脏病者，在应用电针时应严加注意，避免电流回路经过心脏以防意外。

【操作程序】

1.将 2 支针刺入治疗的有效穴位深度，寻找应有的针感。

2.将电针机的输出旋钮转到"0"位，打开电源开关。

3.将输出电极分别夹在穴位上的两支针上，慢慢旋动输出旋钮；当肌肉开始收缩时，调整频率及波长旋钮，将频率调到要求程度，再慢慢加大输出量，观察针体周围的收缩，并询问患者的感觉，使其达到适应量。通电时间一般为 5 ~ 30 分钟。针刺麻醉可持续较长时间。如果感觉降低，可适当加大输出量，或暂时断电 1 ~ 2 分钟再行通电。

4.治疗完毕，应调节电钮至"0"位，关闭电源，除去导线，再行起针。

【操作方法】

（一）电针仪选择

电针的种类很多，只要是能控制输出电压、电流到所需强度的器械均可用作电针仪，但应注意最大输出电压和电流量的关系。例如，最大输出电压在 40V 以上者，最大输出电流应限制在 1mA 以内，以免发生触电危险。由于近年电子工业发展迅速，电针仪的种类越来越多，而且不断更新。现将目前最常用的两种电针仪的性能介绍如下：

（1）G-6805 型电针治疗仪（图 2-1）　本机的性能比较稳定，交、直流两用电源，可输出连续波、疏密波、断续波。连续波频率为 160 ~ 5000 次 / 分，疏密波和断续波为 14 ~ 26 次 / 分。正

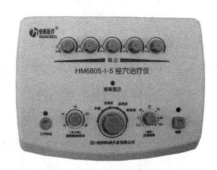

图 2-1　G-6805 型电针治疗仪

NOTE

脉冲幅度为 50V，负脉冲为 35V。正脉冲波宽为 500 微秒，负脉冲为 250 微秒。仪器顶部有 5 个小型输出插孔，对应于面板上 5 个控制旋钮，调节控制旋钮能改变输出强度。各插孔可插入针夹电极插头或电极板插头。面板中间的旋钮用以选择不同的输出波形，可控制输出连续波、疏密波、断续波。右侧的旋钮用于连续波的频率调节，左侧的旋钮用于疏密波、断续波的频率调节。拨动开关是选择交流电源或直流电源用的。氖灯指示各种波形的频率。

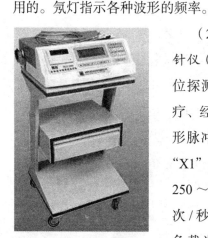

图 2-2　WQ-10A 型多用
电子穴位测定电针仪

（2）WQ-10A 型多用电子穴位测定电针仪（图 2-2）　本机性能较多，可用于穴位探测、电针治疗、针刺麻醉、电兴奋治疗、经络敏感测定等。基本波形：正冲为矩形脉冲，反冲为尖脉冲。频率及脉冲宽度："X1" 档频率为 0～100 次/秒，脉宽为 250～350 微秒；"X10" 档频率为 0～1000 次/秒，脉宽为 60～80 微秒。脉冲幅度：负载为 250Ω 时，峰值电流不低于 60mA。调制波形：连续波、间断波、疏密波 3 种，各变动波形的间动频率为 30 次/秒。输出：1、2、3 路，3 路可串成一路作电兴奋输出。电源：直流 6V，可用外接电源。

（二）电针的选穴

电针的选穴与毫针刺法的选穴方法大致相同，即循经选穴、局部选穴、经验选穴与按神经分布选穴。但电针须选取两个或两个以上穴位，一般以取用同侧肢体 1～3 对穴位（即用 1～3 对导线）为宜，不可过多，过多则刺激太强，患者不易接受。

（三）电针刺激参数的选择

1. 脉冲电流的作用和刺激的强度

（1）脉冲电流的作用　人体组织是由水分、无机盐和带电生物胶体组成的复杂的电解质导体。当一种波形、频率不断变换的脉冲电流作用于人体时，组织中的离子会发生定向运动，消除细胞膜极化状态，使离子浓度和分布发生显著变化，从而影响人体组织功能。离子浓度和分布的改变，是脉冲电流治疗作用最基本的电生理基础。

（2）脉冲电流的刺激强度 当电流开到一定强度时，患者会有麻刺感，这时的电流强度称为"感觉阈"。如电流强度再稍增加，患者则会产生刺痛感。能引起疼痛感觉的电流强度称为电流的"痛阈"。脉冲电流的"痛阈"因人而异，在各种病态情况下差异也较大。一般情况下，感觉阈和痛阈之间的电流强度，是治疗最适宜的强度，但此区间范围较窄，须仔细调节。超过"痛阈"以上的电流强度，患者不易接受，应以患者能耐受的强度为宜。

2. 波形、频率及节律 常用的电针刺激波形有 3 种，即尖波、方波、正弦波。每种波形又有单向和双向之分，也有正向是矩形波（方波）、负向是尖波的。根据临床实际需要，单个脉冲可采用不同方式组合而形成连续波、疏密波、断续波等（图 2-3）。电针的频率有每分钟几十次至每秒钟几百次不等。频率快的叫密波（或高频），一般为 50 ~ 100 次 / 秒；频率慢的叫疏波（或叫低频），一般为 2 ~ 5 次 / 秒。频率与节律配合调节可以形成疏密波、断续波等。目前使用的各种脉冲电针机输出的波形，大体上是相似的，一般都是不对称的双向脉冲。根据临床治疗和麻醉需要，现将常用的波组及作用介绍如下：

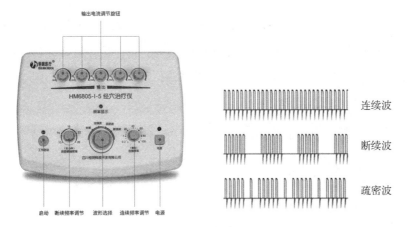

图 2-3 电针波形

（1）**连续波** 指的是电针机输出的电脉冲是某一单一固定频率的脉冲序列，它是没有经过调制的波。

①密波：能降低神经的应激功能，先对感觉神经起抑制作用，接着对运动神经也产生抑制作用。该波形常用于止痛、镇静、缓解肌肉和血管痉挛，针刺麻醉等。

②疏波：其刺激作用较强，能引起肌肉收缩，提高肌肉的张力，对感觉和运动神经的抑制发生较迟。该波形常用于治疗痿证及各种肌肉、关节、韧带、肌腱的损伤等。

（2）**疏密波** 是疏波和密波自动交替出现的一种波形。疏、密交替持续的时间约各 1.5 秒，能克服单一波形易产生适应的缺点。疏密波动力作用较大，治疗时兴奋效应占优势，能促进代谢，促进气血循环，改善组织营养，消除炎性水肿。该波形常用于治疗疼痛、扭挫伤、关节周围炎、气血运行障碍、坐骨神经痛、面瘫、肌无力、局部冻伤等。

（3）**断续波** 是指有节律地时断时续自动出现的一种波形。断时，在 1.5 秒时间内无脉冲电流输出，续时，是脉冲电连续工作 1.5 秒。对于断续波机体不易产生适应，其动力作用颇强，能提高肌肉组织的兴奋性，对横纹肌有良好的刺激收缩作用。该波形常用于治疗痿证、瘫痪等。

（4）**锯齿波** 是脉冲波幅按锯齿形自动改变的起伏波，每分钟 16 ～ 25 次不等，其频率接近人体的呼吸节律，故可用于刺激膈神经（相当于天鼎穴）做人工呼吸，抢救呼吸衰竭。锯齿波还有提高神经肌肉兴奋性、调整经络功能、改善气血循环等作用。

（四）电针操作流程

1. 选好腧穴后，先用拇指按压穴位，是否有酸、痛感觉，以校准穴位。

2. 局部皮肤用 2% 碘酊消毒，再用 75% 酒精棉球脱碘。

3. 按毫针刺法进针。

4. 患者有酸、麻、胀、重等感觉后，调节电针仪的输出电位器至"0"位，再将电针仪的两根输出导线分别连接在同侧肢体的两根毫针针柄上。

5. 开启电针仪的电源开关，选择适当波形（密度：其高频脉冲一般为 50 ～ 100 次 / 秒，能降低神经应激功能；疏波低频常为 2 ～ 5 次 / 秒，刺激作用较强，能提高肌力韧带张力；其他尚有疏密波、断续波、锯齿波等），慢慢旋转电位器由小至大逐渐调节输出电流到所需量值（患者有麻刺感，但无不适，局部肌肉、有抽动，即是所需的强度）。

6. 通电过程中应视察患者的忍受程度，以及导线有否脱落，有无晕针、弯针、折针等情况。

7. 电针刺激量较大，所给电流量须以患者能够耐受为限，以防晕针。调节电充量时须慢慢由小到大，切勿突然增强，引起肌肉痉挛，造成弯针、折针意外。

【注意事项】

1. 电针器的最大输出电压在 40V 以上者，最大输出电流应控制在 1mA 以内，避免发生触电事故。

2. 在使用电针机前，必须先把强度调节旋钮调至"0"位（无输出），再将电针机上每对输出的两个电极分别连接在两根毫针上。

3. 调节电流量时，应逐渐从小到大，切勿突然增强，以防引起肌肉强烈收缩，患者不能忍受，或造成弯针、断针、晕针等意外。临床治疗，一般持续通电 15 分钟左右，从低频到中频，使患者出现酸、胀、热等感觉或局部肌肉有节律性的收缩。

4. 单穴使用电针时，可选取有主要神经干通过的穴位（下肢的环跳穴等），将针刺入后，接在电针机的一个电极上，另一极则接在用水浸湿的纱布上，作为无关电极，固定在同侧经络的皮肤上。如果在互相邻近的一对穴位上进行电针时，两根毫针之间要以干棉球相隔，以免短路，影响疗效，损坏机器。

5. 毫针多次通电后针体易剥蚀，用针前必须检查，以防断针。施术时，必须选用性能正常的电针机，并注意检修针具、防止折针。

6. 体针疗法的注意事项均应遵守。

NOTE

7. 胸背、上肢穴位使用电针时，不宜将同一对输出的两个电极分别跨接于身体两侧，有严重心脏病者或靠近延脑、脊髓部的穴位应慎用。心脏病患者使用本法时，须避免电流回路通过心脏，以防发生意外。

8. 近延髓、脊髓部位使用电针时，或有严重心脏病者电流量宜小；腰以上部位一般不宜将一组导线跨接脊柱两侧，以免因强电流横贯脊髓而发生意外。对延髓附近的穴位，电流不宜过强。

9. 温针灸用的毫针，针柄因氧化而不导电；有的毫针针柄是用铝丝绕制而成，并经氧化处理镀成金黄色，氧化铝绝缘不导电。以上两种毫针应将电针器输出导线夹在针体上。

10. 治疗中如电流输出量时大时小、时断时续，常系导线接触不良，应暂停待修。

11. 治疗结束后，应先将电量降至零值，关闭电源，然后从针柄上除去电极夹，并将刺入组织的毫针拔出。术终还要注意清点针数，检查针刺部位，以免发生遗针或继发出血。

12. 孕妇慎用。

NOTE

第三章　芒针疗法

【概述】

芒针疗法是用针身细长、形如麦芒的针具深刺腧穴治疗疾病的针刺技术。

【功效】

其针身细长如麦芒，因其体长刺深，通过穴位刺激，易产生经络感传以及气至病所的针感，因此其治疗效果明显。

【适应证】

临床上多用于治疗各种痛证和脏腑病症，如血管性头痛、脑血管意外后遗症、支气管哮喘、胃和十二指肠溃疡、胃下垂、风湿性或类风湿关节炎、多发性神经炎、三叉神经痛、坐骨神经痛、肩关节周围炎、运动神经元疾病、急性脊髓炎、外伤性截瘫、脊柱疾病、癫痫、精神分裂症、神经官能症，以及泌尿、生殖系统疾病等。

【禁忌证】

1. 具有严重内脏疾病患者忌针。

2. 精神过于紧张，不能配合治疗的患者忌针。

3. 过饥、过饱、过劳、醉酒、年老体弱者，孕妇，儿童，以及某些不能配合治疗者忌针。

NOTE

4. 久病体质虚弱者，过饥、过饱、酗酒者，孕妇和幼儿及少年患者。孕妇怀孕 3 个月以下者，下腹部腧穴禁刺；怀孕 3 个月以上者，脘腹及腰骶部腧穴禁刺。一些可以引起子宫收缩的穴位如三阴交、合谷、昆仑、至阴也应该禁刺。小儿囟门未闭者，头顶部腧穴不宜针刺。

5. 过敏性体质、肿块周围及进行性皮肤病，皮肤有感染、溃疡、瘢痕或肿瘤部位不宜针刺。有性病、梅毒、艾滋病可疑的患者不宜针刺。

6. 自发性出血、血液病或损伤后出血不止的患者不宜针刺。有自发性气胸及肺不张的患者不宜针刺颈、胸部穴位。

7. 重要组织、器官、结构，如乳头、睾丸、喉头等部位禁刺。

8. 诊断未明的急性疾病，切勿滥用芒针治疗。

9. 胸背部腧穴，禁止直刺深刺，以斜向横刺为宜，以免损伤心、肺。尤其对肺心病、肺气肿、肺不张患者，更需谨慎，防止造成气胸。

10. 两肋及肾区之腧穴，禁止深刺，以免刺伤肝、脾、肾脏。脾大患者尤为注意。

【操作程序】

1. 指导患者选择适合体位，医生能正确选穴，施术行针方便，患者舒适，肌肉放松，能持久留针而不疲劳。

2. 医生在针刺前，必须以循、摸、揣、按等指法正确定位腧穴。

3. 根据针刺部位选择适合的针具。

4. 针具、器械、医生手指、患者穴位皮肤等消毒。

5. 按针刺进针、行针、出针流程进行针刺操作。

【操作方法】

1. 芒针针具选择　芒针是一种特制的长针，一般用较细而富有弹性的不锈钢丝制成，因形状细长如麦芒，故称为芒针。它由古代九针之一的"长针"发展而来，其长度分 3 寸、4 寸、5 寸、6 寸、7 寸、8 寸、10 寸、15 寸等数种，临床应用一般以 3 ～ 6 寸应用较多，8 寸以上应用较少（图 3-1）。

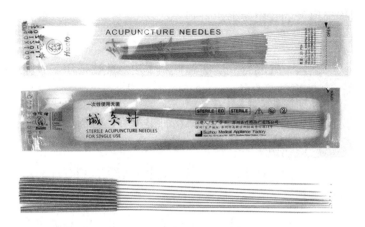

图 3-1 芒针针具

2. 刺手和押手的配合

（1）刺手的姿势 用右手（刺手）拇、食、中指第 1 关节夹持针柄的稍下方，用无名指抵住针身，以使针体和皮肤表面保持垂直。

（2）押手的姿势 左手（押手）自如地放在穴位表面的皮肤上，中指、无名指及小指的第 1 关节自然弯曲 90°左右，3 个指头的指甲尺侧贴于穴位周围，食指端压住穴位旁的皮肤，针身则首先通过拇指与食指第 2 关节横纹之间，其次通过食指末节与中指末节之间进入皮内（图 3-2）。

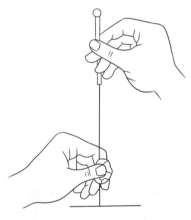

图 3-2 芒针持针法

3. 进针 先取好穴位，局部皮肤常规消毒后，刺手持针柄下段，押手拇、示两指用消毒干棉球捏住针体下段，使针尖抵触穴位。当针尖贴近穴位皮肤时，双手同时用力，迅速刺过表皮，并缓慢将针刺至所需深度。穿皮时手法动作要敏捷，以减轻患者痛感。捻转宜轻巧，幅度不宜过大，最好在 180°～ 360°。

4. 常用针刺手法

（1）直刺 指与人体穴位表面呈 90°垂直刺入，直达应刺入的深

NOTE

度。肌肉丰厚处的穴位多采用直刺。

（2）斜刺　一般以 40°～ 60°斜刺进针，从一穴透至与病变经络、脏腑相关的腧穴，针刺得气后实施针刺手法。此法适用于骨隙中的穴位或重要脏器周围。

（3）横刺　又叫沿皮横刺，或横刺沿皮透。横刺进针，循经一针即可刺数穴。此法多用于头、胸、四肢皮肤浅薄处。

（4）倒刺　倒刺在于用针方向，如上廉泉穴，刺时针柄在下，针尖朝上，刺入舌根。

5. 出针　在针刺施术完毕后，即可出针。出针应轻柔缓慢，先将针尖提至皮下，再轻轻抽出，同时用干棉球按压针孔以防出血并减轻疼痛。如拔出困难属滞针，嘱患者放松，并可在针穴上下沿经脉循行路线轻轻敲打循按，使血行畅通，促使针顺利拔出。

【注意事项】

1. 针具检查：针尖要端正不偏、光洁，要尖中带圆，形如"松针"，锐利适度，进针阻力小。针身要光滑挺直，圆正匀称，坚韧而富有弹性；针身处不可有剥蚀伤痕；针柄缠丝要牢固不松脱，便于捏持施术。

2. 芒针施术时，针刺穴位顺序一般为自上而下。若患者需变换体位时，应先背部，再侧部，最后脘腹部。

3. 针刺时应缓慢，切忌快速行提插手法，遇到阻力须退针或改变方向，以免刺伤内脏或大血管。

4. 进针后嘱患者不要随意移动体位。

5. 对肌肉过于紧张坚韧不易进针，或皮肤十分松弛者，进针时必须格外小心，可以用转移患者注意力的方法辅助之。

【临床应用】

1. 淋浊（泌尿系感染）　主穴取秩边透水道、气海、关元、归来。配穴取肾俞、三阴交。秩边透向少腹水道穴，进针 100 ～ 150mm，高频轻捻，使感应放散向会阴及前阴周围，不留针；气海、关元深刺

125mm，施捻转补法，使针感散至前阴，留针 30 分钟；久病体虚可补气海、归来；余穴常规方法操作。每日 1 次，10 次为一个疗程。

2. 胃下垂　患者平卧，放松腹肌，局部皮肤常规消毒后，取 0.35mm×200mm 芒针，由巨阙穴刺入，约与皮肤呈 30°角，沿皮下捻转进针透至脐左侧 13mm 处。待患者有腹胀及下腹上抽感，术者提针有重力感时，改为 15°角，不做捻转，缓慢提针 40 分钟，出针前行抖动手法 10～15 次，然后出针。针后平卧休息 2 小时。隔日 1 次，10 次为一个疗程。芒针治疗胃下垂最好于空腹进行，治疗期间嘱患者注意饮食调养，切勿暴饮暴食，宜少食多餐。同时加强腹肌锻炼，增强腹肌张力及韧带之弹性，以辅助治疗。

3. 腰痛病（腰椎间盘突出症）　取腰中穴。腰中穴定位：在带脉和腋中线的交点，髂前上棘顶端上一横指。体位：取侧卧位，上侧下肢呈屈膝状，下侧下肢呈伸直状，医者面对患者背侧面施针。操作：押手和刺手配合默契方能操作无误，选用 0.30mm×150mm 毫针选准穴位，垂直于皮肤徐徐进针 100～113mm，深刺至第 4、5 腰椎棘突间的腹侧面，有针感后施重提插补泻法，针感如同热流闪电般麻至足跟和足尖，下肢抽动 3 次即出针。

4. 面痛病（原发性三叉神经痛）　主穴取患侧下关、风池；第 1 支痛取患侧鱼腰透攒竹、阳白透鱼腰；第 2 支、第 3 支痛取患侧太阳透下关、下关透颊车。配穴取迎香透睛明、地仓透颊车、合谷透鱼际、合谷透列缺等，皆取患侧之穴位。鱼腰透攒竹，从鱼腰穴进针，针尖平行患者横刺，轻缓进针，通过眉弓直达攒竹穴，长度 25～37mm。阳白透鱼腰，从阳白穴进针，针尖平行患者向下横刺，轻缓进针，直达鱼腰穴，长度 37～50mm。太阳透下关为治疗第 2、3 支神经痛之效穴，从太阳穴进针，针尖平斜向下稍后方，轻缓进针，通过颧骨弓直达下关，长度 50～87mm。感应以上齿及颊部有酸麻胀感为度。下颊车穴沿下颌骨内侧进针，长度 50mm，感应以颌孔下齿槽处呈胀感为度。留针 30 分钟，每日治疗 1 次，7 次为一个疗程。

NOTE

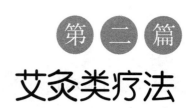

第二篇

艾灸类疗法

第四章　艾灸疗法

【概述】

艾灸疗法主要是借灸火的热力给人体以温热性刺激，通过经络腧穴的作用，以达到防治疾病目的的一种方法。

【功效】

温经散寒，扶阳固脱，消瘀散结，防病保健。

【适应证】

1. 内科病证　感冒、头痛、失眠、痢疾、细菌性食物中毒、流行性腹泻、慢性支气管炎、支气管扩张症、肝硬化、支气管哮喘、呃逆、慢性胃炎、胃下垂、风湿性关节炎、冠心病、高血压、流行性出血热、白细胞减少症、血小板减少性紫癜、血栓闭塞性脉管炎、肥胖病、甲状腺功能亢进症、慢性溃疡性结肠炎、糖尿病、类风湿关节炎、中风、重症肌无力、急性脊髓炎、周围性面神经麻痹、面肌痉挛、股外侧皮神经炎、肌萎缩性侧索硬化症、不宁腿综合征、抑郁症、慢性肾炎、肾下垂、阳痿、早泄、不孕不育、精液异常症等。

2. 外科病证　急性炎症、疖、指（趾）感染、急性淋巴管炎、颈椎病、骨折、急性腰扭伤、急性乳腺炎、褥疮、狭窄性腱鞘炎、肱骨外上髁炎、骨关节炎、慢性前列腺炎、骨结核、血栓性浅静脉炎、腹股沟斜疝、痔、直肠脱垂、输血输液反应、乳腺增生病、前列腺肥大症等。

3. 皮肤病证　带状疱疹、白癜风、斑秃、银屑病、冻疮、神经性皮炎、寻常疣、黄褐斑、腋臭、鸡眼等。

4. 妇产科病证　子宫脱垂、习惯性流产、外阴白色病变、胎位不正、功能性子宫出血、痛经、慢性盆腔炎等。

5. 儿科病证　脑积水、流行性腮腺炎、婴幼儿腹泻、小儿厌食症、小儿遗尿症等。

6. 五官科病证　近视眼、麦粒肿、单纯性慢性青光眼、老年性白内障、过敏性鼻炎、萎缩性鼻炎、急性扁桃体炎、急性化脓性中耳炎、内耳眩晕症、颞下颌关节紊乱症、复发性口疮等。

7. 其他　保健、戒烟、抗衰老、抗疲劳等。

【禁忌证】

1. 禁灸部位　部分在头面部或重要脏器、大血管附近的穴位，应尽量避免施灸或选择适宜的灸疗，特别不宜用艾炷直接灸。另外，孕妇少腹、腰骶部亦禁灸。

2. 禁忌病证　凡高热、实热证、阴虚发热、大量吐血、中风闭证及肝阳头痛等，一般不适宜用灸疗，但并非绝对。

3. 其他禁忌　对于过饱、过劳、过饥、醉酒、大渴、大惊、大恐、大怒者，慎用灸疗。另外，近年来还发现少数患者对艾叶发生过敏，此类患者可采用非艾灸疗法或其他穴位刺激法。

【操作程序】

以艾绒或药制艾绒作为主要原料，放置在体表的穴位上烧灼、温熨。

1. 灸材　一般以艾叶为灸材，艾条灸为主。这是因为艾条可以较好控制灸量，包括灸的时间长短、灸的温度高低等。但并不局限，艾炷灸、隔物灸等亦可引发灸感传导。

2. 取穴　取穴宜少，但应选择要穴。施灸顺序：先灸上，后灸下；先灸背，后灸腹；先灸头，后灸肢；先灸阳经，后灸阴经。

NOTE

3. 灸灼强度 灸灼刺激强度宜较强。具体要求：手持点燃之艾条在穴区反复上下左右移动，"上下来回，号称雀啄；左右摇摆，有类飞腾"，以产生一种动态的刺激。这种动态刺激必须是连续的、均衡的，也就是说整个施灸过程中，火力必须均衡，作用不能中断，有利于灸刺激量的积累。正是在这种刺激量积累的基础上，才有可能出现灸的感传。

【操作手法】

艾灸根据施灸材料的不同，主要分艾炷灸和艾条灸、温针灸和温灸器灸等（表4-1）。

艾炷灸使用的是圆锥形的艾炷（小的如麦粒，大的像半截橄榄，每灸一个，叫作一壮）。直接把艾炷放在皮肤上灸，就是直接灸；艾炷和皮肤之间放上姜片、蒜片等，就是间接灸。间接灸的功效，取决于所放的隔热物的药性。

艾条灸使用的是长条形的艾卷（也就是现在药店所售的艾条），艾条和皮肤保持一定距离的灸法，就是悬起灸。其中，温和灸是保持艾条不动；雀啄灸是艾条和皮肤的垂直距离上忽近忽远；回旋灸是艾条和皮肤的垂直距离不变，而在等距离的水平面上回旋运动；实按灸主要是指太乙针灸和雷火针灸，两者的主要差别在于艾条中添加的药物不同，其操作基本相同，都是点燃后隔布包裹直按腧穴或患处，所以称为实按灸。因其外形也是长形艾卷，所以也归到艾条灸的类别。

温针灸是针刺和艾灸合用，针刺留针后，在针柄挂一个2cm左右艾条施灸。

温灸器灸实际就是温和灸，只是用器具代替了手持艾条的作用。

另外，还有其他灸法，虽然形式还是艾灸的形式，但改用不同药物代替艾炷或艾条刺激腧穴或皮肤，起到相应的药效。

NOTE

表 4-1 灸法分类

艾灸	艾炷灸	直接灸	瘢痕灸、附子灸
		间接灸	隔姜灸、隔蒜灸、隔盐灸、隔附子饼灸
	艾条灸	悬起灸	温和灸、雀啄灸、回旋灸
		实按灸	太乙神针灸、雷火神针灸
	温针灸		
	温灸器灸		
其他灸法	灯火灸	灯心草灸	
	天灸	白芥子灸、蒜泥灸、斑蝥灸	

（一）艾炷灸

艾炷灸是将纯净的艾绒，放在平板上，用手搓捏成大小不等的圆锥形艾炷，置于施灸部位点燃而治病的方法。常用的艾炷或如麦粒，或如苍耳子，或如莲子，或如半截橄榄等（图 4-1）。艾炷灸又分直接灸与间接灸两类。

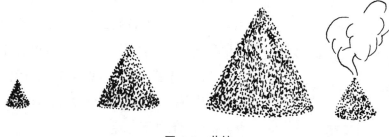

图 4-1 艾炷

1. 直接灸　是将大小适宜的艾炷，直接放在皮肤上施灸的方法（图 4-2）。因把艾炷直接放在腧穴所在的皮肤表面点燃施灸，故又称为着肤灸、着肉灸。若施灸时需将皮肤烧伤化脓，愈后留有瘢痕者，称为瘢痕灸；若不使皮肤烧伤化

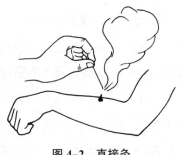

图 4-2 直接灸

NOTE

脓，不留瘢痕者，称为无瘢痕灸。

（1）瘢痕灸 又名化脓灸。施灸时先将所灸腧穴部位，涂以少量的大蒜汁，以增加黏附和刺激作用，然后将大小适宜的艾炷置于腧穴上，用火点燃艾炷施灸。每壮艾炷必须燃尽，除去灰烬后，方可继续易炷再灸，待规定壮数灸完为止。施灸时由于艾火烧灼皮肤，可产生剧痛，此时可用手在施灸腧穴周围轻轻拍打，借以缓解疼痛。在正常情况下，灸后1周左右，施灸部位化脓形成灸疮，5～6周灸疮自行痊愈，结痂脱落后而留下瘢痕。因此，施灸前必须征求患者同意合作后，方可使用本法。临床上常用于治疗哮喘、肺痨、瘰疬等慢性顽疾。

（2）无瘢痕灸 施灸时先在所灸腧穴部位涂以少量的凡士林，以使艾炷便于黏附，然后将大小适宜（苍耳子大）的艾炷，置于腧穴上点燃施灸，当艾炷燃剩2/5或1/4而患者感到微有灼痛时，即可易炷再灸，将规定壮数灸完为止。一般应以灸至局部皮肤出现红晕而不起疱为度。因其皮肤无灼伤，故灸后不化脓，不留瘢痕。一般虚寒性疾患，均可采用此法。

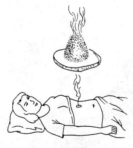

图4-3　间接灸

2. 间接灸 是指用药物或其他材料将艾炷与施灸腧穴部位的皮肤隔开再施灸的方法，故又称隔物灸（图4-3）。所用间隔药物或材料很多，如：以生姜间隔者，称隔姜灸；用食盐间隔者，称隔盐灸；以附子间隔者，称隔附子饼灸。常用的有如下几种。

（1）隔姜灸 鲜姜切成直径2～3cm、厚0.2～0.3cm的薄片，中间以针刺数孔，然后将姜片置于应灸的腧穴部位或患处，再将艾炷放在姜片上点燃施灸。当艾炷燃尽时，再易炷施灸。灸完所规定的壮数，以使皮肤红润而不起疱为度。此法常用于因寒而致的呕吐、腹痛以及风寒痹痛等，有温胃止呕、散寒止痛的作用。

（2）隔蒜灸 鲜大蒜头切成厚0.2～0.3cm的薄片，中间以针刺数孔（捣蒜如泥亦可），置于应灸腧穴或患处，然后将艾炷放在蒜片上，点燃施灸。待艾炷燃尽，易炷再灸，直至灸完规定的壮数。此法多用于治疗瘰疬、肺痨及初起的肿疡等症，有清热解毒、杀虫等作用。

（3）隔盐灸　用干燥的食盐（以青盐为佳）填敷于脐部，或于盐上再置一薄姜片，上置大艾炷施灸。此法多用于治疗伤寒阴证或吐泻并作、中风脱证等，有回阳、救逆、固脱之力，但须连续施灸，不拘壮数，以期脉起、肢温、证候改善。

（4）隔附子饼灸　将附子研成粉末，用酒调和做成直径约 3cm、厚约 0.8cm 的附子饼，中间以针刺数孔，放在应灸腧穴或患处，上面再放艾炷施灸，直至灸完所规定壮数为止。此法多用于治疗命门火衰而致的阳痿、早泄或疮疡久溃不敛等症，有温补肾阳等作用。

（二）艾卷灸

艾卷灸包括艾条灸、太乙针灸和雷火针灸，太乙神针灸和雷火神针灸见本篇第七、八章。

1. 艾条灸　取纯净细软的艾绒 24g，平铺在 26cm 长、20cm 宽的细草纸上，将其卷成直径约 1.5cm 的圆柱形艾卷，要求卷紧，外裹以质地柔软疏松而又坚韧的桑皮纸，用胶水或糨糊封口。如果在每条艾绒中掺入肉桂、干姜、丁香、独活、细辛、白芷、雄黄、苍术、没药、乳香、川椒各等份的细末 6g，则成为药艾条。

施灸时将艾条悬放在距离穴位一定高度上进行熏烤，不使艾条点燃端直接接触皮肤，称为悬起灸。若将点燃的艾条隔布或隔绵纸数层实按在穴位上，使热气透入皮肉，火灭热减后重新点火按灸，称为实按灸。悬起灸根据实际操作方法不同，分为温和灸、雀啄灸和回旋灸。

（1）温和灸　施灸时将灸条的一端点燃，对准应灸的腧穴部位或患处，距皮肤 2 ～ 3cm，进行熏烤（图 4-4），以患者局部有温热感而无灼痛感为宜，一般每处灸 5 ～ 10 分钟，至皮肤出现红晕为度。对于昏厥、局部知觉迟钝的患者，医者可将中、食二指分张，置于施灸部位的两侧，这样可以通过医者手指的感觉来测知患者局部的受热程度，以便随时调节施灸的距离和防止烫伤。

（2）雀啄灸　施灸时，将艾条点燃的一端与施灸部位的皮肤并不固定在一定距离，而是像鸟雀啄食一样，一上一下活动地施灸（图 4-5）。

NOTE

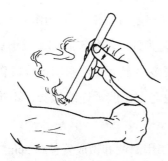

图 4-4 温和灸

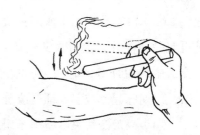

图 4-5 雀啄灸

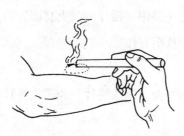

图 4-6 回旋灸

（3）回旋灸 施灸时，艾卷点燃的一端与施灸部位的皮肤虽然保持一定的距离，但不固定，而是向左右方向移动或反复旋转地施灸（图 4-6）。

以上诸法对一般应灸的病证均可采用，但温和灸多用于灸治慢性病，雀啄灸、回旋灸多用于灸治急性病。

（三）温针灸

温针灸是针刺与艾灸结合应用的一种方法，适用于既需要留针而又适宜用艾灸的病证。操作方法：将针刺入腧穴得气后并给予适当补泻手法而留针时，将纯净细软的艾绒捏在针尾上，或用艾条一段长 2cm 左右，插在针柄上，点燃施灸（图 4-7）。待艾绒或艾条烧完后除去灰烬，将针取出。

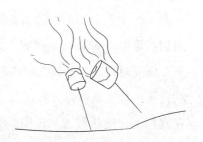

图 4-7 温针灸

（四）温灸器灸

温灸器又名灸疗器，是一种专门用于施灸的器具，用温灸器施灸的方法称温灸器灸。临床常用的温灸器有温灸盒和温灸筒（图 4-8）。施灸

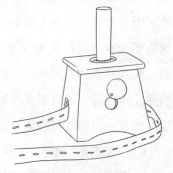

图 4-8 温灸筒

NOTE

时，将艾绒或加掺药物，装入温灸器的小筒，点燃后，将温灸器之盖扣好，即可置于腧穴或应灸部位熨灸，直到所灸部位的皮肤红润为度。此法有调和气血、温中散寒的作用，一般需要灸治者均可采用，对小儿、妇女及畏惧灸治者最为适宜。

（五）其他灸法

1. 灯火灸　又名灯草灸、油捻灸、十三元宵火，也称神灯照，是民间沿用已久的简便灸法（图4-9）。方法是用灯心草一根，以麻油浸之，燃着后用快速动作对准穴位猛一接触，听到"叭"的一声迅速离开，

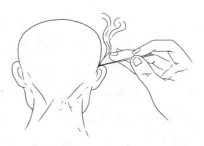

图4-9　灯火灸

如无爆焠之声可重复1次。此法具有疏风解表、行气化痰、清神止搐等作用，多用于治疗小儿疳腮、小儿脐风和胃痛、腹痛、痧胀等病症。

2. 天灸　又称药物灸、发疱灸。此法用对皮肤有刺激性的药物，涂敷于穴位或患处，使局部充血、起疱，犹如灸疮，故名天灸（图4-10）。天灸所用药物多是单味中药，也有用复方，临床常用白芥子灸、蒜泥灸、斑蝥灸等。

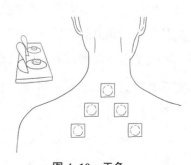

图4-10　天灸

（1）白芥子灸　将白芥子研成细末，用水调和，敷贴于腧穴或患处。此法利用白芥子较强的刺激作用，敷贴后促使发疱，借以达到治疗目的。一般可用于治疗关节痹痛、口眼㖞斜，或配合其他药物治疗哮喘等症。

（2）蒜泥灸　将大蒜捣烂如泥，取3～5g贴敷于穴位上，敷灸1～3小时，以局部皮肤发痒发红起疱为度。如敷涌泉穴治疗咯血、衄血，敷合谷穴治疗扁桃体炎，敷鱼际穴治疗喉痹等。

（3）斑蝥灸　将芫科昆虫南方大斑蝥或黄黑小斑蝥的干燥全虫研末，经醋或甘油、酒精等调和。使用时先取胶皮一块，中间剪一小孔，

NOTE

如黄豆大，贴在施灸穴位上，以暴露穴位并保护周围皮肤，将斑蝥粉少许置于孔中，上面再贴一胶布固定即可，以局部起疱为度。此法可治疗癣痒等。

（六）灸量和灸感

1. 灸量 是指灸疗对机体刺激的规模、程度、速度和水平等。

（1）由天时、地理定灸量 如冬日灸量宜大，方能祛寒通痹、助阳回厥。另如北方风寒凛冽，灸量宜大；南方气候温暖，灸量宜小。

（2）由年龄、体质、性别定灸量 不同的年龄、体质和性别，其阴阳气血的盛衰及对灸的耐受性不同。古有以年龄定灸量，称随年壮，即随年龄由小至大而递增壮数，以壮年为限度。临床尚应考虑体质情况，并据男女生理、病理之差异而定灸量大小。另外，由于种族差异，灸量对机体的影响亦殊。

（3）由病情、病性定灸量 病深痼疾，一般灸量宜大；而老年或体弱之保健灸，灸量宜小，但须坚持。病在浅表，灸量可小；病在内，则灸量宜大。痈疽阴疮虽发于体表，但病根在内，故灸量亦须大。

（4）由所取部位定灸量 所取穴位皮肉浅薄者宜以小灸量，皮肉厚实者宜以大灸量；肌肉浅薄之处的大椎、至阴穴，少灸则转胎效果佳，多灸之后效反差

（5）由灸炷大小定灸量 要求艾炷底部范围不小于3分。此针对间接灸而言，若直接灸则不然，艾炷可小至粟粒大。在施灸时，通过选择适当大小之艾炷以控制灸量。

（6）由患者感觉定灸量 患者感觉分两类：一为施灸后的灼热感。根据不同病情，有的仅要求局部有温热感，有的则要求有烫灼感，可按患者口述而加控制。另一类为灸的传导感觉，如隔蒜灸中的铺灸治疗虚劳顽痹，须灸至患者自觉口鼻中有蒜味时停灸。这也是一种控制灸量的依据。

（7）由施灸次数定灸量 将规定的壮数，一次灸完为顿灸，分次灸完称报灸。对体质差者及头四肢等肌肉浅薄处，可以通过报灸的方式控制灸量，以防止不良反应，取得预期效果。

NOTE

当然，上列各条的具体施灸量应综合考虑。必须指出的是，从历代记载及已有的经验看，一般而言，创伤灸疗的效果较佳。但对现代人来说，灼伤皮肤的灸疗往往难以接受，为增强刺激量，可采用连续多次短时间的强刺激以达到时间整合后的一次极强刺激，产生类似创伤刺激的效果。

2. 灸感　是在做艾灸时感知的一种气的变化。这种气的变化根据不同的体质可以表现为酸、麻、胀、痛、痒、冷、热、风、寒、凉10种灸感。

（七）灸法的补泻

1. 补法　点燃艾炷后，不吹其火，待其慢慢燃烧、自灭；补法火力温和，时间稍长，能使真气聚而不散。

2. 泻法　点燃艾炷后，以口速吹旺其火，快燃速灭；泻法火力较猛而时间较短，能促使邪气消散。

（八）灸后的处理

施灸后，局部皮肤出现微红灼热，属于正常现象，无须处理。如因施灸过量，时间过长，局部出现小水疱，只要注意不擦破，可任其自然吸收。如水疱较大，可用消毒的毫针刺破水疱，放出水液，或用注射针抽出水液，再涂以龙胆紫，并以纱布包敷。如用化脓灸者，在灸疮化脓期间，要注意适当休息，加强营养，保持局部清洁，并可用敷料保护灸疮，以防污染，待其自然愈合。如处理不当，灸疮脓液呈黄绿色或有渗血现象者，可用消炎药膏或玉红膏涂敷。

此外，施灸时应注意艾火勿烧伤皮肤或衣物。用过的艾条、太乙针等，应装入小口玻璃瓶或筒内，以防复燃。

【注意事项】

1. 施灸前根据患者的体质和病情，选用合适的灸疗之法，并取得患者的合作。

2. 施灸前根据病情，选准穴位，令患者充分暴露施灸的部位，并采取舒适且能长时间维持的体位。

NOTE

3. 腰背、腹部施灸，壮数可多：胸部、四肢施灸，壮数宜少；头颈部更少。青壮年施灸壮数可多，时间宜长；老人、小儿施灸壮数应少，时间宜短。孕妇的腹部和腰骶部不宜施灸。

4. 颜面部、心区、大血管部和肌腱处不可用瘢痕灸，禁灸或慎灸穴位应慎用。

5. 对于昏迷、局部知觉迟钝或知觉消失的患者，注意勿灸过量，避免过分灼伤，引起不良后果。尤其对老人、小儿患者更应如此。

6. 施艾灸时，要注意防止艾火脱落灼伤患者或烧坏患者衣服和诊室被褥等物。

7. 非化脓灸时，灸灼过度局部可出现水疱。如水疱不大，可用龙胆紫药水擦涂，并嘱患者不要抓破，一般数日后即可吸收自愈。如水疱过大，宜用消毒针具，引出水疱内液，外用消毒敷料保护，一般可在数日内痊愈。

8. 凡化脓灸后在化脓期或灸后起疱破溃期，均应忌酒、鱼腥及刺激性食物，因为这些食物能助湿化热、生痰助风，并可刺激皮肤发生不良反应，从而使创面不易收敛或愈合。艾炷或艾条灸治疗结束后，必须将燃着的艾绒熄灭，以防复燃事故发生。

第五章　热敏灸疗法

【概述】

热敏灸疗法是选择热敏腧穴悬灸，激发透热、扩热、传热等经气传导，从而使气至病所、显著提高疗效的一种新灸法。

【功效】

温经散寒，行气通络；扶阳固脱，升阳举陷；泄热拔毒，消瘀散结；防病保健，延年益寿。

【适应证】

此法适用于出现热敏腧穴的各种病症，不拘寒、热、虚实表里证。

1. 从证候上看，中医表现为寒证、虚证、湿证、瘀证者用热敏灸疗法均有疗效，尤其是对某些久病、慢性病更能体现其优势。

2. 各种疼痛疾患，如颈肩腰腿痛、强直性脊柱炎、肌筋膜炎、三叉神经痛、偏头痛等。

3. 内科疾患，如感冒、支气管炎、过敏性鼻炎、功能性消化不良、便秘、腹泻、失眠症、月经不调、痛经、慢性盆腔炎、乳腺增生、性功能障碍等。

【禁忌证】

婴幼儿、灸感表达障碍者；昏迷、脑出血急性期，大量吐（咯）血

NOTE

的患者；孕妇的腹部和腰骶部、感觉障碍与皮肤溃疡处；过饥、过饱、过劳、酒醉状态等。

【操作程序】

1. 探感定位 热敏灸以灸感定位法确定热敏腧穴。艾热距离体表约3cm.以传统腧穴定位为中心，在其上下左右范围内以循经、回旋、雀啄、温和组合手法进行悬灸探查，热感强度适中而无灼痛，被灸者出现6类热敏灸感中1类或1类以上的部位，即为热敏腧穴，不拘是否在传统腧穴的标准位置上。

2. 辨敏施灸 辨敏施灸是通过辨别热敏腧穴的灸感特点.从而选取最优热敏腧穴施灸。选优原则按下列顺序：以出现非热觉的热敏腧穴为首选热敏腧穴；以出现非热敏灸感指向或到达病所的热敏腧穴为首选热敏腧穴；以出现较强的热敏灸感的热敏腧穴为首选热敏腧穴。

3. 量因人异 热敏灸时，每穴每次施灸时间以热敏灸感消失为度。因病因人因穴不同而不同，平均施灸时间约为40分钟。这是热敏腧穴的最佳个体化每次施灸时间量。

4. 敏消量足 只要与疾病相关的热敏腧穴存在，就需要进行疗程施灸，直至所有与该病相关的腧穴消敏，这是治疗该病症的充足疗程灸量。

【操作手法】

（一）热敏点探查

1. 一般探查规律

（1）探查准备

①环境：保持诊室安静，可适当播放轻柔的音乐。诊室的温度保持在20～30℃。

②灸态：消除患者恐惧、紧张心态，选择舒适体位，充分暴露探查部位，放松肌肉，均匀呼吸，思想集中，体会艾灸时的感觉。医生集中注意力于施灸部位，不断询问患者在艾灸探查过程中的感受，随时调整

艾灸的手法与位置。

（2）探查部位 根据长期的临床观察与研究发现，不同疾病的腧穴热敏化出现的部位不同，结合传统灸疗理论及临床观察，可以从以下几个方面来探讨：①相关疾病的输血热敏化高发部位；②疼痛及其邻近部位；③与疾病相关的经络循行部位；④体表特定穴部位；⑤与疾病相关的神经节段分布部位。

2. 探查手法

（1）回旋灸 用点燃的纯艾条在患者特定体表部位，距离皮肤 3cm 左右施行回旋灸，以患者感觉施灸部位温暖舒适为度。此种方法有利于温热施灸部位的气血。

（2）雀啄灸 用点燃的纯艾条对准旋灸部位，施行雀啄灸法，以患者感觉施灸部位波浪样温热感为度。此种方法有利于施灸部位进一步加强敏化，从而为局部的经气激发产生灸性感传做进一步准备。

（3）温和灸法 用点燃的纯艾条对准施灸部位，在距离皮肤 3cm 左右施行温和灸法，以患者局部无灼痛感为度。此种方法有利于激发施灸部位的经气活动，产生灸性感传。

如果在上述探查部位中均没有探查到腧穴热敏化，可再采用激发手法，以激发患者整体经气水平，然后运用上述手法再次进行探查。所谓激发手法就是采用艾条温和灸法艾灸患者的神阙、关元、至阳、肾俞、足三里等强壮穴位，施灸时间为 20 分钟左右。

重复上述步骤，直至所有的热敏化腧穴被探查出。

3. 腧穴热敏化判别 当悬灸某个腧穴时，被灸者会产生一种渗透、远传的灸感。热敏灸感包括透热、扩热、传热、局部不（微）热远部热、表面不（微）热深部热、非热觉等 6 类特殊灸感，并伴有舒适喜热感。艾灸该腧穴邻近部位或其他某个体表部位时，被灸者仅出现局部与表面热感，不产生这类特殊感觉。

（1）透热 灸热从施灸点皮肤表面直接向深部组织穿透，甚至直达胸腹腔脏器。

（2）扩热 灸热以施灸点为中心向周围呈片状扩散。

NOTE

（3）传热　灸热从施灸点开始循经脉路线向远部传导，甚至达病所。

（4）局部不热（或微热）远部热　施灸部位不（或微热），而远离施灸的部位感觉甚热。

（5）表面不热（或微热）深部热　施灸部位的皮肤不（或微）热，而皮肤下深部组织，甚至胸腹腔脏器感觉甚热。

（6）其他非热感觉　施灸（悬灸）部位或远离施灸部位产生酸、胀、压、肿、麻、冷等非热感觉。

（二）腧穴热敏化艾灸操作

1. 选穴原则　①先选强敏化腧穴，后选弱敏化腧穴；②先选躯干部，再选四肢部；③先选近心穴，后选远心穴；④远近搭配，左右搭配，前后搭配。

2. 灸法操作　热敏灸疗法采用艾条悬灸的方法，可分为单点灸、双点灸、三点灸（表5-1）。

表5-1　热敏灸悬灸分类

单点灸	双点灸	三点灸
回旋灸、雀啄灸、循经往返灸、温和灸	单手双点灸、双手双点灸	T形灸、三角灸

（1）单点灸　单点灸是指对单个腧穴热敏化进行艾灸操作。根据临床操作需要，将单点灸分为回旋灸、雀啄灸、循经往返灸与温和灸。

①回旋灸：用点燃的纯艾条，在患者特定体表部位，距离皮肤3cm左右，均匀地左右方向移动或往复回旋施灸，以患者感觉施灸部位温暖舒适为度。回旋灸有利于温热局部气血。临床操作以1～3分钟为宜（图5-1）。

②雀啄灸：用点燃的纯艾条对准患者施灸部位，一上一下地摆动，如鸟雀啄食一样，以患者施灸部位有波浪样温热感为度。雀啄灸有利于加强施灸部位的热敏化程度，疏通局部的经络，从而为局部的经气激发，甚至产生灸性感传做进一步准备。临床操作以1～2分钟为宜（图5-2）。

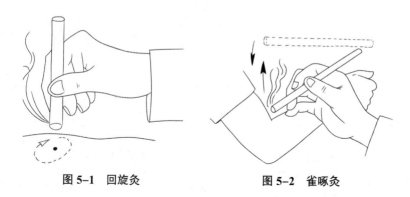

图 5-1　回旋灸　　　　　　　　　图 5-2　雀啄灸

③循经往返灸：用点燃的纯艾条在患者体表距离皮肤 3cm 左右，沿经络循行往返匀速移动施灸，以患者感觉施灸路线温热为度。循经往返灸有利于疏导经络，激发经气。临床操作 2 ～ 3 分钟（图 5-3）。

④温和灸：将点燃的纯艾条对准已经施行上述三个步骤的腧穴热敏化部位，在距离皮肤 3cm 左右施行温和灸法，以患者无灼痛感为度。此种灸法有利于激发施灸部位的经气活动，发动灸性感传，开通经络。临床操作以完成灸感四相过程为度，不拘固定的操作时间（图 5-4）。

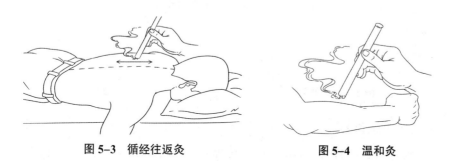

图 5-3　循经往返灸　　　　　　　图 5-4　温和灸

（2）双点灸　即同时对两个热敏化腧穴进行艾条悬灸操作，其手法包括回旋灸、雀啄灸、循经往返灸、温和灸。双点灸有利于激发施灸部位的经气活动，开通经络。临床操作以完成灸感四相过程为度，不拘固定的操作时间（图 5-5，图 5-6）。

NOTE

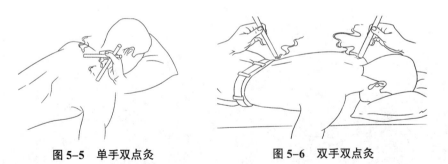

图 5-5 单手双点灸   图 5-6 双手双点灸

（3）三点灸 包括三角灸和 T 形灸。即同时对三个热敏化腧穴进行艾条悬灸操作。操作手法包括回旋灸、雀啄灸、循经往返灸、温和灸。三点灸的适用部位为颈项部、背腰部、胸腹部。如风池（双）与大椎、肾俞（双）与腰阳关、天枢（双）与关元等。三点灸有利于激发施灸部位的经气活动，开通经络。临床操作以完成灸感四相过程为度（图5-7，图 5-8）。

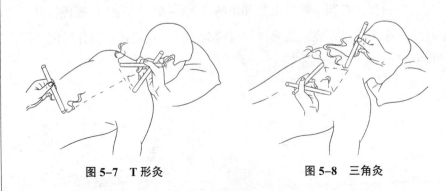

图 5-7 T 形灸   图 5-8 三角灸

（三）施灸剂量

腧穴热敏化的施灸剂量不同于传统艾灸疗法，以是否完成灸感四相过程为标准。

1. I 相期 又称潜伏期，是指艾条悬灸热敏化腧穴时，从温和灸开始至灸性感传出现的这段时间。在这段时间内，艾灸刺激信号在体内进行传导，激发、整合各种功能活动，为腧穴热敏化反应显现从量上逐渐积累。不同疾病、不同部位，其对艾灸刺激的反应速度不同，不同性质病理过程也制约着灸性感传显现的速度，因此有迅速和缓慢之分。潜伏期短者，称为速发型，一般在几秒到几分钟之间。潜伏期长者，称为迟发型，一般在 10 分钟以上。

2. Ⅱ相期　又称传导期，指灸性感传被激发后，除局部出现热感渗透、扩散、酸、胀、重、麻等感觉外，灸感沿一定的路线传导，直达病区，即所谓的"气至病所"。这是经气传导的表现，是艾灸信号开始在机体内发挥调整、治疗作用的反应。

3. Ⅲ相期　又称维持期，指灸性感传维持发挥治疗作用阶段。艾灸刺激在体内发挥着最大的调动能力，艾灸效应仍不断积累，并维持、稳定在一个高水平。这是艾灸发挥最大治疗作用的时期。

4. Ⅳ相期　又称消退期，指灸性感传强度逐渐减弱，沿感传路线逐渐回缩，直至消失。这是机体经过艾灸逐步调整后，功能状态趋向平缓的表现。

（四）灸性感传

对热敏化腧穴施行艾条悬灸，极易出现灸性感传现象，其感觉形式，感传速度、宽度、深度、走向及时间等与传统的循经感传现象比较，有其一定的特殊性。

1. 感觉形式　在热敏化腧穴上激发的灸性感传，其感觉形式以热感为主，可表现为热感扩散、热感渗透、热感感传等，也可出现施灸局部或非施灸部位的酸、麻、重、胀、蚁行、水流感、清凉感等，甚至还会出现非施灸部位的烧灼感、痛感等。艾条悬灸热敏化腧穴引发的灸性感传，其感觉形式可为单一感觉，亦可为多种感觉复合，所以应仔细询问患者，注意区别。

2. 感传速度　不同患者、不同部位的热敏化腧穴，其灸性感传速度是不同的，与针刺激发的感传速度范围基本相同。

3. 感传宽度　在热敏化腧穴上激发的灸性感传，其感传宽度有粗有细，与感传速度一样，变化很大，多数是以边缘模糊的线状和带状呈现，但也可见片状扩散，或由线成片或由片成线，不一而足。

4. 感传深度　在四肢的感传线，当行经关节处多屈曲弯转，在躯体的表面则直行向前。感传进入胸腹腔以后，必然横穿斜达，不受内脏的遮隔，畅行无阻。

NOTE

5. 感传走向 所取腧穴热敏化的位置与病患的部位，是决定感传走向的主要因素。其中最主要的是循经至病，躯干部多见前后直达的形式，或是上下分行、左右分支，腰腹部易出现两侧环抱；循行开始或过程中会有分叉多歧的情况；弥漫扩散也是出现比较多的形式，有的是在灸处扩散，有的则是行进一段距离再弥漫全身；灸感行进过程中大多数会如潮汐一起一伏向前推行。

6. 感传时间 疾病轻重不同，完成艾灸四相的时间不同。一般病情越重感传的时间越长，而且同一个患者随着病情的好转，每次感传的时间会缩短，这也是判断疾病轻重和病情归转的一个标准。感传时间最长可达数小时，最短只有数分钟。

【注意事项】

1. 施灸前应告知患者艾灸过程，消除其对艾灸的恐惧感或紧张感。

2. 施灸时应根据患者年龄、性别体质、病情，采取舒适的体位，并充分暴露施灸部位。热敏灸操作时应注意热感强度适宜，避免烫伤，注意防止艾火脱落灼伤患者或烧坏衣物。

3. 治疗后应告知患者在施灸结束 2 小时之内不宜洗澡，注意保暖，避风寒。如果局部出现水疱，较小时宜保护水疱，勿使破裂，一般数日即可吸收自愈。如水疱过大，用注射器从水疱低位刺入，将渗出液吸出后，保持局部清洁以防感染。热敏灸结束后，须将燃着的艾条彻底熄灭，以防复燃。

NOTE

第六章 督脉灸疗法

【概述】

督脉灸疗法，简称督灸，是在督脉的脊柱段，上起大椎穴，下至腰俞穴，沿督脉线向两侧有一定的铺灸宽度，施以隔药灸的一种中医特色外治法。此法又称铺灸、长蛇灸、火龙灸等。

【功效】

督脉灸疗法集艾灸、热疗、光疗、药物刺激及特定部位刺激等多种作用为一体，其特色在于热力叠加、重在温通，调节整体、兼顾局部，具有强壮真元、祛邪扶正、推动气血、温通经络、散寒祛瘀、通痹止痛、防病保健、治愈顽疾等作用。

【适应证】

1. 寒证 支气管哮喘、反复性咳嗽、过敏性鼻炎等呼吸系统疾病，颈椎病、肩周炎、腰椎间盘突出症等骨关节系统疾病，风湿性关节炎、肌纤维炎等风湿免疫系统疾病。

2. 虚证 慢性胃炎、慢性肠炎、胃及十二指肠溃疡、胃肠神经功能紊乱、肠易激综合征、慢性便秘等消化系统疾病等。

3. 瘀证 女性怕冷、手脚冰凉、痛经以及黄褐斑、雀斑、月经不调、痛经、产后头痛、坐月伤风、不孕不育、慢性盆腔炎等属瘀寒证者。

NOTE

4. 保健 调节免疫、增强体质、体虚易感冒、亚健康状态、疲劳综合征。

5. 特殊疾病 强直性脊柱炎、增生性脊柱炎等。

【禁忌证】

1. 哺乳期或经期的女性患者，孕妇。

2. 有严重心脑血管疾病、糖尿病、出血性疾病及精神病、过敏体质者。

3. 严重关节畸形、活动不利的患者。

4. 施灸部位皮破损者。

5. 各种实证（有咳黄痰、发热、肺部感染、支气管扩张、咯血、大便干结、小便深黄等）暂不宜用此法。

6. 阴虚者（下午或晚上身体或脸颊发热发烫、身热不喜多衣、手脚心热、失眠多梦、盗汗等）不宜用此法。

【操作程序】

1. 提前打好备用的督灸药粉 4 ~ 10g。

2. 制作姜泥：新鲜生姜 1.5kg，洗净，切丁，粉碎机打碎为泥待用。

3. 制作艾炷：将艾绒搓成约 40 个纺锤形形艾炷，艾炷直径约 2cm，长 3 ~ 4cm。

4. 其他：桑皮纸（宽 9cm、长 50cm），75%、95% 酒精棉球、打火机等。

5. 在通风有排烟设备的灸疗室，患者选择俯卧位，按操作方法施灸。

【操作手法】

1. 督灸药粉 督灸药粉多根据患者的具体情况开具不同处方，多配有丁香、肉桂、乳香、没药等芳香透达药物。如需发疱灸可酌情加入斑蝥、白芥子等增强刺激，以达到发疱目的。

2.督灸方法

（1）体位　令患者裸背俯卧于治疗床上。

（2）取穴　大椎穴至腰俞穴的督脉，医者用拇指指甲沿脊柱（督脉）凸起处按压"十"字痕迹。

（3）消毒　75%酒精棉球自上而下沿脊柱常规消毒3遍。

（4）涂汁　沿脊柱凸部"十"字痕迹涂抹姜汁。

（5）撒督灸药粉　沿脊柱凸部"十"字痕迹撒督灸粉，呈线条状。

（6）敷桑皮纸　将桑皮纸敷盖在药粉上面。

（7）铺介质　将姜泥牢固地铺在桑皮纸中央，压实，要求泥底宽5cm、高2cm、顶宽4cm、长为大椎穴至腰俞穴的长度，状如梯形。

（8）放置艾炷　在姜蒜泥上面放置三棱锥形艾炷，首尾紧密相连，状如蛇形（图6-1）。

（9）点燃艾炷　点燃艾炷的上、中、下三处；烧透第1炷换第2炷，点燃上、中、下及1/4处；燃毕换第3炷，点法同第1炷，任其自燃自灭。

（10）移去介质　灸完3壮后取下姜泥，用毛巾轻轻擦净灸后药泥及艾灰。

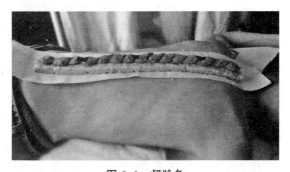

图6-1　督脉灸

【注意事项】

1.饮食要求：督灸治疗前7天开始以清淡素食为主，多食用植物蛋白、蔬菜及豆制品，如大豆、花生等；忌食一切酒类和肥甘之品。

NOTE

2. 治疗时间：每次 1 ～ 2 小时，根据患者病情和体质可每周 1 次或 2 周 1 次。

3. 施灸后忌食生冷、辛辣刺激之品及肥甘厚味，以免留恋病邪。避免受凉，不洗冷水澡，不用空调、电扇直吹。

4. 如施发疱灸，多于灸后 4 ～ 6 小时后发疱，第 2 天放疱。起疱后穿宽松的棉线衣服，睡觉俯卧或侧卧，防止磨破水疱；放疱后勿抓、挠。

5. 施灸中若艾火脱落，应迅速用持物钳将艾火放入水中灭火。

6. 督灸治疗后有些特殊体质者如起疱过大，大如杏核，可按如下方法处理：第 2 天放疱后，如仍有鼓疱第 3 天再放 1 次，消毒发疱周围的皮肤，保持清洁，预防感染。

7. 疱痂愈合缓慢者，严格控制忌食物品，结合血常规情况，令患者调整高植物蛋白饮食，或对症处理，并注意休息。

第七章　太乙神针疗法

【概述】

太乙神针疗法，是利用点燃的含药艾条作用于人体腧穴或者特定部位，从而起到治疗效果的一种特殊灸法。其组成以艾绒为主，同时加入完整的配方用药，因操作方法如同持针施灸，故古人将其奉为"神针"而秘传，历史悠久，操作独特，疗效奇异神速。

【功效】

太乙神针，是利用药物之性能与艾火之热力，相互辅佐，透达经络，循行脏腑，调整机体功能，而达到治疗疾病或保健预防的目的。其具有回阳固脱、培补元气、疏通经络、调和气血、温中逐寒、解郁散结等功效，可用于养生灸和治疗各科急、慢性病证。

【适应证】

太乙神针的主治范围十分广泛，包括寒证、热证、风证、痰证、肿证、气证、血证等各型证候，其中以虚证最多。就分部而言：胸腹内脏病证最多，包括脾、胃、女子胞、阴器、膀胱、肺、心等脏器病变；头部病证，包括头面、五官、神志等病变；四肢与腰背部病证，包括诸痹证及跌打损伤等。

NOTE

【禁忌证】

1. 阴虚火旺、伤阴耗血者，疮疡红肿、发高烧者禁用。

2. 急腹症者，如肠痈、胃穿孔、肠梗阻等忌灸，孕妇忌灸。

3. 大饥、大饱、失惊、酒醉者宜缓灸。

4. 某些穴位如心俞等慎灸。

【操作程序】

1. 详询病史，辨证择方。

2. 施术环境温暖，清洁卫生。

3. 根据病情选择合适的穴位、体位和灸法。

4. 温度适宜，及时处理不良反应，发生水疱或灼伤者，常规处理及消毒，注意保持清洁。

【操作手法】

（一）方药的选择

太乙神针的方药选择符合中医辨证论治及理法方药的基本原则，其君味药物常为艾绒、乳香、没药、麝香、穿山甲（代用品）等，有温经散寒、芳香走窜、活血祛瘀、解郁止痛等功效，在此基础上酌情加减。

1. 临床各科疾病常加丁香、松香、硫黄、雄黄、桂枝、杜仲、枳壳、皂角、细辛、川芎、独活，或加白芷、全蝎等，药味适中，流传较广。

2. 增强辛温散寒、祛风除湿的功能以用于虚寒痹证、瘫痪等病时，在以上药物基础加入川乌、草乌、桃树皮。

3. 益气养阴加用人参、三七、山羊血等补气活血及血肉有情之品；活血祛风、散寒止痛加入千年健、钻地风、肉桂、川椒、小茴香、苍术、甘草、防风等药。

（二）太乙神针的制作

太乙神针的制作方法古今大体类同：将白镶纸裁定，宽约30cm；

NOTE

艾绒适量，平铺纸上，务必均匀平整，然后将药末铺在艾绒上面，匀薄一层，继将麝香末撒于药艾上；最后将纸从一边卷起，用力按实碾转，卷成棒形，直径约 2cm；外用鸡蛋清涂刷，阴干，勿受潮湿，以竹管、木匣，最佳是铜套筒贮存备用。

（三）穴位的选择

据统计，太乙神针的常用经络为任脉、膀胱经、督脉、大肠经、胆经、胃经、肝经；常用部位依次为小腹、上背、胸脘、头面、下背、臂阳、腿阳；常用穴位依次为气海、曲池、膏肓俞、中极、关元、下脘、中脘、上脘。

因此，其选穴特点概括如下：

1. 多取躯干部穴　常用穴位有气海、中极、关元、上脘、中脘、下脘、膏肓俞、身柱等，主治脏腑疾病。

2. 选取四肢穴　常用穴位有曲池、肩髃、尺泽、手三里、足三里、环跳、三阴交、大敦、行间、内庭、合谷等，主治四肢局部病证。

3. 酌选头面部穴　常用穴位有百会、上星、神庭、风池、上关等，多治头面局部病症，也治疗远道病症，如百会治"脱肛"、头临泣治"腋肿，胁下痛"等。

（四）太乙神针施灸法

1. 实按灸　一般是在施术部位铺 6～10 层纸，将点燃的针卷乘热按到纸上，使热气渗透进深部，若火熄灭则重新点燃；或者将点燃的针卷用粗布数层包裹，趁热按熨于穴位或患部，冷却后再烧再熨。如患者感觉热力过高，可增加垫布，热力减弱则减少垫布。这种方法易灼伤皮肤，但药力较强，普遍适用。

2. 悬起灸　将点燃的针卷提起来约 3cm 高，隔布熏烤施术部位，使热气透入肌肤。这种灸法最为常用，与现代常见艾条灸法很相似。

3. 隔药灸　生姜一大片，厚 0.3cm 许，中扎数小孔，平放施术部位之上，用面捏一小碗如酒盅大，碗底亦扎数小孔，将神针内药料析出，再加艾绒少许，捏作团，置于碗内，点着平放于姜片上，顷刻之间，药气即可透入。如觉热甚，可将姜片略抬起片刻，再放下，待碗内药将着

NOTE

尽，即取起另换。此法简便、优良，民间流传广，至今我国北方农村仍在沿用。

【注意事项】

1. 灸时宜天气晴和，密室无风。

2. 灸具的选材为不导热的材料，如胶木等。特殊情况下，可于一般材料之下再粘一层隔热物，如石棉、橡胶等。灸具的底面要开通，以使药物下达于皮肤。

3. 热度以患者能忍受为度，适当选择高低之灸具，太烫时可提起灸具片刻，放下再灸；注意及时倒掉灰烬，以免烫伤患者。

4. 治疗结束后，用消毒棉花擦去穴位上的药油。一般每次做 10 壮，据情况随症加减。

5. 施术后静卧片时，使药气周流畅达于脏腑脉络之间。如出现烫伤，常规处理即可。灸后禁过劳、过度房事等，其他事宜据实际病情权衡处理。

第八章　雷火神针疗法

【概述】

雷火神针疗法为艾条灸法之一。其制作大致与太乙神针相同，不同之处主要是药物配方。

【功效】

祛风散寒，化湿通经；通关利窍，通经活络。

【适应证】

风寒湿痹、沉痼之病、腹痛、疝气、月经病、哮喘、慢性支气管炎、胃脘痛、腹泻、颈椎病、扭挫伤、近视眼、关节炎等。

【禁忌证】

高血压发病者禁用。

【操作程序】

患者取坐位或卧位，将药包垫放在选好的局部病灶和穴位上，点燃酒精灯具，把艾条烧红直接实按在灸疗垫上，艾条多烧几次反复温灸，使药气随艾火热气透入穴位。在施灸过程中，医者要多询问患者，如表皮有烫感，立即拿起艾条移开药包垫，此为 1 壮，一穴 3～5 壮即可。轻症 1～5 次，重症连续 5 次后再隔日 1 次，10 次为 1 个疗程。

NOTE

【操作手法】

1. 灸具制作

（1）灸条简便加固法　取市售紧实粗大的普通药艾条1支（若无，可用清艾条代替），用20cm×23cm牛皮纸1张，涂上面糊将艾条卷紧（制备3支以上），两头不留空，卷纸对折封固晒干。

（2）灸疗垫制作　有药包垫、药布垫、药敷垫3种。

①药包垫：取红布或其他干棉布1段，长80cm，宽5cm，将布的一端铺上常用灸疗膏药5mm厚（也可以根据患者病证铺对证灸疗膏药），然后把布折叠成7～10层，用线缝合，放瓷瓶密封收藏，以保持药性，备用。

②药布垫：取市售伤湿止痛膏、追风膏等粘贴在长100cm、宽8cm的干棉布两端，上下两面各1张，再每折叠1层平贴1张，每贴1张内里都铺上薄薄一层七厘散或丁香、肉桂药末，折至5层，共贴7张后，将余下布段全部包叠完，用线缝合备用。

③药敷垫：用灸疗膏或市售外用敷料膏剂（止痛消炎膏等），涂在纱布上，按常规敷药方法固定敷于患处，外隔7层厚绵纸（任何厚纸都可），备用。

2. 灸疗膏调配　分常用和备用两类。

（1）常用灸疗膏剂　以温经散寒、活络止痛药物为主，将乳香、没药、荆芥、防风、川芎、细辛，当归、独活、香附、肉桂、马钱子各等份研磨成细粉（乳香、没药另包），用砂锅先将饴糖、米醋熬成稀汁，再兑入少量蜂蜡、香油继续煎熬，然后拌入上述药物，用文火熬片刻，入乳香、没药，收膏装瓶密封备用。

（2）备用调膏剂　将饴糖、米醋、蜂蜡、香油放入砂锅，熬制成膏。与桂麝散调拌，为通经消肿灸疗膏；与牵正散调拌，为周围性面神经麻痹灸疗膏；与清消散调拌，为骨疽灸疗膏；以吴茱萸、川芎、白芷等药末相调拌，为降压灸疗膏；以白芥子、细辛、半夏、南星、麻黄、干姜等药末相调拌，为喘咳灸疗膏；以川乌、草乌、川芎、苍术、延胡索、牛膝等药末相调拌，为骨刺灸疗膏等。

3. 传统操作法

（1）灸具制作　艾绒 100g，沉香、木香、乳香、茵陈、羌活、干姜、穿山甲各 15g，除艾绒外，其他药均研为极细末，加入麝香少许，研末和匀。以桑皮纸 1 张，约 30cm×30cm，摊平。先称艾绒 40g，均匀铺在纸上；再称药末 10g，均匀掺入艾绒中。然后，卷紧如爆竹状，再用木板搓捻卷紧，外用鸡蛋清涂抹，再糊上一层桑皮纸，两头留空纸 3cm 左右，捻紧即成。阴干保存，忽使泄气。一般须制备 2 支以上，以便交替使用。

（2）具体操作　在施灸部位铺上绵纸（可以市售面纸代替）10 余层或棉布 5～7 层。取雷火针 2 支，均点燃一端，将其中 1 支作为备用，另 1 支以握笔状持艾条，正对穴位，紧按在绵纸或棉布上，稍留 1～2 秒，使药气温热透入深部，至患者觉烫不可忍（图 8-1），略提起药艾条，待热减后再行按压。操作中艾火熄灭，可取备用的药艾条接替施灸。

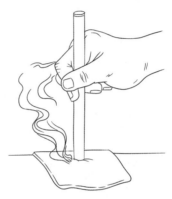

图 8-1　传统操作法

如此反复进行，每次按压 7～10 次，务使热力持续深透。每日或隔日 1 次，10 次为 1 个疗程。

4. 改进操作法　改进的雷火神针疗法以市售普通药艾条外用牛皮纸再加固而成的灸条，另用药膏做成药包垫，采用实按灸操作手法，将艾条点燃按在药包垫上，使药气随艾火热气通过穴位透入经络达到病所。临床上针对不同的病种可选用相应的灸疗药垫，灵活实用，经济方便，同时又能收到较为满意的疗效。

【注意事项】

1. 雷火神针疗法是实按灸，要注意避免灼伤。初学者尤其要引起重视。

NOTE

2. 雷火神针疗法适应面较广，在配穴组方时，应强调辨证施治。

3. 将雷火神针点燃时，一定要燃透，否则用面纸或棉布一包，或一按压，容易熄灭。

4. 施灸时将面纸或棉布捻紧，以免面纸或棉布烧破，损伤皮肤。

5. 施灸时按在穴位上的力度、热度、时间长短以患者感觉最强为度。

6. 每壮间隔时间不宜太长，一般不超过 3 分钟，两针交替使用更佳。

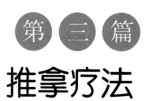

第三篇

推拿疗法

第九章 成人推拿疗法

【概述】

推拿疗法是在中医理论的指导下，术者用手或者肢体的其他部分，或借助一定的器具，在受术者体表经络、穴位或特定的部位以规范性的动作进行操作来防治疾病的一种方法。

【功效】

推拿疗法具有扶正祛邪、疏通经络、行气活血、散寒止痛、健脾和胃、导滞消积、滑利关节、强筋壮骨等作用，更具有保健强身、预防疾病、延年益寿的效果，是非药物疗法的重要内容。

【适应证】

1. 骨伤科疾病 如颈椎病、落枕、肩关节周围炎、颈肩综合征、前斜角肌综合征、胸胁迸伤、胸肋软骨炎、急性腰扭伤等。各种常见关节脱位，如下颌关节脱位、肩关节脱位、肘关节脱位、髋关节脱位等。四肢关节扭伤，如肩关节扭伤、腕关节扭伤、踝关节扭伤等。

2. 内科疾病 如胃脘痛、胃下垂、胆绞痛、便秘、腹泻、肺气肿、哮喘、高血压、冠心病等。

3. 妇科疾病 如急性乳腺炎、产后缺乳、妇女围绝经期综合征、痛经、闭经、月经不调等。

4. 五官科疾病 如近视、视神经萎缩、慢性鼻炎、慢性咽炎、急性扁桃体炎、耳鸣、耳聋等。

【禁忌证】

施行推拿疗法之前要先进行诊断，判断受术者是否患有禁忌证，如有禁忌证则禁止推拿。

1. 未经诊断明确的各种急性脊柱损伤或伴有脊髓症者，推拿会加剧脊柱或脊髓的损伤。

2. 有感染性疾病者，如骨结核、化脓性关节炎、丹毒等，推拿可使感染扩散。

3. 各种骨折及严重的老年性骨质疏松病症患者，推拿会导致骨质破坏。

4. 严重的心、肺、脑病症患者不宜进行推拿治疗。

5. 体质虚弱、身体承受不起手法的患者，不宜使用推拿手法。

6. 部分肿瘤患者不宜在发病部位进行推拿治疗。

7. 有皮肤病及皮肤破损处，影响推拿施术者，如湿疹、疱疹、脓肿、蜂窝织炎、溃疡性皮肤病、烫伤、烧伤等，不宜在发病部位进行推拿治疗。

【推拿意外及处理】

1. 推拿意外　如果术者操作错误、患者体位不当或精神过于紧张，推拿时可能出现一些异常情况，轻者影响推拿疗效，重者可能对人体造成严重的损害甚至危及生命。这些在临床中所产生的异常情况，称为推拿意外。

2. 推拿意外发生的原因　①诊断不明或误诊；②对疾病的机理和手法作用原理缺乏认识；③手法操作或选用不当；④未注意推拿治疗的适应证和禁忌证。

3. 如何减少、避免推拿意外的发生　术者要提高自身的理论基础和医疗技能，提高诊断准确率，避免误诊、误治；提高手法操作的正确性和安全性，特别是一些旋转、扳、牵拉等运动关节类手法；在治疗时选

NOTE

适当的体位。

【操作程序】

1. 做好解释，取得患者配合。

2. 取适宜体位，协助松开衣着，暴露治疗部位，注意保暖。

3. 在治疗部位上铺治疗巾，腰、腹部进行按摩时先嘱患者排尿。

4. 按确定的手法进行操作，操作时要做到持久、有力、均匀、柔和、深透。

【操作手法】

根据动作形态分为摆动类、摩擦类、按压类、振动类、叩击类、运动关节类等。

手法作用的基本要求持久、有力、均匀、柔和、深透。持久：持续一定的时间，不间断、不乏力。有力：一种含有技巧的力量，不是蛮力和暴力。均匀：节律、速率、压力等保持均匀一致，忌忽快忽慢、忽轻忽重。柔和：轻而不浮，重而不滞，刚中有柔，柔中有刚。深透：持久、有力、均匀、柔和，从而具有渗透力。

运动关节类手法要求稳、准、巧、快。稳：平稳自然，避免生硬粗暴。准：有针对性，定位要准。巧：用巧力，不可使用蛮力。快：疾发疾收，即所谓的"短劲、寸劲"，发力不可过长，发力时间不可过久。

1. 摆动类手法 施术者以指、掌或腕关节做协调有节律的连续摆动，使压力轻重交替地呈脉冲式持续作用于受术部位的一类手法，总称为摆动类手法。其包括一指禅推法、滚法、揉法等。

（1）一指禅推法 施术者沉肩、垂肘、悬腕、手握空拳、拇指伸直，用拇指端或螺纹面着力于施术部位上，运用腕部的横向来回摆动带动拇指关节的屈伸活动，使产生的功力轻重交替、持续不断地作用于施术部位上，称为一指禅推法。

动作要领：①沉肩：肩关节放松，肩胛骨自然下沉，腋下空松能容下一拳为宜。②垂肘：肘部下垂，一般体位下肘部宜低于腕部。③悬腕：腕关节悬屈，弓背向上，尽可能屈曲90°。④掌虚指实：操作时，除拇指外其余手指及手掌部均要放松，虚不受力，而拇指要蓄满功力，以自然压力进行操作。

⑤以肘关节为支点，前臂的主动运动带动腕关节节律地摆动。⑥紧推慢移：操作时腕部的摆动频率较快，120～160次/分，但拇指端或螺纹面在施术部位上移动较慢（图9-1）。

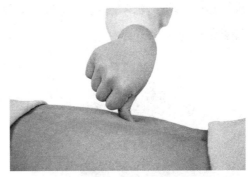

图9-1　一指禅推法

注意事项：①姿势端正，心神和宁。②操作时沉肩、垂肘、悬腕、掌虚指实、紧推慢移。拇指端或螺纹面或偏锋或指间关节要吸定在某一点上，前臂主动摆动带动腕关节摆动。"力"轻重交替、持续不断地作用于治疗部位上。压力、频率、摆动幅度要均匀，动作要灵活，频率120～160次/分。③注意力不可分散，不要耸肩用力，肘部不可外翘，拇指端或螺纹面或偏锋或指间关节与施术部位不要形成摩擦移动或滑动。

临床应用：本法接触面积较小，但深透度大，可适用于全身各部穴位。临床常用于头面、胸腹及四肢等处，多用于冠心病、胃脘痛、头痛、面瘫、近视、月经不调、颈椎病、关节炎等病症。

（2）**滚法**　施术者沉肩、垂肘、松腕、竖掌，用第5掌指关节背侧吸附于治疗部位上，以腕关节的屈伸动作与前臂的旋转运动相结合，使小鱼际与手背在治疗部位上做持续不断来回滚动的手法称滚法。（注：前臂的旋转与腕关节的屈伸复合而成的一种推拿方法。）

动作要领：①沉肩：肩关节放松，上臂中段距胸壁约一拳远。②垂肘：肘关节自然下垂，屈曲120°～150°，角度过大不利于前臂的旋转运动，角度过小不利于腕关节的屈伸运动，从而不能使滚法的力量有效发挥。③松腕：腕关节放松，屈伸幅度要大，手背滚动幅度控制在120°左右（屈曲80°～90°，伸展20°～30°）。④竖掌：拇指自然伸直，

NOTE

余指自然弯曲，以第 5 掌指关节背侧吸附于治疗部位上。⑤运动方式：以肘关节为支点，前臂主动做推旋运动，带动腕关节做较大幅度的屈伸和一定的旋转活动，对体表产生轻重交替的滚动刺激，前滚与后滚着力轻重之比为 3：1，即"滚三回一"（图 9-2）。

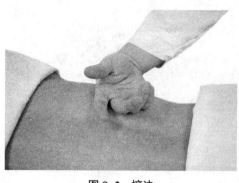

图 9-2 滚法

注意事项：①姿势端正，心神和宁。②操作时：沉肩、垂肘、松腕、竖掌，第 5 掌指关节背侧要吸定在治疗部位，前臂主动运动带动腕关节屈伸和旋转活动，在治疗部位上做持续不断地来回滚动，频率 120～160 次 / 分。③操作时不宜拖动、跳动和摆动。滚法的压力、摆动的幅度及速度均要相对一致，不可忽快忽慢、时轻时重，动作要协调有节律性，在移动操作时，移动的速度不宜过快，在施术部位上缓慢移动。

临床应用：滚法接触面广，刺激平和舒适，又能用于虚证。所取治疗部位无论肌肉丰厚或薄弱均可，多用于项、背、腰臀及四肢部。本法用于颈椎病、肩关节周围炎、腰椎间盘突出症、各组运动损伤、运动后疲劳、偏瘫、截瘫等多种病症，也是常用的保健推拿手法之一。

（3）揉法　术者用手指螺纹面、手掌大鱼际或掌根着力吸定于施术部位，做轻柔和缓地环旋运动，并带动该处皮下组织一起运动的手法，称为揉法。根据肢体操作部分的不同而分为掌揉法、指揉法等。其中指揉法分为拇指揉法、中指揉法、多指揉法等，掌揉法又分为大鱼际揉法、掌根揉法、叠掌揉法等多种揉法。

动作要领：①指揉法：用拇指或中指螺纹面，或以食、中指，或以食、中、无名指螺纹面，在某受术部位上做轻柔小幅度的环旋揉动（图 9-3）。②掌揉法：术者用手掌根附着于治疗部位或穴位，稍用力下压，腕关节放松，以肘关节为支点，前臂做主动摆动，带动腕以及手掌连同前臂做小幅度的回旋运动，带动该处的肌肤一起揉动（图 9-4）。③肩、肘、腕关节充分放松，以前臂的主动摆动带动；④肉动而皮不动；⑤揉动的动作连续而有节律。⑥紧推慢移，频率 120～160 次 / 分，在施术部位上的移动较慢。

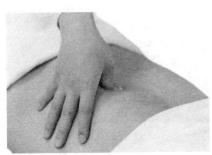

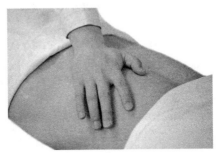

图 9-3　指揉法　　　　　　　　图 9-4　掌揉法

注意事项：①姿势端正，心神和宁。②操作时，压力适中，舒适为度；揉动时要带动皮下组织一起运动，不可在体表形成摩擦运动，动作要灵活而有节律性，一般频率为 120～160 次 / 分。③大鱼际揉法：前臂有推旋动作，腕部宜放松。指揉法：腕关节要保持一定的紧张度。掌根揉法：腕关节略有背伸，松紧适度。

临床应用：揉法是重要的放松手法，该手法用力轻柔和缓、深透，可使皮下组织发生摩擦而产生温热作用，适用于全身各部。本法用于胃脘痛、便秘、泄泻、癃闭、头痛、软组织扭挫伤、颈椎病、骨折术后康复、小儿斜颈、小儿遗尿、近视等多种病症。

2. 摩擦类手法　术者以指、掌或肘臂部在体表做直线来回或环旋移动，使之产生摩擦的手法，称为摩擦类手法。其包括摩法、擦法、推法、搓法、抹法等手法。

（1）摩法　术者用指或掌在体表做环形而有节奏摩动的手法，称为摩法。其分为指摩法和掌摩法。

动作要领：①沉肩，肘关节自然屈曲；压力轻柔，指掌接触体表部位自然贴附；皮动而肉不动。②指摩法：食指、中指、无名指、小指指面着力于施术部位，指掌部自然伸直，腕关节略屈，以肘关节为支点，前臂做主动运动，通过腕、掌使指面做环形摩动（图 9-5）。③掌摩法：

NOTE

手掌平置于施术部位，手掌自然伸直，腕关节略背伸，余操作同指摩法（图 9-6）。

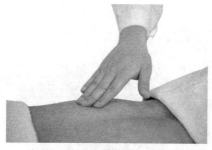

图 9-5　指摩法

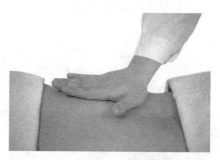

图 9-6　掌摩法

注意事项：①姿势端正，心神和宁。②指摩法：腕关节保持一定的紧张度。掌摩法：腕部放松。③摩动的速度不宜过快或过慢，压力不宜过轻或过重。

临床应用：摩法刺激舒适和缓，消郁散结作用较好，临床应用广泛，常用于治疗胃肠道疾患，如呃逆、腹胀腹痛、消化不良、泄泻、便秘等。

（2）擦法　术者用指、掌贴附于施术部位，稍向下用力，做快速的直线往返运动，于体表发生摩擦产生热感的手法，称为擦法。用全掌着力摩擦者，称为掌擦法（图 9-7）；用大鱼际着力摩擦者，称为大鱼际擦法（图 9-8）；用小鱼际着力摩擦者，称为小鱼际擦法（图 9-9）；用拇、中二指或食、中、无名指螺纹面着力摩擦者，称为指擦法（图 9-10）。

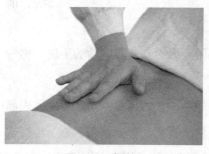

图 9-7　掌擦法

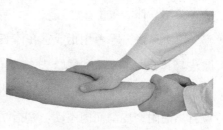

图 9-8　大鱼际擦法

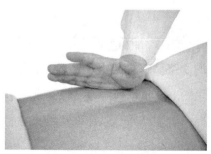

图 9-9　小鱼际擦法

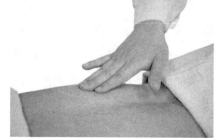

图 9-10　指擦法

动作要领：接触面紧贴皮肤，手掌及腕关节自然伸直，以肩关节为支点，通过肘关节及肩关节的屈伸活动带动手掌做快速的直线往返运动，使体表产生热量。

注意事项：①姿势端正，心神和宁。②操作时着力部分要紧贴体表，直接接触皮肤操作；压力不可过大，过大则手法重滞，且易擦破皮肤；做快速的直线往返运动，往返距离拉长，力量均匀，动作连续，以"透热"为度；不可屏息操作。③为保护皮肤，常结合使用红花油、冬青膏等介质进行操作。

临床应用：擦法具有较好的温经散寒作用，可治疗一切寒证。本法用于风寒外感、发热恶寒、风湿痹痛、胃脘痛喜温喜按，肾阳虚所致的腰腿痛、小腹冷痛、月经不调，以及外伤肿痛等病症。

（3）推法　术者用指、掌、拳、肘部着力于一定的部位或经络上，紧贴体表做单方向直线运动的手法，称为推法，所谓"按而送之，推而行之"。推法一般分为指推法（拇指推法、三指推法）、掌推法（全掌推法、掌根推法、拳推法）、肘推法（运动方向多是向后拉推，以利于力的控制）。

动作要领：①指推法：术者以手指贴附于施术部位，做单方向的向前挤压推动（图9-11）。②掌推法：术者以手掌面或掌根着力于受术体表，以掌根为重点，以伸肘的力量为

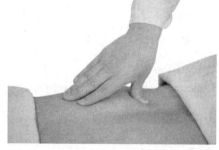

图 9-11　指推法

NOTE

主做直线推动（图 9-12）。③肘推法：术者肘关节屈曲，用前臂上端近肘尖处着力，以肩关节的运动为主，做直线推动（图 9-13）。④指、掌、肘要紧贴体表，动力着实；推动的线路呈单向直线，推动的速度和力量要均匀，不要在体表产生跳跃、歪斜。⑤推动的压力从轻到重，术者呼吸自然，不可屏气。⑥推动的方向一般顺经络、肌纤维及静脉的走行方向。

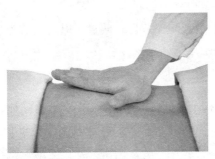

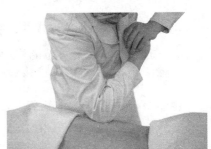

图 9-12　掌推法　　　　　　　　　图 9-13　肘推法

注意事项：①姿势端正，心神和宁。②操作时：着力部分要紧贴体表，推进的速度缓慢均匀，压力平稳适中，做单向直线推进。③为保护皮肤，常结合使用红花油、冬青膏等介质进行操作。

临床应用：推法具有较强的通经活络、荡涤积滞的作用，是临床常采用的推拿治疗手法之一。本法用于外感发热、腹胀便秘、食积、癃闭、高血压、头痛失眠、腰腿痛、腰背筋膜炎、风湿痹痛、感觉迟钝等病症。

（4）搓法　术者用双手掌面夹住肢体或以单手、双手掌面着力于施术部位，做交替搓动或往返搓动，形如搓绳的手法，称为搓法。《厘正按摩要术》云："搓以转之，谓两手相合而交转也，或两指合搓，或两手合搓，各极运动之妙。"

动作要领：①术者沉肩坠肘，肩肘关节放松，上身稍前屈，双手自然伸开，五指并拢，以手指、掌或掌指着力于操作部位。②夹搓法夹持力均匀柔和，以夹持住为宜，搓动频率快，上下移动要慢。③整个操作过程要协调，一气呵成，搓动时掌面在施术部位体表有小幅度的位移，患者有较强的松动感（图 9-14）。

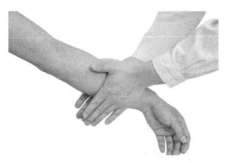

图 9-14 搓法

注意事项：①姿势端正，心神和宁。②操作时：施力不可过重。搓动时不宜逆向移动，如需搓动几遍，在第一遍结束后，第二遍再从起始部位开始。

临床应用：本法有明显的疏松肌筋、调和气血的作用，为临床常用的辅助手法之一。其作用温和舒适，常用于四肢部放松，尤以上肢部较多，常作为结束手法。本法常用于肢体酸痛、关节活动不利及胸胁迸伤等病症。

（5）抹法　术者用拇指螺纹面或掌面在施术部位做上下或左右或弧形曲线抹动的手法，称为抹法。其分为指抹法和掌抹法。

动作要领：①指抹法：以指腹或螺纹面置于受术体表，以腕关节为支点，手掌主动施力，做自由的直线及曲线抹动，可用拇指、食指或中指抹动，也可采取二指、三指或四指抹法，可双手同时操作（图 9-15）。②掌抹法：以掌面局部着力于施术部位，以肘关节为支点，腕关节放松，以前臂主动运动带动腕关节做自由抹动，可用全掌、鱼际、小鱼际操作，也可双手同时操作（图 9-16）。③手指螺纹面或掌面紧贴施术部位皮肤，用力均匀，在体表做上下、左右直线往返或弧形曲线的抹动。

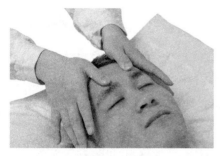

图 9-15 指抹法

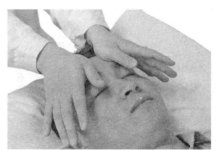

图 9-16 掌抹法

NOTE

注意事项：①姿势端正，心神和宁。②操作时，施力较摩法为重，较揉法为轻，可带动部分皮下组织，不宜带动深部组织。抹法或上或下，或直线往来，或曲线运转，可根据不同部位灵活运用。

临床应用：本法多用于头面部美容、镇静安神，主要治疗感冒、头痛、失眠、面瘫及肢体酸痛等病症。

3. 挤压类手法

（1）按法　以指、掌部位等节律性地按压施术部位的手法，称按法。按法一般以指按法与掌按法应用较多，常与揉法结合运用，组成"按揉"复合手法。

动作要领：①指按法：以拇指端或螺纹面置于施术部位或穴位上，余四指张开，置于相应位置以支撑助力，腕关节悬屈；以腕关节为支点，掌指部主动施力，做与施术部位相垂直的按压，当按压力达到所需的力量后，要稍停片刻，即所谓的"按之留之"，然后松劲撤力，再做重复按压，使按压动作即平稳又有节奏性（图9-17）。②掌按法：以单手或双手掌面置于施术部位，以肩关节为支点，利用身体上半部的重量，通过上臂、前臂及腕关节传至掌部，垂直向下按压，施力原则同指按法（图9-18）。③按法除用指、掌部操作外，亦可用肘部操作。以肘施按时，应当屈肘，以肘的尺骨鹰嘴部为着力面并巧用身体上半部的重量进行节律性按压（图9-19）。按法如去除手法操作的节律性，仅施以一种较长时间的持续压力，则为压法，临床以肘压法常用。

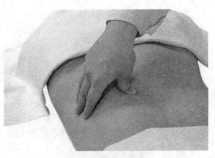

图9-17　指按法

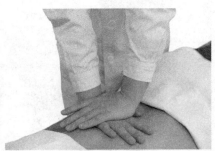

图9-18　掌按法

注意事项：①用力宜由轻到重，稳而持续，使刺激充分达到机体组织的深部。②按压的用力方向多为垂直向下或受力面相垂直。③手法操作要有缓慢的节奏性。④不可突施暴力。按法用力的原则是由轻而重，结束时则由

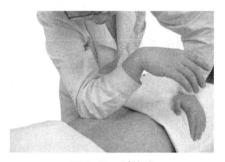

图9-19　肘按法

重而轻，尤其是掌按法，手法操作忌突发突止，暴起暴落，同时一定要掌握好患者的骨质情况，诊断必须明确，以避免造成骨折。

临床应用：按法同摩法一样，具有刺激强而舒适的特点，易于被接受，可补虚泻实。指按法接触面积小，刺激较强，常在按后施以揉法，有"按一揉三"之说，即重按一下，轻揉三下，形成有规律的按后予揉的连续手法操作，一般多用于面部，亦可用于肢体穴位。掌按法面积较大，沉实有力，舒缓自然，多用于背腰部、下肢后侧、胸部及上肢部，可治疗腰背筋膜炎、颈椎病、肩周炎、腰椎间盘突出等疼痛性疾患以及风寒感冒、高血压、糖尿病、偏瘫等多种病症。

（2）点法　以指端或关节突起部点压施术部位或穴位的手法，称点法，主要包括指点法和肘点法两种。

动作要领：①指点法：手握空拳，拇指伸直并紧靠食指中节，以拇指指端着力于施术部位或穴位上，前臂与拇指主动发力，进行持续点压，亦可采用拇指按法的手法形态，用拇指指端进行持续点压（图9-20）。②指点法还可用中指端以及拇指、食指的指间关节背侧进行点压，名为中指点法、屈拇指点法、屈食指点法。中指点法：食指末节指腹按压于中指指背以助力，以中指指端着力于施术部位进行点压。屈拇指点法：拇指屈曲，以拇指指间关节背侧着力于施术部位或穴位，拇指指端低于食指中节桡侧缘以助力进行点压。屈食指点法：食指屈曲，其他手指相握，以食指第1指间关节突起部着力于施术部位或穴位上，进行点压（图9-21）。③肘点法：屈肘，以尺骨鹰嘴突起部着力于施术部位或穴位上，以肩关节为支点，用身体上半部的重量通过肩关节、上臂

NOTE

传递至肘部，进行持续点压（图 9-22）。肘点法与肘按法、肘压法在操作上易于混淆。肘点法是以肘尖部着力，而肘压法则是以肘部的尺骨上段着力，两者均是持续用力点压。其区别在于一个是以端点着力，面积小，刺激强，而另一个则是以面着力，面积相对较大，刺激相对较弱。至于肘按法无论是以肘尖或肘部的尺骨上段着力均可，关键在于其具有缓慢的节奏性，操作中力的作用有间歇，而非持续下压。④点法还可用器具来操作，如点穴棒点穴等。

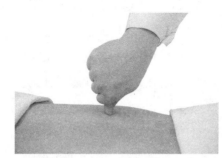

图 9-20　指端点法

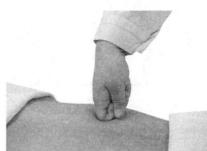

图 9-21　指节点法

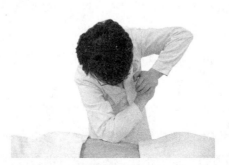

图 9-22　肘点法

注意事项：①取穴宜准，用力宜稳。准确取穴后，要由轻而重，平稳持续地施力，使刺激充分达到机体组织深部，从而获得手法治疗所特有的"得气"效果。点法结束时要逐渐减力，其总的施力过程为轻→重→轻。②点后宜用揉法，以避免气血积聚及点法所施部位或穴位的局部软组织损伤。③不可施用暴力或蛮力，突然发力或突然收力施用点法，均会给患者造成较大的不适和痛苦。若使用蛮力，则患者受术部位或穴位易紧张而无法受力。④对年老体弱、久病衰弱的患者慎用点法。

临床应用：点法主要用于各种痛证，具有较明显的通经止痛作用，对各种疼痛性疾病有较好的治疗作用。临床有称点法为"指针"者，可见点法又有某些类似于针刺的作用。指点法接触面小，刺激强，易于取穴，故适用于全身各部穴位。其中如用中指点法，则以面部、胸腹部应用居多；用屈指点法，主要用于四肢关节缝隙处。肘点法较指点法接触面积大，力沉稳厚重，易于施力，因使用躯体重量，故术者耗力较少，适用于背腰部、臀部及下肢后侧。

（3）捏法　用拇指和其他手指在施术部位做对称性挤压的手法，称为捏法。捏法可单手操作，亦可双手同时操作。

动作要领：用拇指和食指、中指指面或拇指与其余四指指面夹住施术部位肢体或肌肤，相对用力挤压、拉或拽，随即放松，再挤压、拉拽、放松，重复以上挤压、放松动作，并如此不断循序移动（图9-23）。

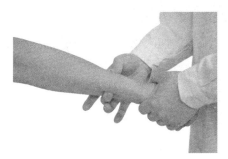

图 9-23　捏法

注意事项：①捏法要求拇指与其余手指间要具有强劲持久的对合力，须长期练习并结合练功。②施力时拇指与其余手指双方力量要对称，用力要均匀而柔和，动作要连贯而有节奏性。③操作时要用指面着力，而不可用指端着力。如以指端着力，即变成他法。

临床应用：捏法属于动法中的静态手法，其特点是舒适自然，不会对受术者肢体产生晃动，具有较好的舒松肌筋的作用，因而常用于颈项部、四肢部，治疗颈椎病、疲劳性四肢酸痛等病症。

（4）拿法　拇指与其余手指相对用力，提捏或揉捏肌肤或肢体的手法，称为拿法。根据拇指与其他手指配合数量的多寡，拿法分为三指拿法、五指拿法等。拿法可单手操作，亦可双手同时操作。

动作要领：以单手或双手拇指与其他手指相配合，捏住施术部位的肌肤或肢体，腕关节适度放松，以拇指同其余手指的对合力进行轻重交替、连续不断的捏提并略含揉动之法（图9-24）。

NOTE

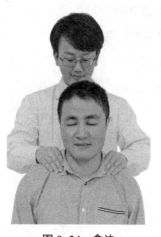

图 9-24 拿法

注意事项：①拿法中含有捏、提并略有揉的动作，其中以捏法为基础，其余二法为辅助，宜将三者有机地结合在一起进行操作。②动作要协调连贯，富于节奏性。③拿法同捏法一样要求手指的对合力，只有稳定的对合力，才能体现其功力。④注意动作的协调性，不可死板僵硬。初习者不可强力久拿，以防伤及腕部及手指的屈肌腱及腱鞘。

临床应用：拿法是具有放松作用一类手法的典型代表，功能松肌舒筋、活血行气、舒适自然，最易被人接受，常用于颈项部及四肢部。根据施治部位的大小宽窄程度而宜灵活掌握拇指与其他手指数量多寡的配合，甚至可两手同时操作。本法治疗颈椎病、肩周炎、肢体麻木以及头痛、外感风寒等病症。

（5）捻法　用拇指、食指夹住治疗部位进行捏揉捻动的手法，称为捻法。捻法一般为推拿辅助手法。

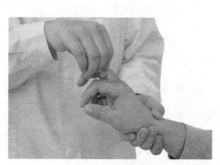

图 9-25 捻法

动作要领：用拇指螺纹面与食指桡侧缘或螺纹面相对捏住施术部位，拇指与食指相向主动运动，稍用力做较快速的捏、揉捻动，状如捻线（图 9-25）。

注意事项：①拇指与食指的运动方向须相反，只有相反方向的捏揉的复合动作才能形成捻动。②操作时动作要灵活连贯，柔和有力，捻动的速度宜稍快，而在施术部位上的移动速度宜慢。③动作不能呆板、僵硬。

临床应用：捻法动作小，运用的主要是拇、食指的力量及灵活性，理筋通络的作用显著，主要适用于四肢小关节，可治疗指间关节扭伤、屈指肌腱腱鞘炎等病症。

NOTE

（6）拨法　以拇指深按于治疗部位，进行单向或往返拨动的手法，称为拨法。拨法又名"指拨法""指络法"。

动作要领：拇指伸直，以指端着力于施术部位，余四指置于相应的位置以助力，拇指下压至一定的深度，待有酸胀感时，再做与肌纤维或肌腱、韧带成垂直方向的单向或来回拨动。若单手指力不足时，亦可以双手拇指重叠进行操作（图9-26）。

注意事项：①用力要由轻而重，实而不浮。按压拨动的方向与拨动组织走向垂直。②拨动时拇指不能在皮肤表面有摩擦移动，应带动肌纤维或肌腱、韧带一起移动。

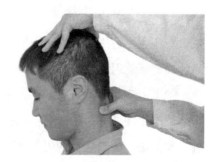

图9-26　指拨法

临床应用：拨法力量沉实、拨动有力，有较好的止痛和解除粘连的作用。一般多用于华佗夹脊穴、肩胛骨内侧缘、肱二头肌长头肌腱及短头肌腱、腋后的肩贞穴、第3腰椎横突、腰肌侧缘、环跳、曲池等穴位或部位，可治疗颈椎病、肩周炎、腰背筋膜炎、第3腰椎横突综合征、腰椎间盘突出症、梨状肌损伤综合征等病症。临床有"以痛为输，无痛用力"之说，即在患处先找到某一体位时最痛一点，以拇指端按住此点不放，随后转动患部肢体，在运动过程中，找到并保持在指面下的痛点由痛变为不痛的新体位，而后施用拨法。

4. 叩击类手法　用手指、手掌、拳背或特制的器械叩击体表的手法称为叩击类手法，主要包括拍法、击法、叩法等。

（1）拍法　五指并拢，用虚掌拍击体表的手法，称为拍法。拍法可单手操作，也可双手同时操作。

动作要领：①拍击动作要平稳，使掌周、指周同时接触体表，击打声清脆，拍击部位无痛感。②拍击时腕关节要充分放松，力量从前臂通过腕关节传到掌部，使击打的力量刚柔相济，拍击的动作灵活自如。③拍击时要有弹性、有节奏感，不可拍实治疗部位（图9-27）。

NOTE

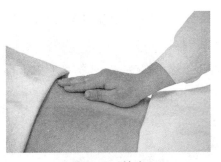

图 9-27 拍法

注意事项：①对结核、严重骨质疏松、骨肿瘤、冠心病等患者禁用拍法。②拍打时力量不可有所偏移，否则易拍击皮肤而产生疼痛。

临床应用：拍法具有行气活血、解痉止痛、宣肺排痰的功效，临床主要适用于肩背、腰骶、下肢等部位，治疗腰背筋膜炎、腰突症、局部感觉迟钝及麻木、呼吸系统疾病等。

（2）击法　用拳背、掌根、掌侧小鱼际、指尖或桑枝棒击打体表一定部位的手法，称为击法。根据接触体表的部位或使用器械可分为拳击法、掌击法、侧击法、指尖击法、桑枝棒击法。

操作手法：①拳击法：手握空拳，拇指置于掌心，腕关节放松，以前臂主动用力，用下拳眼（小鱼际及小指尺侧部）或拳心（鱼际，小鱼际，四指指背）锤打受术部位，分别称为拳眼击法（拳侧击法）和拳心击法（卧拳击法）（图9-28）。②掌击法：是术者运用肘关节屈伸的力量，以手掌尺侧部，掌根或掌心着力，击打受术部位，分别称为掌侧击法、掌根击法和掌心击法；也可两掌相合，以前臂的旋转运动发力，做掌侧击法，称为合掌击法（图9-29）。③指击法：术者手指略弯曲，五指分开成爪形，以腕关节的屈伸发力，五指指端同时叩击受术部位（图9-30）。

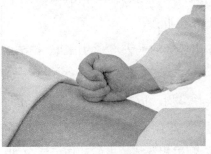

图 9-28　拳击法

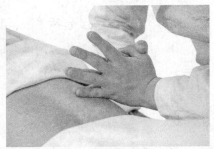

图 9-29　掌击法

动作要领：①击打时用力要稳，含力蓄劲，收发灵活。②击打时着力短暂而迅速，要有反弹感，即一击到体表就迅速收回，不可有停顿和拖拉。③击打的速度快慢适中，击打的力量应因人、因病、因部位而异。④击打的方向要与体表垂直。

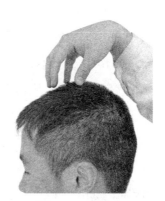

图 9-30　指击法

注意事项：①骨骼关节突起处慎用掌击和指击，禁用棒击。②叩击时用力平稳。③指击时指甲应修短。④不应施加冷拳或冷棒，避免暴力击打。

临床应用：该手法宣通气血作用明显，适用于各种疼痛类疾病，可治疗肢体疼痛及麻木、风湿痹痛、疲劳酸痛等。

（3）叩法　以小指尺侧或空拳的尺侧缘叩击体表的手法，称为叩法。叩法刺激程度较击法为轻，有"轻击为叩"的说法，可归于击法范畴。叩法可分为佛手掌叩法、屈拳叩法。

动作要领：①叩击时用力适中，患者感觉有轻微的振动，伴随清脆的响声，故觉得轻松而舒适。②叩击时腕关节及手指要放松，不可实力击打施术部位，方可产生空响声。③叩击时要有很强的节奏感，屈拳叩亦常两手同时操作，左右交替，如击鼓状（图9-31）。

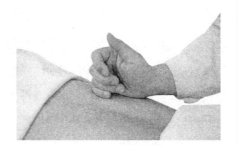

图 9-31　叩法

临床应用：叩法具有疏通经脉、通络止痛、开窍醒脑、消除疲劳的功效，可用于全身各部位，常用于头、肩背、上下肢，治疗头痛、头晕、肩背疼痛、四肢肌肉疲劳等症。

5. 振颤类手法　以较高的频率进行节律性的轻重交替刺激，持续作用于人体，使受术部位产生振动、颤动或抖动等运动形式的手法，称为振颤类手法。其主要包括振法、抖法等。

NOTE

（1）抖法　指用双手或单手握住受术者肢体远端，做小幅度的上下或左右连续抖动的一种手法。抖法分为抖上肢法、抖下肢法、抖腰法。

操作手法：①抖动上肢时，术者紧握患者腕部，牵引其向前倾60°左右，抖动从腕部经肘部传至肩部，频率一般在200次/分左右（图9-32）。②抖下肢时，患者取仰卧位，下肢放松，术者站立其足后方，用双手分别握住患者后踝部，先将双下肢徐徐抬起，离床面20～30cm，然后术者以臂力为主小幅度地上下抖动，使整个下肢产生舒松感（图9-33）。

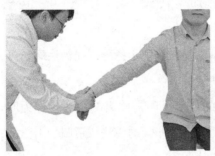
图9-32　抖上肢

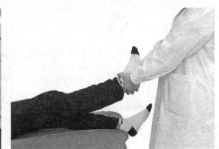
图9-33　抖下肢

动作要领：①被抖动的肢体要放松，自然伸直，使之在抖动时保持伸直的姿态。②抖动产生的抖动波应从肢体的远端传到近端，直接达到关节。③术者呼吸自然，不可屏气，抖动的幅度小，频率快，动作连续，一气呵成。④操作时不可使肢体产生左右、前后晃动。

注意事项：①操作时不可屏气，握持力度不宜太大，应该松紧适宜。②握持部位应该在腕关节或踝关节上方，抖动时所产生的抖动波应由肢体远端传向近端。③有习惯性肩、肘、腕关节脱位者禁用；受术者腰部疼痛较重、活动受限、肌肉不能放松者禁用。

临床应用：该手法有疏松肌筋的作用，主要适用于四肢部，上肢应用多见，治疗肩周炎、颈椎病、四肢酸痛等。

（2）振法　是以指或掌吸附于治疗部位，通过前臂的静止性发力，在体表施以高频率、小幅度振动的一种手法。振法分为掌振法和指振法。

操作手法：①掌振法是术者用掌面着力于治疗部位，意念集中于掌心，前臂和手部的肌肉强烈地做静止性收缩，使手臂发出快速而强烈的振颤，并使之通过掌心传递到机体（图9-34）。②指振法是术者用指端着力于治疗部位，意念集中于指端，前臂和手部的肌肉强烈地做静止性收缩，使手臂发出快速而强烈的振颤，并使之通过指端传递到机体（图9-35）。

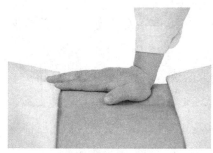
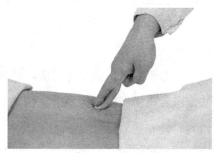

图 9-34 掌振法　　　　　图 9-35 指振法

动作要领：①操作时不能屏气，呼吸自然而有节律。②前臂和手部肌肉强力绷紧，静止性发力，使功力集于手掌或指端，其他部位要尽量放松。③注意力要高度集中于掌指部。掌指部自然贴附于体表，不可离开肌表，也不可施加额外的压力。④要有较高频率的振动，一般认为，振动的频率要达到每分钟400～600次，振动幅度要小，不能使肢体产生抖动或摆动。

注意事项：①姿势端正，心神和宁。②意念集中于指端或掌心，呼吸自然，不可屏气。③不要有主动运动，也不要向受术部位施加压力。④除前臂和手部肌肉静止性用力外，其他部位均要放松。⑤操作后术者感到疲乏无力，不可过久运用，平时须配合少林内功功法锻炼，以增强臂力。

临床应用：该手法以温补为主，通调为辅，多用于阳气虚弱之证。指振法适用于全身各部穴位。掌振法适于头顶部、胃脘部及小腹部。振法可治疗胃下垂、胃脘痛、头痛、失眠、咳嗽、气喘、形寒肢冷、腰痛、痛经、月经不调等病症。

NOTE

6. 运动关节类手法 使关节或半关节在生理活动范围内进行屈伸或旋转、内收、外展及伸展等被动活动的手法，称为运动关节类手法。本类手法主要包括摇法、拔伸法、背法、扳法，是临床常用的推拿手法之一。其具有很好的理筋整复、松解粘连作用，对某些疾病常能取得"立竿见影"的功效。

（1）*摇法* 使关节或半关节做被动和缓回旋运动的手法，称为摇法。根据运动的关节的不同分为颈项部摇法、肩关节摇法、肘关节摇法、腕关节摇法、腰部摇法、髋关节摇法、膝关节摇法、踝关节摇法等。

操作手法：①颈项部摇法：患者取坐位，颈项部放松，术者用一手扶住患者头顶后部，另一手托住其下颌部，两手臂协调运动，使头颈部做顺时针和逆时针环转摇动（图9-36）。②肩关节摇法：包括托肘摇肩法、握腕摇肩法、握臂摇肩法、绕头摇肩法、拉手摇肩法和大幅度摇肩法等。A. 托肘摇肩法：患者取坐位，术者立于其侧方。以一手按压于其肩关节上方以固定，另一手托握肘部，使其前臂搭放于术者前臂上，手臂部协调施力，使肩关节做中等幅度的环形摇转运动。B. 握腕摇肩法：患者取俯卧位，术者立于其对面。以一手按肩部以固定，另一手握腕部，使上臂外展。两手协调施力，做肩关节中等幅度的环形摇转运动。C. 握臂摇肩法：患者取坐位，患臂上举，术者立于其身后。以一手扶按压对侧肩部以固定，另一手握住其上举的上肢前臂部。两手协调施力，使肩部在上肢上举的体位下做中等幅度的稍缓慢环形摇转运动。D. 拉手摇肩法：主要适用于肩关节有较大活动幅度的患者。患者取坐位，术者立于其侧方。术者握住患者的手掌部。上肢与身体协调施力，做由慢至快的环形摇转，以此使患者肩关节做较大幅度的环转摇动，摇动的幅度和速度以患者的忍受度为限（图9-37）。E. 大幅度摇肩法：患者取坐位或站位，两上肢自然下垂并放松。术者于其前外方，两足前后开立呈前弓步，令其一侧上肢向前外上方抬起，以一手反掌托于其腕部，另一手扶压其上呈夹持状。将其上肢慢慢向前外上方托起，位于下方一手应逐渐翻掌，当上举至160°左右时，即可虎口向下握住其腕

NOTE

部。另一手随上举之势由腕部沿前臂、上臂外侧滑移至肩关节上方。略停之后，两手协调用力，使按于肩部的一手将肩关节略向下方按压并予以固定，握腕一手则略上提，使肩关节伸展。随即握腕一手握腕摇向后下方，经下方至其前外方45°位稍停，此时扶按肩部一手已随势沿其上臂、前臂滑落于腕部，呈两手夹持其腕部状。然后将其手臂上抬经术者胸前运转至初始位，此过程中握腕一手应逐渐变成手掌托腕，另一手则经其腕部的下方交叉滑移回返至其腕关节的上方。此为肩关节大幅度的摇转一周，可反复摇转数次。在大幅度摇转肩关节时，术者要配合脚步的移动，以调节身体重心。即当肩关节向上、向后外方摇转时，前足进一小步，身体重心在前；当向下、向前外下方摇转时，前足退一小步，身体重心后移。③肘关节摇法：患者取坐位，屈肘45°左右。术者以一手托住其肘后部，另一手握住腕部，两手协调施力，使肘关节做环转摇动（图9-38）。④腕关节摇法：患者取坐位，掌心朝下。术者双手合握其手掌部，以两手拇指分按于腕背侧，余指端扣于大、小鱼际部。两手臂协调用力，在稍牵引情况下做腕关节的环形摇转运动。亦可一手握其腕上部，另一手握其指掌部，在稍牵引的情况下做腕关节的摇转运动（图9-39）。⑤腰部摇法：包括仰卧位摇腰法、俯卧位摇腰法。A.仰卧位摇腰法：患者取仰卧位，两下肢并拢，屈髋屈膝。术者双手分按其两膝部或一手按膝，令一手按于足踝部，两手臂协调用力，做环形摇转运动（图9-40）。B.俯卧位摇腰法：患者取俯卧位，两下肢伸直。术者一手按压其腰部，令一手拖抱住双下肢膝关节稍上方，两手臂协调施力，做环形摇转运动。⑥髋关节摇法：患者取仰卧位，一侧下肢屈髋屈膝。术者一手扶按其膝部，另一手握其足踝部或足跟部，将髋、膝关节的屈曲角度均调整到90°左右，然后两手臂协调用力，使髋关节做环转摇动（图9-41）。⑦膝关节摇法：患者取俯卧位，一侧下肢屈膝。术者一手扶按股后部以固定，另一手握住足踝部，做膝关节环转摇动。本法亦可在仰卧位情况下操作，即被操作下肢屈髋屈膝，术者以一手托扶患者腘窝，另一手握其足踝部，进行环转摇动（图9-42）。⑧踝关节摇法：患者取仰卧位，下肢自然伸直。术者坐于其足端，用一手托握起足踝以固

NOTE

定，另一手握住足趾部。在稍用力拔伸的情况下，做踝关节的环转摇动。本法亦可在俯卧位情况下操作，即被操作下肢屈膝约90°，术者以一手扶按患者足跟，另一手握住足趾部，两手协调施力，做踝关节环转摇动（图9-43）。

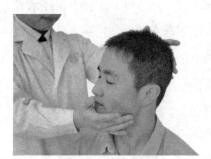

图9-36　颈项部摇法

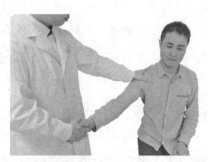

图9-37　拉手摇肩法

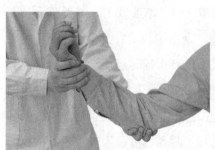

图9-38　肘关节摇法

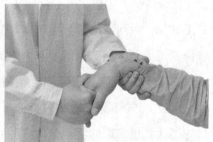

图9-39　腕关节摇法

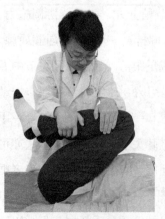

图9-40　仰卧摇腰法

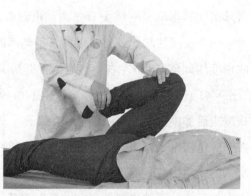

图9-41　髋关节摇法

NOTE

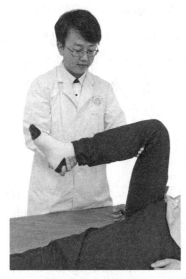
图 9-42　膝关节摇法

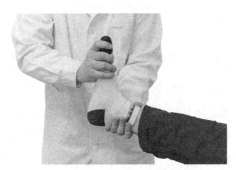
图 9-43　踝关节摇法

动作要领：①摇动的幅度应控制在人体生理活动范围内，由小渐大，逐渐增加。②摇转的速度宜慢，尤其是在开始操作时更宜缓慢。③摇颈时，应嘱患者睁开眼睛，以免头晕。④摇法的方向可以顺时针，也可以逆时针，临床往往选择顺逆各半。⑤两手协调配合，动作柔和，用力稳、准，除被摇动的关节外，其余部位应固定，避免产生晃动。

注意事项：①摇法使用前应先用和缓轻柔的手法，如揉法、拿法等，使肌肉放松，疼痛缓解后才操作摇法。②摇法的幅度要限制在正常的生理范围内及患者耐受的范围内，禁止使用暴力、蛮力。③摇转时速度应逐渐加快，不可突然快速摇动。④摇转时其运动轨迹是圆锥形，常用一手固定关节的一端，另一手摇动；或以关节为中心，双手同时做相向的环转运动。

禁忌证：①对于有习惯性脱位病史的患者禁用摇法。②对于椎动脉型、交感型、脊髓型颈椎病患者慎用摇法。③颈部外伤、腰椎滑脱、脊柱骨折等病症患者禁用摇法。④对于四肢伤筋疑为肌腱、韧带断裂伤患者禁用摇法。

临床应用：该类手法有滑利关节、松解粘连、解痉止痛、行气活血等作用，常用于全身各关节处，治疗关节及其周围软组织损伤，如落

NOTE

枕、颈椎病、肩周炎、急性腰扭伤、腰椎间盘突出症及关节扭伤等。

（2）拔伸法　固定关节或肢体的一端，沿其纵轴方向牵拉另一端，使关节或半关节伸展的手法，称为拔伸法，又称为"牵引法""牵拉法""拉法"和"拔法"。拔伸法是正骨推拿流派常用手法，包括全身各部关节、半关节的拔伸牵引方法。

操作手法：①颈椎拔伸法：包括掌托拔伸法、肘托拔伸法和仰卧位拔伸法三种。A.掌托拔伸法：患者取坐位，术者立于其后，双手掌心向上，以双手拇指指端或螺纹面顶住其两侧风池穴，两手掌分置于其两侧下颌部，用两手掌及拇指顶托住患者头部，缓慢向上拔伸，同时两前臂下压，利用杠杆力的作用，使患者颈椎持续地向上牵引（图9-44）。B.肘托拔伸法：患者取坐位，术者立于其后，用一手横托住患者的枕后部以固定助力，以另一上肢肘弯部托住其前下颌部，手掌自然扶住一侧面部加强固定，两手协调用力托住患者的头部缓慢地向上牵引，使其颈椎持续地向上牵引（图9-45）。C.仰卧位拔伸法：患者取仰卧位，术者坐于其头端，面向患者，用一手托扶住其枕后部，另一手托扶下颌部，两手臂协调用力，托扶住患者的头部沿水平线向其头顶端缓慢牵引，使其颈椎持续地水平位牵引（图9-46）。②肩关节拔伸法，主要是上举拔伸法：患者取坐位，患肢上举，术者立于其患侧后方，两手握住其前臂近腕关节处，两手协调用力，向上缓慢地拔伸，至有阻力时，以钝力持续进行牵引（图9-47）。

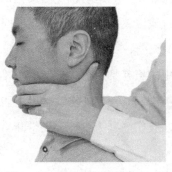

图9-44　颈椎掌托拔伸法

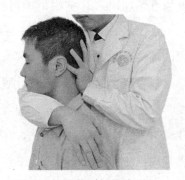

图9-45　颈椎肘托拔伸法

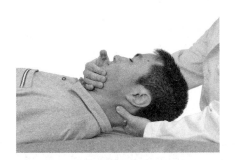

图 9-46　颈椎仰卧位拔伸法

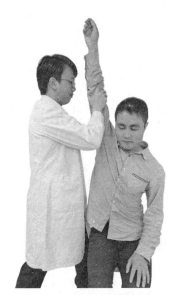

图 9-47　肩关节拔伸法

动作要领：①牵引拔伸时力量应循序渐进，由小逐渐增大，拔伸到一定的程度后，则需维持一个稳定的牵拉力，但总以患者能耐受为度。②拔伸动作要稳而缓，用力均匀而持续，不可突然暴力牵拉。③牵拉时要注意固定好近端，牵拉远端，牵拉的方向应顺应肢体的纵轴线，不可歪斜。④临床操作中，根据病情轻重缓急的不同和施术部位的不同，控制好拔伸的力量和方向。

注意事项：①拔伸时要注意顺应关节的生理特点，调节拔伸的力量和方向。②拔伸中禁止突然暴力牵拉，以免造成神经、肌肉组织牵拉损伤。③关节复位时不可在疼痛、痉挛较重的情况下拔伸，以免加重患者的痛苦及软组织的对抗反应，造成手法失败。

临床应用：本法具有理筋整复、松解粘连、滑利关节、顺筋舒筋、解痉止痛的作用，临床上广泛用于治疗各种伤筋疾病，如四肢各关节粘连、功能障碍，颈椎病，腰椎间盘突出症，四肢关节脱位，骨折等。

NOTE

第十章　小儿推拿疗法

【概述】

小儿推拿疗法是在中医基本理论指导下，根据小儿的生理病理特点，运用一定的手法作用于小儿一定的部位和穴位，以防治儿科疾病、促进小儿身心健康和生长发育的中医外治疗法。

【功效】

小儿推拿疗法通过调节阴阳、调节脏腑气血、补虚泻实、适其寒温和顺应升降等来防治疾病，治疗小儿筋骨外伤还涉及疏经通络、活血化瘀和理筋整复等基本原理。

手法施于小儿，刺激相应穴位和经络，调节经气，调节阴阳，调节精、气、神；通过激活与调动小儿机体，由机体自身而不是药物去改善体内状态，从而求得脏腑组织间新的平衡和人与自然之间的和谐。

【适应证】

小儿推拿疗法主要适用于 0 ～ 6 岁小儿。

小儿推拿疗法适用范围广泛，可治疗腹泻、呕吐、疳积、便秘、腹痛、脱肛、发热、咳嗽、惊风、遗尿、小儿肌性斜颈、斜视、脑瘫等。

【禁忌证】

小儿推拿疗法兼有治疗和保健的双重功效，推拿手法本身轻快柔和，理论上没有禁忌证。但由于该法是直接用手在患儿一定部位操作，所以局部出血（出血倾向）、局部感染、皮肤破损和急性伤筋等一般不宜在患处直接运用。许多危急重症，虽然并非小儿推拿禁忌证，但恐延误病情，耽误救治时机，也不宜单独选择，如心、肝、肾脏衰竭，高热，哮喘发作期，昏厥，休克，骨折等。

【操作程序】

一般遵循先头面、次上肢、再胸腹腰背、后下肢的操作程序；也有从上肢始者，或根据病情先做重点部位。

明清时期小儿推拿大多男左女右。现代小儿推拿习惯只推左手。一些上肢穴位如调五经（脏）、掐四横纹、揉板门、揉小天心等可同时操作两手。胸腹、腰背和下肢穴位也宜对称同时操作。

【操作手法】

小儿推拿手法的基本要求：轻快、柔和、平稳、着实。

轻快："轻"指手法力度，小儿肌肤柔弱，脏腑娇嫩，不耐重力，必须轻。"快"指手法频率，因为轻，要在有限时间内达到有效刺激，必须快。小儿推拿要求轻而不浮，频率多在200次/分左右。轻手法虽然刺激弱，但频率快，连续作用于经穴，最终达到阈上刺激，发挥治疗作用。

柔和："柔和"是一种境界，更是一种状态。只有熟练掌握了某种手法，并长期运用之后才会在不自觉间流露出来。柔和与力度轻有关，但柔和不等于轻手法，重手法同样可以柔和。小儿最喜柔和，手法柔和是小儿推拿得以进行的基本保证。

平稳：其一，指单一手法操作时，力度、频率、幅度基本保持一致；其二，指手法和手法之间转换不能太突然。平稳是保证某种刺激尽快达到并恒定在某一阈上值水平的基本要求。

着实："着"为吸附；"实"即实在。着实才能有效激活经络与穴位。具体要求为轻而不浮，重而不滞。

NOTE

（一）小儿推拿常用单式手法

1. 推法 分为直推法、旋推法、分推与合推法。

（1）直推法 直推为从某一点起，沿直线推向另一点，即单方向直线运动。

动作要领：①拇指，并拢的食、中指，或食、中、无名三指紧贴皮肤，沉肩、垂肘，轻快推动。②频率多在 200 次/分左右。③要求顺穴位、顺经络、顺纤维、顺趋势（图 10-1）。

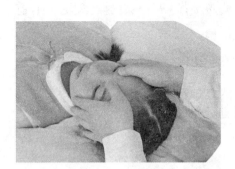

图 10-1　直推法

临床应用：①用于线性穴位，如开天门、推坎宫、清天河水、推箕门等。②上推为补、为升、为温，如推上三关；下推为泻、为降、为清，如退六腑。③顺纤维直推为重要的理筋整复手法，多用于小儿伤筋，要求力度稍重，频率较缓。

（2）旋推法 旋是回旋，推有位移。旋推法为表面有摩擦，同时带动深层组织的回旋运动。

动作要领：①前臂摆动，手腕放松，蓄力于指，力度稍重，"皮动肉也动"。②频率较快，可达 160～260 次/分，旋推轨迹多为圆形。③顺时针为补，逆时针为泻（图 10-2）。

临床运用：只用于手指螺纹面，如补脾经、补肾经等。

（3）分推与合推法 同时从中央向两边推为分推，又称分法；从两边同时向中央推动为合推，又称合法。

动作要领：①两侧用力对称，部位对称，速度均一。②轻快而不滞，频率为 120～200 次/分。③头面、手腕、背部多用拇指，腹部可用拇指、多指或大鱼际（图 10-3）。

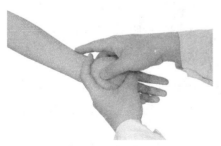

图 10-2 旋推法

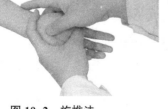

图 10-3 分推与合推法

临床运用：分推即分阴阳，合推即和阴阳，有调和阴阳、气血、寒热之功。分推法多用于起式，能分别阴阳、分理气血、激活经络与穴位，还能消积导滞、化痰行气。合推与之同功。

2. 摩法 较轻的环形运动为摩法，可分为单指摩法、多指摩法和掌摩法。

动作要领：①要求轻贴皮肤，轨迹为圆形运动（图 10-4）。②力度较轻，不带动深层组织运动，古人称"皮动肉不动"。

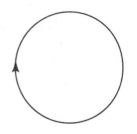

图 10-4 摩法轨迹

临床运用：①摩囟门、摩中脘、摩关元、摩神阙等为温补，用于体虚。摩中脘、摩腹又能消食化积行气，用于脘腹胀满、肠鸣腹痛等。②古人称缓摩为补，急摩为泻。顺时针为补，逆时针为泻。

3. 运法 由此往彼的弧形或环形运动。有拇指运或食中无名三指运。

动作要领：①弧形或环形轨迹要流畅，不要突然转折、中断、停止。②弧形运动可始终沿一个方向，也可来回运动。③古人谓"宜轻不宜重，宜缓不宜急"，频率为 80 ～ 120 次 / 分（图 10-5）。

临床运用：①用于弧形或圆形穴位。②运者，运输，有

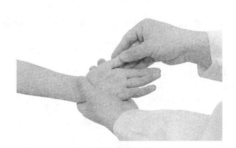

图 10-5 运法

NOTE

转运、输送之意，能平衡起点与终点关系，如运土入水和运水入土；也是祛邪导滞的重要手法，如运中脘、运太阳、运腹等。③因其摩擦产热而适用于虚寒证，如运丹田。

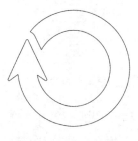

图 10-6　揉法轨迹

4. 揉法　吸定基础上的环旋运动称为揉法。临床有拇指揉、多指揉、掌根揉和鱼际揉等。

动作要领：①指下吸定，不得移动，古人谓"肉动皮不动"。②沉肩、垂肘、腕部放松（图 10-6）。

临床运用：①古人谓"揉以和之"，言其调和阴阳与气血。②指揉法多用于点状穴位，常与点、按、振等法结合，形成 3 或 5 揉 1 点（按、振）定式。③掌揉法多用于腹部，消散力强，是治疗小儿腹痛、腹胀、食积、便秘等的重要方法。鱼际揉多用于面部。

5. 按法　稍大面积的垂直下压为按法。

动作要领：指、掌着力，先轻渐重，由浅入深，得气为度。每按压至患儿最大忍受度时，可适当停留数秒，放松，再按（图 10-7）。

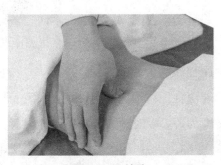

图 10-7　按法

临床运用：①按之则热气至。按法是温补法之代表。如按肾俞、按小腹可聚元气、散寒邪，适用于虚寒证。②按而散之。按法向下用力，长于消散，可用于脘腹痛、便秘、腹胀、厌食等。

6. 掐法　掐以甲入。甲是指甲，入为刺入，即以指甲刺入皮肤，又称"切法""爪法""指针法"。

动作要领：快进快出，垂直施力（图 10-8）。

临床运用：①急救醒神，如掐人中、掐攒竹、掐合谷、掐涌泉、掐老龙、掐精威、掐五指节等。②借其强刺激发汗，用于外感，如掐耳背高骨。③中病即止，严格控制次数，不宜作为常规手法，不要掐破皮肤。

7. 捏法 特指捏脊疗法，临床有两种术式。其一，两手拇指置于脊柱两侧，从下向上推进，边推边以拇指与食中二指捏拿起脊旁皮肤。其二，"冯氏捏脊流派"手法。

动作要领：①均从龟尾向上推进，直至大椎。②捏起皮肤多少及提拿力度要恰当。捏得太紧不容易向前捻动推进，捏得太松则不宜捏起皮肤。推进与捏拿要流利。③一般捏脊法多捏 3 遍以上，冯氏捏脊为 6 遍。最后一遍操作时，捏三提一，提时力度深重，多有皮肤与筋膜剥离声响（图 10-9）。

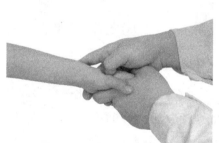
图 10-8 掐法

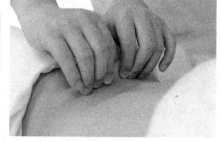
图 10-9 捏脊法

临床运用：①攻补兼施，能明显增强小儿体质。②第一种术式主要刺激脊旁，脊旁多与夹脊穴和背俞穴有关，长于调理五脏；第二种术式主要刺激脊柱，偏重督脉，温补功著。③消积化痰行气，尤长于治疗疳积。④捏三提一强度大，小儿多哭闹，应最后操作，且不强求弹响。

8. 捣法 节奏性敲击穴位的方法称为捣法，可用屈曲的中指端或食中指指间关节髁击打。

动作要领：①瞬间作用，快落快起，节奏感强。②小儿穴区太小，应注意部位的固定和击打的准确性（图 10-10）。

临床运用：①用于点状穴区，特别是四肢关节处，能活络通关、镇惊定志，如捣小天心。②用于头部、额部，能醒脑开窍，用于小儿遗尿、抽动症、多动症及鼻炎、鼻窦炎等。

NOTE

9. 拿法 捏而提起谓之拿，分为拇指与食中二指的三指拿、拇指与其余四指的五指拿。

动作要领：①沉肩、垂肘，朝后上方拿起。②同时或交替拿起，快拿快放，节奏感强（图10-11）。

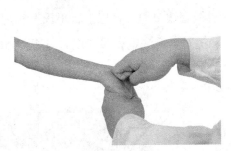 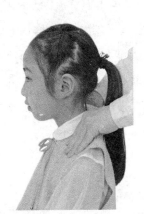

图 10-10　捣法　　　　　　　图 10-11　拿法

临床运用：①重要的放松手法，具有疏通经络、活血化瘀之功，用于肢体疼痛、强直，肩背酸痛等，如拿颈肩部。②方向为向上、向外，有升提气机、发散外邪的作用，如拿风池。③腹部拿法减肥助消化，提拿肚角，镇痛良效。拿肩井为常用收势。

10. 捏挤法 以双手拇、食二指对称置于穴位四周，同时用力向穴位中央推挤的手法，称捏挤法。

动作要领：两手四指对称，穴位在中央，四指在穴位周围正方形的四个角上。捏挤时，四指沿正方形对角线同时向中央发力。手指在皮肤表面并无摩擦，而是推挤皮下组织（图10-12）。

临床运用：①强刺激手法，用于小儿发热、中暑、神昏、感冒等。②消导之力强，用于食积、痰浊、流涎、肥胖等症。

11. 搓法 在夹持基础上来回运动的手法，称为搓法。其法为用双手掌夹持患儿一定部位，相对用力，快速搓揉，并做上下往返移动。

动作要领：夹持松紧适度；双手用力均衡；搓动快，移动慢（图10-13）。

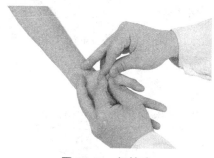

图 10-12 捏挤法

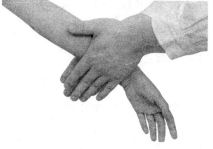

图 10-13 搓法

临床运用：①运用于脊柱部位，如上肢、下肢、胸廓和胁肋等。②用于四肢部可活血化瘀，放松肢体，用于胸廓和胁肋部可顺气、化积、化痰、消痞散结。

12. 捻法　夹持搓揉谓之捻。

动作要领：拇食指对称着力夹持肢体，快速搓揉，缓慢移动，动作自然连贯（图 10-14）。

临床运用：①适用于手指、足趾，能舒筋活络、调畅气血，用于指（趾）损伤、疼痛等。②捻耳与依次捻手指与足趾，是重要的调节心神、健脑益智之法，用于小儿脑瘫、语言障碍、耳鸣耳聋、多动等。

13. 振法　高频率振颤肢体或穴位的方法称振法，有掌振法和指振法。

动作要领：指或掌吸定于某一部位或穴位，前臂强直性收缩，细微振颤。要求蓄力于掌或指，形神合一（图 10-15）。

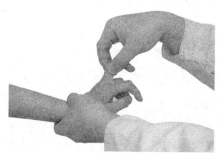

图 10-14 捻法

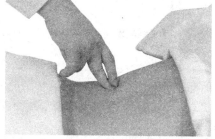

图 10-15 振法

临床运用：①先有点按，后行振颤。有了振颤，产生机械波，有利

NOTE

于点按刺激纵向深透和横向扩散。②频率很高，有消散之功。其作用于肢体可通经活络、镇痛消炎，作用于脘腹部能消积导滞、消痞散结，作用于小腹和腰骶部可导引元气，以温补见长。

（二）小儿推拿复式手法

复式手法指具有特定手势、步骤、名称和特定主治功用的一类手法。

单式手法仅一招一式，复式手法乃多法联合；单式手法穴位单一，复式手法同时运用多个穴位；单式手法可用于多个穴位和部位，如攒竹、七节骨、板门、箕门等，而复式手法既定成俗，只用于特定部位和穴位；单式手法以按抑类为主，如推、拿、揉、按、摩、运、掐、捣等，复式手法以关节运动为特色，如苍龙摆尾等。

复式手法命名原则：①依据操作时的动作形象，如"苍龙摆尾""双凤展翅""老虎吞食"等。②依据手法和穴位名称，如"运土入水""取天河水"等。③依据主治功用，如"止泻四法""飞经走气"等。

1. 黄蜂入洞

动作要领：左手扶患儿头部，右手食、中二指端轻触患儿两鼻孔（实际操作多揉于鼻孔下方）20～30次。

临床运用：本法发汗、宣肺、通鼻窍，用于感冒风寒、鼻塞流涕、恶寒无汗等。

异法：一名七法，还有"按揉天河水""揉外劳宫""拿风门穴""跪按耳门"等。

2. 猿猴摘果

动作要领：两手食、中二指夹持患儿两耳尖上提3～6次；夹持两耳垂向下牵拉，如猿猴摘果状。反复操作1分钟。

临床运用：本法性温，健脾行气、化痰、镇惊，用于小儿惊惕、夜啼、四肢抽搐、饮食积滞等。

异法：一名六法。还有"捏螺蛳骨上皮""牵拉活动双手"等。

3. 揉耳摇头

动作要领：先掐大天心（额正中）数下；双手食、中二指相对用力揉捻患儿两耳垂 30 ～ 40 次；两手捧儿头部，左右摇动 10 ～ 20 次。

临床运用：本法镇惊、顺气，用于小儿惊风、抽搐、脘腹胀满、便秘。

异法：一名二法。《幼科铁镜》："将两耳下垂（尖）捻而揉之，再将两手捧头而摇之，以其顺气。"

4. 黄蜂出洞

动作要领：一掐中指心经；二掐内劳宫，均 3 ～ 9 次；三捣小天心 30 ～ 40 次；四掐总筋 3 ～ 9 次；五从总筋穴起分推手阴阳，每分推 3 ～ 5 次至两侧时就势点按阳池和阴池 1 次。此为 1 遍，操作 3 ～ 9 遍。

临床运用：本法性大热，发汗解表、定惊，用于外感风寒、惊风、夜啼。

异法：一名二法。《保赤推拿法》载："黄蜂出洞法，先掐总筋，掐内劳宫，分阴阳，次以左右两大指，从阴阳穴正中处起，一撮一上，至内关，又在坎离穴上掐。此法大热，发汗用之。"

5. 按弦走搓摩

动作要领：两掌置于患儿腋下，从上至下依次推抹，搓揉各 10 ～ 20 次；最后一次提揉至肚脐平面时，双手中指同时点按两侧天枢穴，并一拂而起。此为 1 遍，操作 3 ～ 6 遍。

临床运用：本法理气化痰、消积散结，用于小儿痰多咳嗽、胸闷憋气、厌食、腹胀、腹痛、疳积及肝脾肿大等。

异法：一名三法。《按摩经》："按弦搓摩：先运八卦，后用指搓患者手，关上一搓，关中一搓，关下一搓，拿病人手轻轻慢慢而摇，化痰可用。"

6. 龟尾七节、摩腹揉脐

动作要领：患儿取仰卧位，分别揉脐与摩腹各 1 ～ 3 分钟；取俯卧位，一手拇指或中指点揉龟尾，另一手掌置于七节骨，推、揉、振、擦。两手协调，同时操作，1 ～ 3 分钟。

NOTE

临床运用：本法止泻痢、通大便，用于泄泻、痢疾及便秘等。

异法：一名二法。《幼科推拿秘书》："此治泻痢之良法也。龟尾者，脊骨尽头间尾穴也。七节骨者，从头骨数第七节也。其法以我一手，用三指揉脐，又以我一手，托揉龟尾。揉迄，自龟尾擦上七节骨为补，水泻专用补，若赤白痢，必自上七节骨擦下龟尾为泻，推第二次，再用补。先去大肠热毒，然后可补也。伤寒后，骨节痛，专擦七节骨至龟尾。"

7. 水底捞明月

动作要领：一手握持患儿手掌，一手拇指自小指根起，沿小鱼际推至小天心，转入内劳宫处，做捕捞状，后一拂而起，30～50次。亦可将冷水滴入患儿掌心，以拇指或中指端旋推，边推边吹凉气。

临床运用：本法性寒凉，用于小儿发热、心烦及各种热证。

异法：一名六法，还有"右旋推内劳宫至天河水""从小指尖推起""小指尖—小指根旁—坎宫—内劳宫，轻拂起"等。

8. 取天河水

动作要领：以拇指或食、中二指蘸冷水，由曲池推至内劳宫1～2分钟。

临床运用：本法性大凉、清热退烧，用于小儿热病、发热、烦渴等。

异法：《厘正按摩要术》载，"推天河水，天河水在总筋之上，曲池之下，蘸水由横纹推至天河水为清天河水，蘸水由内劳宫推至曲池为大推天河水，蘸水由曲池推至内劳宫为取天河水，均是以水济火，取清凉退热之义"。

9. 打马过天河

动作要领：一手拇指按于患儿内劳宫，一手食、中二指从腕横纹循天河向上拍打（亦可用弹法）至肘横纹，以红赤为度。

临床运用：本法退热、活络，用于高热、烦渴及手臂痛和关节不利等。

异法：一名五法，还有"先掐总筋，次沿天河弹至曲池，再掐肩井、琵琶、走马穴"，"屈儿手指，握其手背上推"等。

10. 飞经走气

动作要领：遍运五经穴 1 ～ 3 遍；一手握患儿四指不动，一手食、中、无名、小指从曲池穴起，轮流弹跳至总筋穴，如此反复 9 次；左手拇、食二指于阴池、阳池，右手握患儿四指屈伸约 20 次；左手不变，右手来回摆动约 20 次。

临床运用：本法性温，行气活血、清肺化痰，用于咳嗽痰多，胸闷气喘等。

异法：一名五法。《万育仙书》云："飞经走气，传送行气法，先运五经，医用身靠儿背，将两手从胁下出奶傍之。"

11. 飞金走气

动作要领：一手握患儿手背，掌心朝上，滴凉水于内劳宫处，另一手中指引水上天河，并吹气使水上行，操作 3 ～ 9 遍。

临床运用：本法性凉，清热泻火、消胀，用于急性失音、脘腹胀满。

异法：《幼科推拿秘书》认为"此法去肺火，清内热，消膨胀，救失声音之妙法也。金者能生水也，走气者气行动也，其法性温。以我将指蘸凉水置内劳宫，仍以将指引劳宫水上天河去。前行三次，后转一次，以口吹起微嘘跟水行，如气走也"。

12. 二龙戏珠

动作要领：一手拿捏患儿食指和无名指，一手拇食指二指卡于阴、阳二池，并由此边按捏边缓缓向上移动，直至曲池，寒证重按阳穴，热证重按阴穴，操作 3 ～ 5 次。后一手卡阴、阳二池，一手捏其食指和无名指端，两手协调，顺时针与逆时针方向各摇动 20 ～ 30 圈。

临床运用：本法镇惊、调和气血，用于惊风、夜卧不安、半表半里证等。

异法：一名五法。《幼科推拿秘书》："此止小儿四肢掣跳之良法也。其法性温，以我食将二指，自儿总筋上、参差以指头按之，战行直至曲池陷中，重揉，其头如圆珠乱落，故各戏珠，半表半里。"《万育仙书》：

NOTE

"二龙戏珠，温和法。医以两手摄儿两耳轮戏之，有用两手指在儿两鼻孔揉之。"

13. 苍龙摆尾

动作要领：一手握患儿食、中、无名三指，另一手握其前臂，从腕横纹向上搓揉至肘部，又向下搓揉回到腕，操作 3 ～ 4 次，后托于肘尖，两手协调先左右摆动手腕，后摇动，操作 1 分钟。

临床运用：本法退热、开胸、通便，用于发热、烦躁、腹胀、便秘等。

异法：一名二法。《按摩经》："用手拈小儿小指。"

14. 双龙摆尾

动作要领：一手托患儿肘，一手拿捏食指与小指，拔伸数下，并左右摆动，似双龙摆尾之状，操作 1 分钟。

临床运用：本法行气、开通闭结，用于小儿大、小便闭结。

异法：《秘传推拿妙诀》中摇手腕后，"医人屈按病者无名指，摇食小二指"。

15. 赤凤摇头

动作要领：一手托左肘，一手捏住患儿食指，上下摇动，要求保持肘关节屈伸如赤凤点头状，屈伸 20 ～ 30 次。

临床运用：本法消胀定喘、通关顺气，用于疳证、腹胀、惊惕、咳喘胸闷等。

异法：一名五法。还有"两手置于两耳前摇头""一手拿曲池，另一手拿儿四指摇动"等。

16. 双凤展翅（凤凰展翅）

动作要领：两手食、中二指夹持患儿两耳捻揉数次，并向上提，提毕，依次掐承浆、颊车、听会、太阳、眉心、人中穴。此为 1 遍，操作 3 ～ 5 遍。

临床运用：本法疏风宣肺，用于外感、咳嗽、流涎等。

异法：《小儿推拿广意》载，"双凤展翅：医用两手中、食二指捏儿两耳往上三提毕，次捏承浆，又指捏颊车及听会、太阴、太阳、眉心人中完"。

17. 凤凰鼓翅

动作要领：双手食、中二指夹持固定患儿手腕，两拇指分别掐于精宁、威灵二穴，于掐穴时上下翻动腕关节，如凤凰展翅之状，操作 1 分钟。

临床运用：本法温肺、开窍、定喘、降逆、镇静、定惊，用于昏迷、哮喘、胸闷憋气、噎膈、呃逆、惊惕等。

异法：《小儿按摩经》载，"掐精宁、威灵二穴，前后摇摆之，治黄肿也"。

18. 丹凤摇尾

动作要领：一手掐患儿内劳宫，一手掐揉中指指腹，两手协调摇动中指，操作 1 分钟。

临床运用：本法镇惊、和气生血，用于惊风、夜卧不安等。

异法：《按摩经》载，"丹凤摇尾：以一手掐劳宫，以一手掐心经，摇之，治惊"。《万育仙书》有同样手法，却谓："苍龙摆尾，和气生血治惊。"

19. 老虎吞食

动作要领：拇、食二指相对，用力掐患儿仆参穴。

临床运用：本法刺激性强，开窍醒神，用于急救。

异法：一名二法。《小儿推拿方脉活婴秘旨全书》："如小儿急死，将口咬之，则回生，名曰老虎吞食。"

20. 凤凰单展翅

动作要领：一手拇、中指分别拿捏患儿总筋及一窝风，另一手拇、中指分别捏拿内、外劳宫穴，两手协调摇动，操作 1 分钟。

临床运用：本法性温，调和气血、温经补虚，用于虚烦发热、寒痰咳喘。

异法：一名四法。还有"握儿大小指，摇动腕及肘关节"，"拿肘，摇中指"等。

NOTE

21. 天门入虎口

动作要领：固定患儿拇指，以拇指指腹从拇指端沿尺侧赤白肉际直推至虎口 3 ～ 5 次，点掐合谷 1 次，操作 1 ～ 2 分钟。

临床运用：本法温经散寒、止吐泻，用于小儿腹泻、呕吐、疳积、斜视、惊风等。

异法：一名四法。还有"掐合谷，摇肘关节"。《厘正按摩要术》："将儿手掌向上，蘸葱姜汤，自食指尖寅、卯、辰三关侧，推至大指根。"

22. 运土入水与运水入土

动作要领：从患儿大指根起，经大鱼际、小天心、小鱼际运至小指根处，操作 1 ～ 2 分钟。反方向即为运水入土。

临床运用：本法清泻中焦、补益肾水，用于土盛水枯证，如尿频、尿痛、尿赤、热秘、吐泻等。运水入土用于水盛土枯证，如泄泻、虚秘、腹胀等。

异法：二者均一名二法，即起止点分别在"小指尖"和"大指尖"。

23. 开璇玑

动作要领：①分推胸八道，以两手拇指或四指同时从患儿璇玑自上而下依次从正中分推至季胁部 8 次。②推中脘，两手交替从巨阙向下直推至脐 24 次。③摩腹，以脐为中心顺时针摩 1 ～ 2 分钟。④气沉丹田，从脐向下推至耻骨联合 1 分钟。

临床运用：本法通调上、中、下三焦，宽胸理气、降气化痰、和胃止呕，用于胸闷咳喘、痰鸣气急、胃痛、恶心呕吐、腹痛腹泻、便秘等。

异法：同名二法。《幼科集要》："开璇玑，璇玑者，胸中、腹中、气海穴是也。凡小儿气促，胸高，风寒痰闭，夹食腹痛，呕吐泄泻，发热抽搐，昏迷不醒，一切危险急症，置儿于密室中，解开衣带，不可挡风。医用两手大指蘸姜葱热汁，在患儿胸前左右横推，至两乳上近胁处，三百六十一次。口中计数，手中推周天之数，乃为奇。璇玑推毕，再从心坎用两大指左右分推胁肋六十四次。再从心坎推下脐腹六十四次。次用热汁入右手掌心，合儿脐上，左挪六十四次，右挪六十四次。挪毕，用两手自脐中推下少腹六十四次。再用两大指蘸汁推尾尻穴六十四次，其法乃备。虚人泄泻者，逆推尻穴，至命门两肾间，切不可顺推，此法屡试屡验。"

24. 孤雁游飞

动作要领：一手握患儿手腕，另一手拇指从拇指桡侧起向上推进，经拇指桡侧—三关—肘横纹—六腑—天门（乾宫）—内劳宫，复止于拇指根，操作1分钟。

临床运用：本法调和气血，用于小儿黄肿、虚胀等。

异法：《保赤推拿法》载，"从儿大指尖脾经外边推上去，经肱面左边，至肱下节大半处，转至右边，经手心，仍到儿大指头止，治黄肿虚胀"。

25. 调五经（脏）

动作要领：一手拇指与中指相对，捏住患儿的小天心和一窝风，另一手拇指与食指相对从拇指起，依次捻揉食、中、无名和小指螺纹面，捻3～5次，拔伸1次；后从拇指至小指逐指轻快掐十宣3～5次。

临床运用：十指连心，本法协调心智和脏腑，用于汗证、外感、夜啼等。

异法：将患儿五指并拢成梅花状，同时五指尖上旋推、按揉。

26. 抱肚法

动作要领：抱患儿同向坐于大腿上。两手从腋下插入，置于胸前，两手掌重叠，掌心向后，两手向后尽力挤压，同时配合挺胸、挺腹。从胸腔逐渐向下至盆腔为1遍，操作5～10遍。

临床运用：本法通调三焦，宣肺、排浊、降气、通便，用于咳嗽、痰鸣、胸闷、腹胀、便秘、反复感冒等。

异法：有"抱儿反向坐于腿，手掌在脊柱向后抱"和"抱脘腹""抱小腹"等不同，亦有"节律抱"和"持续抱"之别。

27. 肃肺法

动作要领：抱患儿侧向坐于大腿，双掌一前一后夹持前胸后背，从

NOTE

上至下，依次推抹、搓揉（5～8遍）、振拍（3～5遍）。

临床运用：本法肃肺、降逆、化痰，用于咳嗽、哮喘、咽喉不利。

异法：推抹、搓揉、振拍次序有别。

28. 温熨元阳

动作要领：抱患儿侧向坐于大腿上。双掌一前一后置于其小腹与腰骶，分别搓揉1～3分钟，振颤5～8次，叩击腰骶（一手掌扶于小腹，另一手拳眼轻轻叩击腰骶部）20～30秒，最后两手掌来回搓擦小腹与腰骶令热。

临床运用：本法温阳固本、健脑益智、助儿成长，用于各种虚寒性疾病，如遗尿、久泻、脱肛、小便频数，以及五迟五软、脑瘫、反复感冒、久咳久喘等。

异法：先取仰卧位，后取俯卧位，分别操作小腹和腰骶，务必令腹热透腰和腰热透腹。

29. 开门见山（头面四大手法）

动作要领：以两拇指交替从患儿眉心直上推向前发际，继则从印堂向两侧分推，顺势揉或运太阳穴，最后掐揉耳背高骨。

临床运用：本法调和阴阳、祛风解表、镇惊通窍，一般起式各24次，用于头面诸疾，健脑益智等操作时间稍长。

异法：一名二法。《小儿推拿广意》："一推坎宫，自眉心分过两旁。二推攒竹，自眉心交互直上。三运太阳，往耳转为泻，往眼转为补。四运耳背高骨，推后掐之。"

30. 总收法

动作要领：拇指与食中二指相对拿患儿肩井3～6次。

临床运用：本法通行一身之气血，为收功手法。

异法：一名二法。《幼科推拿秘书》："诸症推毕，以此法收之，久病更宜用此，久不犯，其法以我左手食指，掐按儿肩井陷中，乃肩膊眼也，又以我右手紧拿小儿食指、无名指，伸摇如数，病不复发矣。"

（三）小儿推拿常用穴部

小儿推拿常用穴部50余个，包括：头面部，如天门、坎宫、太阳等（图 10-16）；胸腹部，如膻中、中脘、神阙等（图 10-17）；肩背腰骶部，如脊、肺俞、鱼尾、肩井等（图 10-18）；上肢部，如总筋、阴阳、脾经、肝经、心经、肺经、肾经、大肠、三关、六腑等（图 10-19）；下肢部，如足三里、涌泉等（图 10-20）。具体穴部定位、操作、功效和临床运用见附录 2。

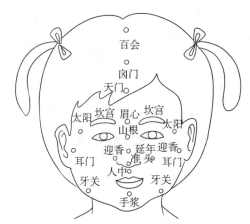

图 10-16　小儿推拿常用穴部：头面部

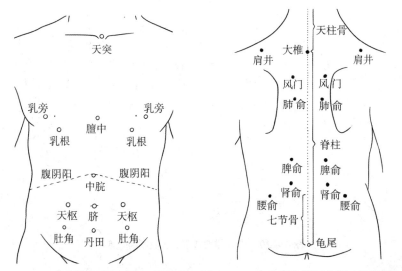

图 10-17　小儿推拿常用穴部：胸腹部　图 10-18　小儿推拿常用穴部：肩背腰骶部

NOTE

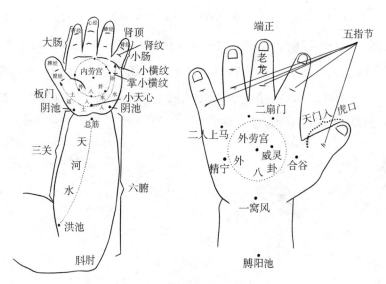

图 10-19　小儿推拿常用穴部位：上肢部

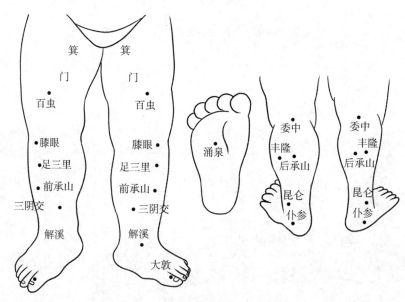

图 10-20　小儿推拿常用穴部：下肢部

NOTE

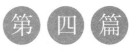

第四篇

特殊部位针刺疗法

第十一章　头针疗法

【概述】

头针疗法，又称头皮针疗法，是指采用毫针或其他针具刺激头部特定部位以治疗全身病症的一种方法。

【功效】

疏通经络，平调阴阳，头针根据刺激部位的不同还可以影响相应的大脑皮质功能。

【适应证】

1. 中枢神经系统疾患　脑血管疾病所致偏瘫、失语、假性延髓性麻痹，小儿神经发育不全和脑性瘫痪，颅脑外伤后遗症，脑炎后遗症，以及癫痫、舞蹈病和震颤麻痹等。

2. 精神疾患　精神分裂症、癔症、考场综合征、抑郁症等。

3. 疼痛和感觉异常等病症　头痛、三叉神经痛、颈项痛、肩痛、腰背痛、坐骨神经痛、胃痛、痛经等各种急慢性疼痛病证，以及肢体远端麻木、皮肤瘙痒症等。

4. 皮质内脏功能失调所致疾患　高血压、冠心病、溃疡病、性功能障碍和月经不调，以及神经性呕吐、功能性腹泻等。

【禁忌证】

1. 囟门和骨缝尚未骨化的婴儿及孕妇不宜用本法。

2. 头颅手术部位头皮严重感染、溃疡和创伤处不宜针刺。

3. 头皮针刺入时要迅速，注意避开发囊、瘢痕。

4. 有脑出血史者用本法必须谨慎。

【操作程序】

1. 操作前做好解释工作，取得患者配合。

2. 选择需要针刺的部位，取适宜体位，暴露头部。

3. 选择适宜型号的毫针，消毒患者皮肤及术者手部。

【操作手法】

1. 头针刺激部位　标准头穴线均位于头皮部位，按颅骨的解剖名称分额区（图 11-1）、顶区（图 11-2，图 11-3）、颞区（图 11-4）、枕区（图 11-5）4 个区，标准线为左侧、右侧、中央共 25 条。标准线定位分述如下：

（1）额区

①额中线

［定位］在头前部，从督脉神庭穴向下引一直线，长 1 寸（3cm）。

［主治］癫痫，精神失常，鼻病。

②额旁 1 线

［定位］在头前部，从膀胱经眉冲穴向前引一直线，长 1 寸（3cm）。

［主治］冠心病，心绞痛，支气管哮喘，支气管炎，失眠。

③额旁 2 线

［定位］在头前部，从胆经头临泣穴向前引一直线，长 1 寸（3cm）。

［主治］急、慢性胃炎，胃及十二指肠溃疡，肝胆病等。

NOTE

④额旁 3 线

［定位］在头前部.从胃经头维穴内侧 0.75 寸起向下引一直线，长 1 寸（3cm）

［主治］功能性子宫出血，阳痿，遗精，子宫脱垂，尿频，尿急等。

（2）顶区

①顶中线

［定位］在头顶部，即从督脉百会穴向前 1.5 寸至前顶穴。

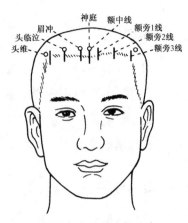

图 11-1　额区头针分布

［主治］腰腿足病，如瘫痪、麻木、疼痛，皮层性多尿，脱肛，小儿夜尿，高血压，头顶痛等。

②顶颞前斜线

［定位］在头顶部、头侧部，从头部经外奇穴前神聪（督脉百会穴前 1 寸）至颞部胆经悬厘穴引一斜线。

［主治］全线分 5 等份，上 1/5 治疗对侧下肢和躯干瘫痪，中 2/5 治疗上肢瘫痪，下 2/5 治中枢性面瘫、运动性失语、流涎、脑动脉粥样硬化等。

③顶颞后斜线

［定位］在头顶部、头侧部，顶颞前斜线之后 1 寸与其平行的线，即从督脉百会穴至颞部胆经曲鬓穴引一斜线。

［主治］全线分 5 等份，上 1/5 治疗对侧下肢和躯干感觉异常，中 2/5 治疗上肢感觉异常，下 2/5 治疗头面部感觉异常。

④顶旁 1 线

［定位］在头顶部，督脉旁 1.5 寸，从膀胱经通天穴向后引一直线，长 1.5 寸（4.5cm）。

［主治］腰腿病，如瘫痪、麻木、疼痛等。

⑤顶旁 2 线

NOTE

［定位］在头顶部，督脉旁开 2.25 寸（约 6.75cm），从胆经正营穴向后引一直线，长 1.5 寸，至承灵穴。

［主治］头痛，偏头痛，肩、臂、手等部位病症（如瘫痪、麻木、疼痛等）。

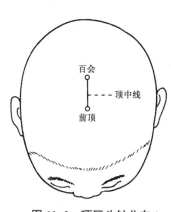

图 11-2 顶区头针分布 1

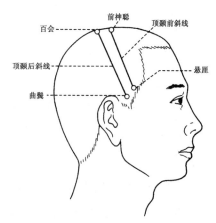

图 11-3 顶区头针分布 2

（3）颞区

①颞前线

［定位］在头的颞部，从胆经的额厌穴至悬厘穴连一直线。

［主治］偏头痛，运动性失语，周围性面瘫，口腔疾病等。

②颞后线

［定位］在头的颞部，从胆经率谷穴向下至曲鬓穴连一直线。

［主治］偏头痛，耳鸣，耳聋，眩晕等。

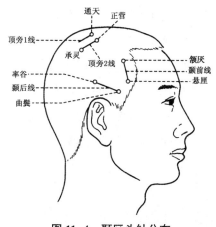

图 11-4 颞区头针分布

（3）枕区

①枕上正中线

［定位］在后头部，即督脉强间穴至脑户穴之段。

NOTE

［主治］眼病，颈项强痛，癫狂，痫证。

②枕上旁线

［定位］在后头部，由枕外隆凸督脉脑户穴旁开 0.5 寸（1.5cm）起，向上引一直线，长 1.5 寸（4.5cm）。

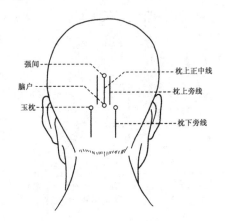

图 11-5 枕区头针分布

［主治］皮层性视力障碍，白内障，近视眼等。

③枕下旁线

［定位］在后头部，从膀胱经玉枕穴向下引一直线，长 2 寸。

［主治］小脑疾病引起的平衡障碍，后头痛等。

2. 选穴方法 单侧肢体病，选用对侧穴线；两侧肢体病，选用双侧穴线；内脏、全身性疾病或不易区别左右的疾病，可选用双侧穴线。一般根据疾病选用相应的穴线，并可选用有关穴线配合治疗。如下肢瘫痪选顶颞前斜线和顶旁 1 线。

3. 快速进针 选用 26～28 号 1.5～2.5 寸不锈钢针，针身与头皮呈 30°夹角快速将针刺入皮下，当针尖达到帽状腱膜下层时，指下感到阻力减小，然后使针与头皮平行，将针快速推进到相应的深度。

4. 快速捻转 术者肩、肘、腕、拇指固定，食指半屈曲，用拇指第 1 节的掌侧面与食指第 1 节的桡侧面捏住针柄，以食指的指掌关节不断屈伸，使针体来回旋转，捻转速度每分钟 200 次左右，每次左右旋转各两转左右。连续捻转 2～3 分钟，然后静留针 5～10 分钟，再重复捻转，用同样的方法再捻转两次，即可出针。快速捻转使患者的针感增强，有些病例可提高疗效。捻针时或留针时，家属协助患者（或患者自己）活动肢体，加强患肢功能锻炼，有助于提高疗效。一般经 3～5 分钟刺激后，部分患者病变部位（患肢或内脏）可出现热、麻、胀、凉、抽动等感觉，这种患者的疗效常比较好。临床也可用电针代替手捻转治疗。

NOTE

5. 出针　押手固定穴位周围头发，刺手夹持针柄轻轻转动针身，如针下无沉紧感，可快速出针。出针后必须用消毒干棉球按压针孔片刻，以防出血。

【注意事项】

1. 头部长有头发，因此必须做到严格消毒，以防感染。

2. 毫针推进时，术者针下如有抵抗感，或患者感觉疼痛，应停止进针，将针往后退，然后改变角度再进针。

3. 由于头针刺激感强，刺激时间较长，医者必须注意观察患者病情，以防晕针。

4. 婴幼儿囟门未闭合，不宜采用头针治疗。

5. 对脑出血患者，须待病情及血压稳定后方可做头针治疗。凡并发有高热、心力衰竭等症者，不宜立即采用头针治疗。

6. 由于头皮部位血管丰富，行头针治疗容易出血，故出针时必须用干棉球按压针孔 1 ～ 2 分钟。

【临床应用】

1. 偏头痛　颞前线、颞后线（同侧）。

2. 三叉神经痛　顶颞后斜线下 2/5（同侧）。

3. 腰痛、坐骨神经痛　顶旁 1 线、顶中线（对侧）。

4. 中风偏瘫　顶颞前斜线、顶颞后斜线、顶中线、顶旁 1 线（对侧）。

5. 面瘫　顶中线、顶颞前斜线下 2/5、顶颞后斜线下 2/5、颞前线（对侧）。

6. 眩晕、耳鸣　颞后线（同侧）。

7. 高血压　顶中线、顶颞前斜线、顶颞后斜线（双侧）。

8. 冠心病　额旁 1 线（双侧）。

9. 阳痿、阴挺　额旁 3 线、顶中线（双侧）。

10. 皮质性视力障碍　枕上正中线、枕上旁线（对侧）。

NOTE

第十二章 耳针疗法

【概述】

耳针疗法是用针刺或其他方法刺激耳郭上的穴位，以防治疾病的一种方法，是针灸医学的一个分支学科和重要组成部分。耳穴是耳郭表面与人体脏腑经络、组织器官、躯干四肢相互沟通的特殊部位，既是疾病的反应点，也是防治疾病的刺激部位。

【功效】

耳是人体的缩影，相关耳穴的良性刺激可以畅通经络之气血，起到活血祛瘀、扶正祛邪、调整脏腑、平衡阴阳的作用。耳针疗法可以提高自身的免疫力和应激力，参与杀菌、解毒、消炎、镇痛等过程；通过神经、体液等系统传递刺激至病灶，并通过双向调节效应和人体的综合功能，促进机体恢复平衡状态，以达到预防和治疗疾病的目的。

【适应证】

迄今为止，采用耳针疗法治疗的疾病种类已达 200 余种，涉及内、外、妇、儿、五官、皮肤、骨伤等临床各科，不仅对某些功能性病变、变态反应疾病、炎症性疾病有较好疗效，对部分器质性病变也有一定疗效。

1. 各种疼痛性病证 如头痛、偏头痛、三叉神经痛、肋间神经痛、带状疱疹、坐骨神经痛、颈椎病等神经性疼痛，扭伤、挫伤、落枕等外伤性疼痛，各种外科手术所产生的伤口痛、麻醉后的头痛、腰痛等术后遗痛，胆绞痛、肾绞痛、胃痛等内脏痛等。

2. 各种炎症性病症　如面神经炎、急性结膜炎、中耳炎、牙周炎、咽喉炎、扁桃体炎、腮腺炎、支气管炎、肠炎、盆腔炎、风湿性关节炎、末梢神经炎等。

3. 功能紊乱性病症　如失眠、嗜睡、眩晕综合征、心律不齐、高血压、神经衰弱、多汗症、胃肠功能紊乱、月经不调、遗尿、癔症等。

4. 过敏与变态反应性疾病　如过敏性鼻炎、支气管哮喘、过敏性结肠炎、荨麻疹、过敏性紫癜等。

5. 内分泌代谢紊乱性疾病　如单纯性肥胖症、甲状腺功能亢进症、单纯性甲状腺肿、围绝经期综合征等。

6. 其他　如催乳、催产、手术麻醉，预防和治疗输血、输液反应、晕车、晕船症状，另外还有美容、戒烟、戒毒、延缓衰老、防病保健等作用。

【禁忌证】

1. 脓肿、溃破、冻疮局部的耳穴禁用耳针疗法。
2. 凝血机制障碍患者禁用耳穴刺血法。
3. 习惯性流产的孕妇应禁针。

【操作程序】

1. 寻找反应点作为针刺等治疗方法的刺激点。根据病情在相应耳穴区发现有形、色等变异或病理改变，或者压痛最敏感点，或者电阻测定较低的"良导点"。

2. 准备针具或压籽。

3. 医者双手及施术部位消毒。

4. 选择恰当体位操作。

5. 针刺留针 15 ～ 30 分钟后出针；埋针或压籽法注意留置时间，每日自行按压 3 次左右。

NOTE

【操作手法】

（一）耳郭表面解剖（图 12-1）

1. 耳垂　耳郭下部无软骨的部分。

2. 耳轮　耳郭外侧边缘的卷曲部分。

3. 耳轮脚　从头顶正中开始到后头发际，经过的穴位包括后顶耳轮深入耳甲的部分。

4. 耳轮结节　耳轮外上方的膨大部分。

5. 对耳轮　与耳轮相对呈"Y"字形的隆起部分，由对耳轮体、对耳轮上脚和对耳轮下脚 3 部分组成。

6. 对耳轮体　对耳轮下部呈上下走向的主体部分。

7. 对耳轮上脚　对耳轮向上分支的部分。

8. 对耳轮下脚　对耳轮向前分支的部分。

9. 耳舟　耳轮与对耳轮之间的凹沟。

10. 三角窝　对耳轮上、下脚与相应耳轮之间的三角形凹窝。

11. 耳甲　耳轮、对耳轮和耳屏、对耳屏之间的凹窝，由耳甲艇、耳甲腔两部分组成。

12. 耳甲艇　耳轮脚以上的耳甲部。

13. 耳甲腔　耳轮脚以下的耳甲部。

14. 耳屏　耳郭前方呈瓣状的隆起。

15. 上屏尖　耳屏游离缘上部的隆起尖端。

16. 下屏尖　耳屏游离缘下部的隆起尖端。

17. 对耳屏　耳垂上方，与耳屏相对的瓣状隆起。

18. 对耳屏尖　对耳屏游离缘隆起的顶端。

19. 屏上切迹　耳屏与耳轮之间的凹陷处。

20. 屏间切迹　耳屏与对耳轮之间的凹陷处。

21. 轮屏切迹　对耳轮与耳屏之间的凹陷处。

22. 外耳门　耳甲腔前方的孔房。

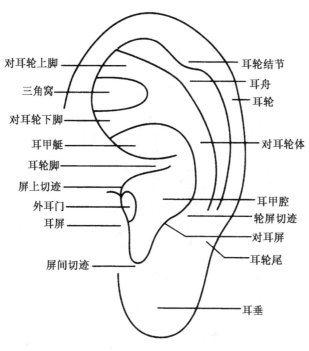

图 12-1　耳郭表面解剖

对耳轮上脚　　　　　　　　耳轮结节
三角窝　　　　　　　　　　耳舟
对耳轮下脚　　　　　　　　耳轮
耳甲艇　　　　　　　　　　对耳轮体
耳轮脚
屏上切迹
外耳门　　　　　　　　　　耳甲腔
耳屏　　　　　　　　　　　轮屏切迹
　　　　　　　　　　　　　对耳屏
屏间切迹　　　　　　　　　耳轮尾
　　　　　　　　　　　　　耳垂

（二）耳穴的定位和主治

1. 耳穴的分布规律　耳穴在耳郭的分布有一定的规律，耳前凹面的排列像一个在子宫内倒置的胎儿，头部朝下，臀部及下肢朝上，胸部和躯干在中间（图 12-2）。

相应的穴位分布规律（图 12-3）：头面——耳垂；头和脑——对耳屏；耳鼻咽喉——耳屏；上肢——耳舟；躯干——对耳轮体部；下肢——对耳轮上脚，臀部——对耳轮下脚；内脏——耳甲：腹腔脏器——耳甲艇，胸腔脏器——耳甲腔，消化系统——耳轮脚周围；耳轮脚——膈肌；内分泌——屏间切迹。

NOTE

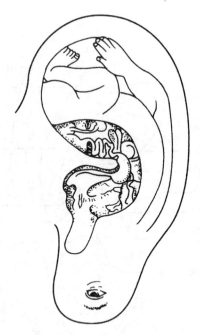

图 12-2　耳部人体投影图

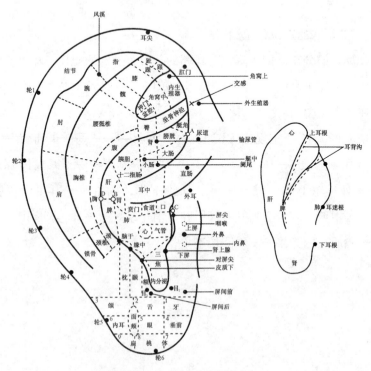

图 12-3　耳穴分布规律图

2. 常用耳穴的定位和主治

（1）耳轮穴位定位和主治（表 12-1）。

表 12-1 耳轮穴位定位和主治

穴名	定位	主治
耳中	耳轮脚处	荨麻疹，皮肤瘙痒，呃逆
直肠	耳轮脚棘前上方的耳轮处	便秘，腹泻，脱肛，痔疮
尿道	直肠上方的耳轮处	尿频，尿急，尿痛，尿潴留
外生殖器	对耳轮下脚前方的耳轮处	睾丸炎，附睾炎，阴道炎，外阴瘙痒
耳尖	耳郭向前对折的上部尖端处	发热，急性结膜炎，麦粒肿，痛证，风疹，高血压，失眠
耳轮结节	耳轮结节处	头晕，头痛，高血压

（2）耳舟穴位定位和主治（表 12-2）。

表 12-2 耳舟穴位定位和主治

穴名	定位	主治
指	耳舟上方处	手指疼痛和麻木
腕	指区的下方处	腕部疼痛
风溪	耳轮结节前方，指区与腕区之间	荨麻疹，皮肤瘙痒，过敏性鼻炎，哮喘
肘	腕区的下方处	肱骨外上髁炎，肘部疼痛
肩	肘区的下方处	肩关节周围炎，肩部疼痛

（3）对耳轮穴位定位和主治（表 12-3）。

表 12-3 对耳轮穴位定位和主治

穴名	定位	主治
跟	耳轮上脚前上部	相应部位疾病
趾	耳轮上脚后上部，耳尖下方	相应部位疾病
踝	趾、跟区下方处	相应部位疾病
膝	对耳轮上脚中 1/3 处	相应部位疾病
髋	对耳轮上脚下 1/3 处	相应部位疾病
坐骨神经	对耳轮下脚前 2/3 处	相应部位疾病

NOTE

续表

穴名	定位	主治
交感	对耳轮下脚前端与耳轮内缘交界处	自主神经功能紊乱及胃肠、心、胆、输尿管等疾病
臀	对耳轮下脚的后 1/3 处	相应部位疾病
腹	对耳轮前部的上 2/5 处	消化系统、盆腔疾病
腰骶椎	腹区的后方	相应部位疾病
胸	对耳轮体前部的中 2/5 处	胸胁部位疾病
胸椎	胸区的后方	相应部位疾病
颈	对耳轮体前部的下 1/5 处	颈项部疾病
颈椎	颈区的后方	相应部位疾病

（4）三角窝穴位定位和主治（表 12-4）。

表 12-4 三角窝穴位定位和主治

穴名	定位	主治
内生殖器	三角窝前 1/3 的下部	妇科、男科疾病
神门	三角窝后 1/3 的上部	失眠，多梦，烦躁，痛证等

（5）耳屏穴位定位和主治（表 12-5）。

表 12-5 耳屏穴位定位和主治

穴名	定位	主治
外鼻	耳屏外侧面的中部	鼻病，如鼻渊等
肾上腺	耳屏游离缘的下部尖端	低血压，昏厥，无脉症等
咽喉	耳屏内侧面的上 1/2 处	咽喉肿痛
内鼻	耳屏内侧面的下 1/2 处	鼻病，如鼻渊、鼻塞流涕等

（6）对耳屏穴位定位和主治（表 12-6）

表 12-6 对耳屏穴位定位和主治

穴名	定位	主治
额	对耳屏外侧面的前部	额窦炎，头痛，头晕，失眠，多梦
颞	对耳屏外侧面的中部	偏头痛
枕	对耳屏外侧面的后部	失眠，多梦，眩晕，头痛，癫痫

续表

穴名	定位	主治
皮质下	对耳屏内侧面	失眠，多梦，健忘，痛证，胃溃疡，高血压，心律失常
缘中	对耳屏游离缘上，对耳屏尖与轮屏切迹的中点处	遗尿，内耳眩晕症，功能性子宫出血

（7）耳甲穴位定位和主治（表12-7）。

表 12-7　耳甲穴位定位和主治

穴名	定位	主治
食道	耳轮脚下方的中 1/3 处	食管炎，食道痉挛
贲门	耳轮脚下方的后 1/3 处	贲门痉挛，神经性呕吐
胃	耳轮脚消失处	胃炎，胃溃疡，消化不良，恶心呕吐
十二指肠	耳轮脚上方后 1/3 处	十二指肠球部溃疡，胆囊炎，胆石症，幽门痉挛，腹胀，腹泻，腹痛
小肠	耳轮脚上方中 1/3 处	消化不良，腹痛
大肠	耳轮脚上方前 1/3 处	腹泻，便秘，痢疾，咳嗽，痤疮
阑尾	小肠区与大肠区之间	单纯性阑尾炎，腹痛
膀胱	对耳轮下脚的下方前部	膀胱炎，遗尿，尿潴留，腰痛，坐骨神经痛，后头痛
肾	对耳轮下脚的下方后部	腰痛，耳鸣，水肿，遗尿症，月经不调，遗精，阳痿，早泄，五更泄
输尿管	对耳轮下脚的下方中部，肾穴区与膀胱穴区之间	输尿管结石痛
胰胆	耳甲艇的后上部，十二指肠穴区上部	胆囊炎，胆石症，带状疱疹，中耳炎，耳鸣，听力减退，胰腺炎，偏头痛，口苦，胁痛
肝	耳甲艇的后下部，胃穴区的后上方	眩晕，头痛，胁痛，月经不调，经前期紧张症，更年期综合征，高血压，单纯性青光眼，目赤肿痛
脾	耳甲腔的后上部，胃穴区的后下方	腹胀，腹泻，便秘，食欲不振，功能性子宫出血，白带多，水肿，痿证，内脏下垂
心	耳甲腔的中心凹陷处	心动过速，心律不齐，心绞痛，无脉症，自汗盗汗，癔症，口舌生疮，心悸，失眠，健忘

NOTE

续表

穴名	定位	主治
肺	耳甲腔心穴区的上、下和后方	咳喘，胸闷，痤疮，皮肤瘙痒，荨麻疹，便秘，自汗盗汗，鼻炎
三焦	外耳门的后下部，肺与内分泌穴区之间	便秘，腹胀，水肿，耳鸣，耳聋，糖尿病
内分泌	屏间切迹内，耳甲腔的底部	痤疮，月经不调，痛经，更年期综合征，甲亢，糖尿病

（8）耳垂穴位定位和主治（表12-8）。

表12-8　耳垂穴位定位和主治

穴名	定位	主治
舌	耳垂正面中上部	舌僵，舌炎，口腔炎
颌	耳垂正面后上部	牙痛，颞颌关节功能紊乱症
眼	耳垂正面中心部	目赤肿痛，迎风流泪
内耳	耳垂正面中心后部	内耳眩晕症，耳鸣，听力减退
面颊	耳垂正面，眼穴区与内耳穴区之间	周围性面瘫，三叉神经痛，痤疮，扁平疣
扁桃体	耳垂正面中心下部	扁桃体炎，咽炎

（三）耳穴诊察法

根据人体患病时相关耳穴上出现的各种阳性反应点，可以对多种疾病进行辅助诊断。常用方法有以下几种：

1. 视诊法　利用肉眼或借助放大镜，在自然光线下，对耳郭由上而下、从内到外，直接观察有无变形、变色征象，如脱屑、水疱、丘疹、充血、硬结、疣赘、软骨增生、色素沉着，血管的形状、颜色及是否发生变异等。临床上可以依据这些异常变化出现的部位与特征来初步推测疾病。

例如：胃区出现片状红晕，有光泽，可推测为急性胃炎；如为白色，边缘不清，少数皮肤增厚可推测为慢性胃炎；如白色隆起，边缘不清，可推测胃下垂；白色、边缘清楚或白色、暗灰色，边缘红晕，一般均有光泽，可推测胃溃疡。在阑尾区出现点状或丘疹充血，可推测急性阑尾炎。心区片状白色，边缘不清，少数有光，可推测风湿性心脏病。子宫区出现点片状红晕或脱屑，推测妇科病。相应部位出现皮下结节隆起，推之可移，边缘清楚，无压痛，可推测良性肿瘤。相应部位出现软骨隆起，边缘不清楚，无移动或片状白色、暗灰色，压痛明显，可推测恶性肿瘤。

2. 按压法　在患者耳部相应部位用探针、毫针柄等物探压。探压时压力要均匀，一般选取与疾病相应部位的耳郭部从周围向中心探压，或自上而下、自外而内对整个耳郭进行普查，耐心细致地找压痛点。当压到敏感点时，患者会出现皱眉、呼痛、躲闪等反应。另外，医生也应告诉患者，注意比较压痛最敏感点，以便找准耳穴。再根据敏感点所代表的脏腑及解剖生理上的对应部位进行分析，如肺区出现压痛点，可能是肺病、大肠病，也可能是皮肤病。

3. 电阻测定法　当人体发生疾病时，多数患者相应耳穴的电阻下降。这些电阻下降的耳穴，皮肤导电量必然增高，故称为"良导点"。这种良导点就可以作为耳针治疗的刺激点。测定时用特制的电子仪器测定耳穴皮肤的电阻、电位、电容等变化，方法是患者一手握电极，医生手执探测头，在患者耳郭上进行探查，当电极探头触及敏感点时，如电阻低的耳穴，可以通过指示信号、音响或仪表反映出来。这种电测定法具有操作简便、准确性高等优点。

（四）耳穴操作法

1. 毫针法

（1）检穴和选择针具　诊断明确后测得敏感点或耳穴作为针刺点。选用长度15mm、直径0.25～0.30mm的毫针。

（2）消毒　先用75%的乙醇消毒待乙醇干后施术。

（3）进针与针刺深度　押手固定耳郭，刺手持针快速进针。针刺深度宜1～3mm，以刺入耳软骨厚度1/3左右而不穿透对侧为度。

（4）行针与针感　捻转或刮法行针，得气感以热、胀、痛，或局部充血红润为多见。

（5）留针与出针　一般留针15～30分钟或间歇行针1～2次。疼

NOTE

痛性或慢性疾病留针时间可适当延长。出针时押手托住耳背，刺手持针快速退出，同时用消毒干棉球压迫针孔片刻。

（6）电针法 毫针法与脉冲电流刺激结合的方法，一般适用于神经系统疾病、胃肠痉挛、哮喘诸证、耳针麻醉等。针刺获得针感后接上电针仪的两极，缓慢调至所需强度，通电时间以 10 ～ 20 分钟为宜。

2. 刺血法

（1）检穴和选择针具 三棱针。

（2）按摩与消毒 先按摩耳郭使其充血，碘伏常规消毒针刺点。

（3）针刺方法 左手固定耳郭，右手持针用点刺法快速刺血，立即用手指挤压使之出血 3 ～ 5 滴。

（4）止血 用消毒干棉球擦拭、按压止血。

（5）疗程 急性病每日 1 ～ 2 次，慢性病隔日 1 次。

3. 埋针法

（1）针具选择 揿针型皮内针。

（2）消毒 碘伏常规消毒。

（3）针刺方法 押手固定耳郭并绷紧欲埋针处皮肤，刺手用镊子夹住皮内针柄，速刺（压）入所选穴位皮内，再用脱敏胶布固定。

（4）埋针时间 一般留置 1 ～ 3 天，5 次为 1 个疗程，其间可嘱患者每日自行按压 2 ～ 3 次，以轻压针柄后局部有轻微刺痛感为宜。

（5）出针 出针时，轻撕下胶布即可将针一并取出，并再次消毒。两耳穴交替埋针，必要时可双耳穴同用。

4. 压籽法

（1）用具选择 以王不留行、磁珠、磁片等为主，或油菜籽、小绿豆、莱菔子等表面光滑、硬度适宜、直径在 2mm 左右的球状物为宜，使用前用沸水烫洗后晒干备用。

（2）操作方法 将所选球状物贴于 5mm×5mm 大小的透气胶布中间，医生用镊子夹持胶布一角，敷贴于耳穴并适当按压贴固，以耳穴发热、胀痛为宜，可留置 2 ～ 7 天，其间可嘱患者每日自行按压 3 ～ 5 次。

NOTE

（五）选穴原则

1. 按相应部位取穴　当机体患病时，在耳郭的相应部位上有一定的敏感点，可作为治疗的首选穴位。如胃痛取"胃"穴，颈椎病取"颈椎"穴，痛经选"子宫"穴等。

2. 按脏腑辨证取穴　根据脏腑学说，按各脏腑的生理功能和病理反应进行辨证取。如耳聋耳鸣、脱发取"肾"穴，皮肤病取"肺""大肠"穴等。

3. 按经络辨证取穴　即根据十二经脉循行和其他病候选取穴位。如坐骨神经痛取"膀胱"或"胰胆"穴，牙痛取"大肠"穴，偏头痛取"胰胆"穴等。

4. 按西医学理论取穴　耳穴中有一些穴名是根据西医学理论命名的，如"交感""肾上腺""内分泌"等。这些穴位的功能基本与西医学理论一致，故在选穴时应考虑其功能。如胃肠痉挛取"交感"穴，炎性疾病取"肾上腺"穴，甲状腺功能亢进症、月经不调、肥胖症取"内分泌"穴。

5. 按临床经验取穴　临床实践发现，有些耳穴具有治疗本部位以外疾病的作用。如"耳中"穴用于皮肤病，"耳尖"穴用于消炎、退热、解痉，"外生殖器"穴可以治疗腰腿痛等。

【注意事项】

1. 严格消毒，防止感染。因耳郭暴露在外，表面凹凸不平，结构特殊，针刺前必须严格消毒，有创面或炎症部位禁针。针刺后如针孔发红、肿胀，应及时涂 2.5% 碘酒，防止化脓性软骨膜炎的发生。

2. 耳穴多左右两侧交替使用。

3. 耳针治疗亦可发生晕针，紧张、疲劳、虚弱等患者取卧位针刺以防晕针，对于晕针的患者应及时处理。

4. 对扭伤和运动障碍的患者，进针后宜适当活动患部，有助于提高疗效。

5. 耳穴刺血时，医者应避免接触患者血液。

NOTE

6. 耳穴压籽、耳穴埋针法应防止胶布脱落、潮湿或污染，以免引起皮肤炎症。湿热天气留置时间不宜过长，耳穴压籽宜 2 ～ 3 天，耳穴埋针宜 1 ～ 2 天。

7. 个别患者对胶布过敏，局部出现红色粟粒样丘疹并伴有痒感，宜改用脱敏胶布。

8. 对严重心脏病、高血压患者不宜行强刺激。

9. 妇女妊娠期间慎用耳针。

第十三章　鼻针疗法

【概述】

鼻针疗法是在鼻部范围内的特定穴位上施以针刺，用以治疗疾病的方法。

【功效】

止痛、镇静、消炎、解痉。

【适应证】

1. 内科疾病　支气管炎、高血压、胃炎、肠炎等。

2. 神经、精神疾病　偏头痛、面神经麻痹等。

3. 骨伤及软组织疾病　落枕、肩周炎、腰肌劳损及各部位软组织损伤等。

4. 外科疾病　阑尾炎、胆囊炎等。

4. 男科疾病　睾丸炎、前列腺炎等。

5. 妇科疾病　痛经、慢性盆腔炎等。

6. 五官科疾病　咽喉炎、鼻炎、牙痛、耳鸣等。

【禁忌证】

1. 鼻部皮肤局部有感染、溃疡、创伤者禁针。

2. 有出血倾向者禁针。

NOTE

3. 金属过敏者禁针。

【操作程序】

1. 操作前做好解释工作，取得患者配合。
2. 取适宜体位，暴露施术部位，选择适宜针具。
3. 针刺部位及术者手部消毒。

【操作手法】

1. 施术前准备

（1）针具选择　选用直径 0.22 ～ 0.28mm、长 1 ～ 25mm 的毫针，所选针具针身应光滑、无锈蚀，针尖应锐利、无倒钩，针柄应牢固、无松动。

（2）部位选择　根据病情在鼻部选取相应的穴位，在穴区内寻找敏感点。鼻针穴位定位如图 13-1 所示。鼻针疗法常用穴位名称、定位、分布及鼻部敏感点寻找方法见附录 3。

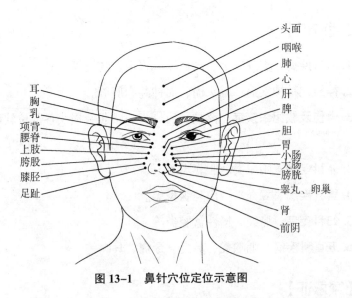

图 13-1　鼻针穴位定位示意图

（3）体位选择　选择患者舒适、医者便于操作的体位，以仰卧位为宜。

（4）环境要求 应注意环境清洁卫生，避免污染。

（5）消毒

①针具消毒：应选择高压消毒法，宜选择一次性毫针。

②部位消毒：用 75% 乙醇或 0.5% 碘伏棉球在施术部位消毒，强刺激部位宜用 0.5% 碘伏棉球消毒。

③术者消毒：医者双手应用肥皂水清洗干净，再用 75% 乙醇棉球擦拭。

2. 施术方法

（1）进针 根据穴位所在部位，采用斜刺或平刺，快速刺入所选定的穴位，针刺深度视具体部位而定，以 2 ～ 5mm 为宜。

（2）行针与留针 捻转要轻，待患者有酸、麻、胀、痛，或流泪、打喷嚏等针感时，留针 10 ～ 30 分钟。

（3）出针 出针时快速将针拔出。

3. 施术后处理 用消毒干棉球或干棉签按压针孔。

【注意事项】

1. 由于鼻部肌肉较薄，鼻区皮肤比较敏感，刺激宜轻，避免进针过深以及强烈提插、捻转。

2. 孕妇慎用。

3. 鼻部有瘢痕时针刺应避开。

4. 防止晕针的发生。如发生晕针现象，使患者呈头低脚高卧位，注意保暖，必要时可饮用温开水或温糖水，或掐水沟、内关等穴，即可恢复。严重时按晕厥处理。

5. 患者精神紧张、大汗后、劳累后或饥饿时不适宜采用本疗法。

NOTE

第十四章　口唇针疗法

【概述】

口针疗法是针刺口腔黏膜上的特定穴区以治疗疾病的方法。唇针疗法是针刺唇部穴位以治疗疾病的方法。

【功效】

平衡阴阳，调节脏腑盛衰，通经止痛。

【适应证】

1. 口针适应证　疼痛性疾患、面神经麻痹、小儿麻痹后遗症、中风后遗症、急性腰扭伤、癫痫、痹证、急性结膜炎、口疮、产后缺乳、小儿惊痫、遗尿、呕吐、咳喘、牙龈肿痛、咽喉肿痛、鼻塞等。

2. 唇针适应证　疼痛性疾病、齿龈肿痛、口角流涎、面神经麻痹、脑血管意外、癫痫、精神分裂症等。

【禁忌证】

1.口腔破溃、化脓、出血或肿瘤处禁针。

2.出血性疾病患者禁针。

3.严重高血压、心脏病患者禁针。

4.金属过敏者禁针。

【操作程序】

1. 操作前做好解释工作，取得患者配合。

2. 取适宜体位，暴露施术部位，选择适宜针具。

3. 针刺部位及术者消毒。

【操作手法】

1. 施术前准备

（1）针具选择　口针宜选择直径 0.20 ～ 0.25mm、长 15 ～ 50mm 的毫针；唇针宜选择直径 0.20 ～ 0.30mm、长 25 ～ 40mm 的毫针。

（2）穴位选择　根据疾病选取穴位或特定分区。口针和唇针穴位的命名与定位具体见附录 4，口针的穴位定位如图 14-1 和图 14-2，唇针的穴位定位如图 14-3。

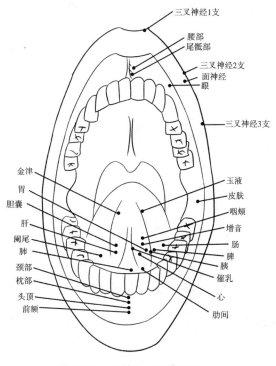

图 14-1　口针穴位示意图 1

NOTE

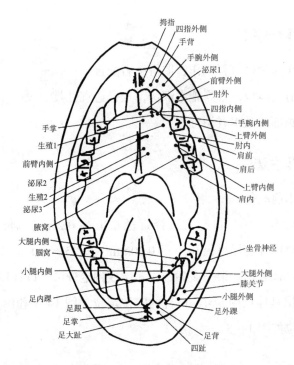

图 14-2 口针穴位示意图 2

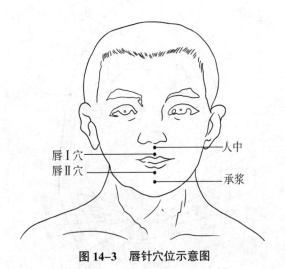

图 14-3 唇针穴位示意图

（3）体位选择　口针操作可选择坐位或卧位，唇针操作宜选择卧位。

（4）环境要求　应注意环境清洁卫生，避免污染。

（5）消毒

①针具消毒，应选择高压蒸汽消毒灭菌法，宜使用一次性针具。

②部位消毒，应用含有 1% 碘酊或 0.5% 碘伏的棉签或棉球对施术部位进行消毒。

③术者消毒，术者双手应先用肥皂水清洗，再用 75% 乙醇或 0.5% 碘伏棉球擦拭。

2. 施术方法

（1）口针疗法　进针时令患者张口，术者戴上无菌手套，一手持无菌纱布捏住患者上唇或下唇，或用消毒棉签暴露施术部位，另一手持针柄将针刺入口腔黏膜穴位或特定分区。根据针刺的部位，选择合适的进针角度和深度。针刺手法以患者耐受为度，可无针感；留针时间一般不宜超过 30 分钟；施术完毕，持针柄将针退出。施术处若出血，宜用消毒干棉签或无菌纱球按压针孔至血止，然后嘱患者用 0.9% 生理盐水漱口。

（2）唇针疗法　进针时术者一手将施术部位两侧皮肤提捏固定，另一手持针柄将针刺入，上唇部穴位沿人中沟向鼻中隔方向斜刺入 6 ～ 15mm，以雀啄手法为宜；下唇部穴位平刺入 10 ～ 30mm，可不施手法；留针时间以 20 ～ 30 分钟为宜；出针后用消毒干棉签按压针孔。

3. 疗程　宜隔日 1 次，5 次为 1 个疗程，疗程时间宜间隔 2 ～ 4 天。

【注意事项】

1. 初次接受治疗的患者，应首先消除其紧张情绪。

2. 如患者出现晕针，按照晕针常规处理法予以处理。

3. 不配合治疗的小儿，精神病患者，中、重度糖尿病患者，体质过度虚弱者和孕妇应慎用本法。

NOTE

第十五章　手针疗法

【概述】

手针疗法是指基于手部解剖学理论、传统经络理论和生物全息理论，针刺手部穴位以调整人体的阴阳平衡，疏通经络系统，促进机体的血液循环，从而通调脏腑气血以治疗疾病的方法。

【功效】

调整阴阳平衡，疏通经络系统，促进血液循环。

【适应证】

临床上常用以治疗各类急性痛证、支气管炎、哮喘、心律失常、皮肤瘙痒症等有较好的效果。其中，以对各类急性痛证疗效最为明显，诸如急性腰扭伤、头痛、胃痉挛性疼痛、痛经、坐骨神经痛、胆道蛔虫等。另外，对产后缺乳、小儿遗尿、支气管炎、哮喘、心律失常、腹痛、腹泻、失眠、皮肤瘙痒症等，亦有较好的效果。

【禁忌证】

1. 手针疗法针感较体针为强，治疗前宜向患者充分解释，以避免发生晕针。

2. 针刺手穴，特别是沿骨膜斜刺时易损伤骨膜，故毫针宜刺入肌腱与骨膜之间，以防造成损伤。

3.应注意严格消毒，防止发生感染。

4.手部血管较为丰富，针刺时手法宜轻柔、稳准，避免刺伤掌中动、静脉网，以防引起手掌部血肿。

【操作程序】

1.操作前做好解释工作，取得患者配合。

2.患者取舒适体位，暴露手部，确定手部针刺点。

3.消毒患者针刺点皮肤及术者手部。

【操作手法】

1.手针穴位选择 按疾病的相应部位取穴、按中医理论选穴和对症选穴，以上三种取穴方法可单独应用，也可配合应用，临床上以配合应用者较多。

2.手针穴位定位 手针穴位定位及主治参考附录5，手针穴位见图15-1、图15-2。

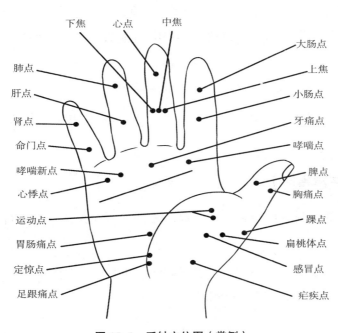

图 15-1 手针穴位图（掌侧）

NOTE

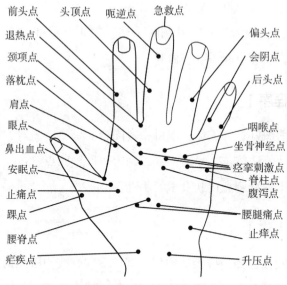

前头点　头顶点　呃逆点　急救点
退热点
颈项点
落枕点
肩点
眼点
鼻出血点
安眠点
止痛点
踝点
腰脊点
疟疾点

偏头点
会阴点
后头点
咽喉点
坐骨神经点
痉挛刺激点
脊柱点
腹泻点
腰腿痛点
止痒点
升压点

图 15-2　手针穴位图（背侧）

3.针刺方法

（1）术者用右手的拇、食二指，或拇、食、中三指夹持针柄，左手使患者被刺手处于相对舒适位，充分暴露针刺穴，然后在标记处进针。进针可以直刺、斜刺、横刺、透刺、点刺，一般深度为 3～5mm，针要靠近骨膜，但不能刺入骨膜，用中、强刺激，可行提插法、捻转法、刮针法和震颤法等，留针 3～5 分钟。

（2）多用缪刺法，左病右取，右病左取。

（3）治疗腰及各关节扭伤时，应边捻针边活动或按摩患处，可提高疗效。

【注意事项】

1.手针刺激比较强烈，应提前做好患者思想工作，取得其密切配合。

2.止痛后不能马上拔针，必须继续行针 1～3 分钟，以巩固疗效。

3.应严格消毒，防止感染。

NOTE

第十六章　腹针疗法

【概述】

腹针疗法是以中医的理、法、方、穴为基础，以神阙布气假说为核心形成的一个微针系统，是通过在腹部进行针刺，调节脏腑、经络以治疗全身疾病的一种新的针灸方法，具有简便、易行、安全、适用范围广等优点。

【功效】

腹部的浅层、中层是调节全身的系统或外周系统，腹部的深层是调节内脏的系统。

【适应证】

1. 病程较久的内伤脏腑的全身性疾病：脑血管病后遗症、老年性痴呆、脑动脉硬化、心血管病、高血压、癔症等。

2. 脏腑失衡后引起的疾病：血栓性耳聋、眼底出血、球后视神经炎、视神经萎缩等。

3. 虽病程较短，但与脏腑正气不足相关的疾病：肩周炎、坐骨神经痛、关节炎、颈椎综合征、腰痛、双腿麻木和酸重等。

4. 其他的针灸适应证，经常规治疗疗效不佳者，均可为腹针的适应证。

NOTE

【禁忌证】

1. 一切原因不明的急腹症均为禁忌证，以免因针刺而引起误诊。

2. 急性腹膜炎、肝脾肿大引起的脐静脉曲张，腹腔内部的肿瘤并广泛转移，妇女孕期均禁针。

【操作程序】

1. 操作前做好解释工作，取得患者配合。

2. 患者取仰卧体位，嘱患者暴露腹部，确定腹部针刺点。

3. 消毒患者针刺点皮肤及术者手部。

【操作手法】

1. 针刺方法

（1）进针深度　腹针将进针深度分为天、地、人三部。一般病程较短或其邪在表的疾病，针刺天部（即浅刺）；病程虽长，未及脏腑或其邪在膜里的疾病，针刺人部（即中刺）；病程较长，累及脏腑或其邪在里的疾病，针刺地部（即深刺）。临床在运用时也有例外，如腰部的疼痛，虽病程短而往往采用针刺地部较易收到立竿见影的效果。因此，在临床应用时亦应灵活多变。

（2）针刺手法　施术时一般采用三部法，即候气、行气、催气手法。进针后，停留 3 ～ 5 分钟，谓之候气；3 ～ 5 分钟后再捻转使局部产生针感，谓之行气；再隔 5 分钟行针 1 次，加强针感使之向四周或远处扩散，谓之催气。留针 30 分钟起针。

（3）常用针刺法　①三角针：三角针是以主穴为顶点向上或向下各距 3 ～ 5mm，分别再刺两针使三针形成等腰或等边三角形的针刺方法。这种针法适宜于症状比较局限的疾病，如膝关节疼痛、局部关节疼痛等。针与针之间的距离则根据患病部位的大小来确定。②三星法：三星法是以主穴为基础向上下、左右或与神阙呈放射性排列，各距主穴 3 ～ 5mm，分别各刺 1 针，形成并行排列的针刺方法。这种针法适宜于

NOTE

症状呈带状或条状分布的疾病，如坐骨神经痛等。针与针之间的距离根据患病部位的长短而定。③梅花刺：梅花刺是以主穴为中心，上下左右各距 3 ～ 5mm 各刺 1 针，共 5 针使针体形成梅花图案的针刺方法。这种针法适宜于病情较重且病程较长的患者，也可在三星法疗效不佳时采用，使治疗的强度得到增加。

2. 腹针的常用处方

（1）天地针的组成及适应证　天地针是一组腹针的常用方，由中脘、关元组成，腹针以神阙为中，中脘为天，关元为地。两穴合用具有补脾肾之功能。

（2）引气归原的组成及适应证　引气归原由中脘、下脘、气海、关元四穴组成。四穴含有"以后天养先天"之意，故此方有治心肺、调脾胃、补肝肾的功能。

（3）腹四关、调脾气、风湿点的组成及适应证　①腹四关：由滑肉门、外陵左右共 4 个穴位组成。该四穴具有通调气血，疏通经气使之上输下达肢体末端的作用，是引脏腑之气向全身布散的妙穴，故称"腹四关"。临床用于治疗全身性疾病，与引气归原或天地针合用时，兼有通腑之妙。②调脾气：由左右两个大横穴组成，具有调整脾脏功能、祛湿、健脾、滑利关节的作用，故常与腹四关合用治疗腰部疾患和坐骨神经痛，与风湿点合用治疗全身关节或肩周炎等症。③风湿点：上风湿点位于滑肉门穴的外 5 分、上 5 分；下风湿点位于外陵穴的外 5 分、下 5 分。风湿点有消肿、止痛的作用，与大横合用可祛风湿、滑利关节、消肿痛、化瘀血。治疗肩、肘疾病时可仅用上风湿点，治疗下肢疾病时也可仅配下风湿点。

【注意事项】

对长期慢性病而致体质衰弱的患者，在施术时亦需谨慎处之。如肝脾肿大则需注意针刺两肋时不宜太深，以免损伤实质性脏器。

NOTE

【临床应用】

1. 头痛

处方：中脘、阴都或中脘梅花刺，阴都三星刺。

加减：外感头痛加曲池（双）或十二井放血。血虚头痛加气海、天枢（双）。瘀血头痛加气海、关元、滑肉门（双）。

2. 落枕

处方：中脘、商曲（患）、滑肉门（健）。

加减：颈项双侧疼痛加商曲（双）、滑肉门（双）。颈项后正中疼痛加下脘、商曲（双）。

3. 肩凝症

处方：中脘、商曲（健）、滑肉门三角（患）。

加减：肩部疼痛的范围较大时以滑肉门为顶点的三角距离略长。肩部疼痛的范围较局限时以滑肉门为顶点的三角取穴距离缩短。

4. 肘、腕痛

处方：中脘、滑肉门（患）、上风湿点（患）、商曲（健）。

加减：肘部疼痛较剧加上风湿点三角（患）。腕部拇指侧疼痛加列缺（患）。腕部关节正中疼痛加外关（患）。

5. 颈椎病

处方：天地针（中脘、关元）、商曲（双）、滑肉门（双）。

加减：神经根型加石关（双），取石关时依颈项部疼痛的部位而变动，如在两侧项肌的外侧时取穴离腹白线稍宽，如在两侧项肌的内侧时取穴离腹白线略窄。椎动脉型加下脘上，取穴时依据骨质增生的部位高低不同而上下移动，如颈 7 增生取下脘穴，颈 4～颈 5 增生取下脘上 5mm，以此类推。上肢麻木、疼痛加患侧滑肉门三角，取穴方法参照肩痛、肘痛。头痛、头晕、记忆下降加气穴（双）。耳鸣、眼花加气旁（双）。

6. 腰背痛

处方：中脘、气海、关元、大横（双）。

加减：背痛较甚加滑肉门（双）、太乙（双）、石关（双）、上风湿点（双）。腰背俱痛加商曲（双）、天枢（双）。腰痛较甚加外陵（双）、金河（双）。寒湿性疼痛加上风湿点（双）、下风湿点（双）。劳损性疼痛加商曲（双）、四满（双）、气穴（双）。肾虚性疼痛加下风湿点（双）、水道（双）。

7. 膝关节痛

处方：滑肉门（患侧）、外陵（患侧）、气旁（健侧）、下风湿点（患侧）。

加减：膝关节扭挫伤，如内侧损伤加下风湿内点三角（患侧），外侧损伤加下风湿下点三角（患侧）。膝关节骨质增生加天地针，气穴（患侧）。膝关节炎加调脾气（大横）。

8. 眩晕

处方：引气归原、商曲（双）、气穴（双）。

加减：实证刺激略强，或可每隔5分钟行针1次，以泻其实。虚证刺激稍弱，神阙穴艾架灸。胃部胀满、呕吐加梁门（右）。椎－基底动脉供血不足加滑肉门（双）。肝阳上亢与痰浊中阻加调脾气。

9. 中风

处方：引气归原、滑肉门（患）、上风湿点（患）、外陵（患）、下风湿点（患）。

加减：头痛、头晕加阴都（患）、商曲（双）。语言不利加中脘上。面瘫加阴都（患）、商曲（健）。肩痛加商曲（健）、滑肉门三角（患）。手功能障碍加上风湿上点（患）、上风湿外点（患）。下肢无力加大巨（患）、气旁（健）。足内翻加下风湿内点（患）、气旁（健）。踝关节不利加下风湿下点（患）、大巨（患）。上半身功能障碍较重加滑肉门（健）。下半身功能障碍较重加大横（健）。病程较久加气穴（双）。

NOTE

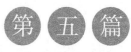

第五篇

特殊针具针刺疗法

第十七章　三棱针疗法

【概述】

三棱针疗法是用三棱针刺破血络或腧穴，放出适量血液，或挤出少量液体，或挑断皮下纤维组织，以治疗疾病的方法。

【功效】

本法具有行气活血、消肿止痛、泄热开窍等作用。

【适应证】

临床主要用于气滞证、血瘀证、湿热证，以疼痛、发热、肿胀等症状为主要表现的疾病，并常用于急症的治疗。

【禁忌证】

1. 有自发性出倾血向者，不宜使用本法。
2. 身体瘦弱、气血亏虚的患者，不宜采用本法。

【操作程序】

患者取合理体位，暴露施针部位，进行皮肤消毒。术者右手拇、食两指持住针柄，中指扶住针尖部，露出针尖 1～2 分，以控制针刺深浅度，针刺时左手捏住指（趾）部，或夹持、舒张皮肤，右手持三棱针针刺，根据病情，选择相应刺法。

在三棱针疗法的具体操作中，要取得好的疗效，还应注意以下5点：

1. 点穴准确　点穴的正确与否，直接影响治疗效果。针刺时应认真点穴，可将患者摆放一舒适体位后再点穴。一般可用拇指指甲按出一个"十"字，然后按此标志，准确取穴。

2. 消毒严格　针刺时因针具直接刺入血管内，很容易引起感染，故针刺前必须严格消毒。又因三棱针的针体粗大，针孔不易闭合，如果针刺后不严格消毒，也很容易引起感染。

3. 针具锋利　针刺前必须详细检查针具，首先检查针尖、针刃是否锋利，然后才能进行治疗，这样可减轻患者痛苦。

4. 持针要稳　操作时右手持三棱针，必须全身用力，贯注手臂，运于手腕，达到指尖然后针刺方能得心应手，运用自如。

5. 出血适量　临床上必须根据十二经气血的多少及其运行的情况来决定是否刺血及刺血量的多少。太阳、阳明、厥阴等多血之经，宜刺血。相反，少气之经的病变则不宜刺血或仅少量出血。

【操作手法】

1. 针具　三棱针全长 6.5cm，针柄呈圆柱体，针身呈三棱圆锥体，三棱为韧，针尖锋利，分大、中、小三型，临床可根据不同病症及患者形体强弱适当选用（图17-1）。

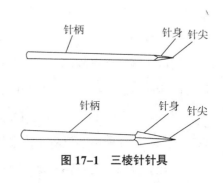

图 17-1　三棱针针具

三棱针使用之前应在细磨石上磨至锐利，称为"开口"；使用前应采用高温消毒，或将针具用 75% 乙醇浸泡 30 分钟。

2. 选穴　由于三棱针疗法在治疗上的特殊性，决定了其取穴处方的特点，大体可分两方面，即按穴位和部位，它们各自又分为 3 类。虽然分类较多，但临床上可相互结合，根据具体情况，灵活运用。

NOTE

（1）按穴位

①用经穴：又分为特定穴和非特定穴。十四经穴中有一部分为特定穴，如五输穴、郄穴、络穴、俞穴、募穴及交会穴等，这些穴位与脏腑经脉紧密相连，有特殊的功用，故为三棱针疗法所常用。其中五输穴有清热解毒的功效，多用于治疗高热毒盛之症，但又各有偏重。在临床上，特定穴常配合使用，使疾病全面迅速得到治疗。

另外，根据经络循行的理论，三棱针疗法还常取本经或异经穴来治疗疾病，即病在何经取何经的穴，或取与其互为表里或与其相连接经脉的穴位。

②用奇穴：奇穴指有穴名、有位置，但分布较分散，在经脉上或在经脉外的穴。因这些穴位大多对某些病证有特殊的治疗作用，故三棱针疗法也多取用。如现代临床常用金津、玉液治疗中风失语，耳尖、太阳治疗红眼病，四神聪治高血压等。

③用经验穴：历代医家经过实践研究发现，在一些穴位处放血，对某些病证有特殊的疗效，这些疗法仍被现代医家沿用。如身柱、大椎放血治疗疟疾；大椎、合谷、曲池放血退热；耳背静脉放血治疗头痛、眩晕。

（2）按部位

①取病理反应点或痣点：经络有一定的循行部位和脏腑络属，它可以反映所属脏腑的病证，在某些疾病的过程中常发现在经络循行的通路上，或在经气聚集的某些穴位上，有明显的压痛、结节，这就是反应点。十二经脉功能活动反应于体表的部位是十二皮部，也是经脉之气散布的所在。故当体内脏腑病变反映在皮肤上，可出现斑点，或青或红或褐或有突起，这就是痣点。在胸、腹、背部出现的反应点或痣点上放血，可以起到治疗脏腑病变的作用。

②取血管显露处：头面、舌下、腘窝、肘窝都为静脉显露之处，有些穴周的静脉也较明显，当有病变时，以上部位的静脉形态、颜色均可发生变化，在该处放血，出血容易，操作便捷，往往效果极佳。

③取病灶处：在瘀血肿胀处或疮疡疖肿局部放血，可治疗急性挫伤

及多种皮肤病。

3. 施术手法

（1）点刺法　用针迅速刺入体表，随即将针退出的一种方法，多用于指、趾末端穴位。针刺前，先将三棱针和针刺部位严格消毒，并在针刺部位上左右推按，使局部充血。然后右手持针，拇食二指夹持针柄，中指紧贴针体下端，裸露针尖，对准所刺部位迅速刺入 1 ～ 2 分，随即将针迅速退出，令其自然出血，或轻轻挤压针孔周围以利出血，最后用消毒棉球按压针孔。（图 17-2）

①点刺穴位：即点刺腧穴出血或挤出少量液体的方法。

②点刺血络：有浅刺、深刺法。浅刺法，即点刺随病显现的浅表静脉出血的方法。深刺法，又称泻血法，即点刺随病显现的较深、较大静脉，放出一定量血液的方法。

（2）散刺法　即在病灶周围进行多点点刺的一种方法。根据病变部位的大小，可刺 10 ～ 20 针，由病变部位的外缘环形向中心点刺。针刺深度根据局部肌肉厚薄、血管深浅而定。本法还可与拔罐疗法配合，一般在本法应用后，再局部拔罐，以加大出血量。（图 17-3）

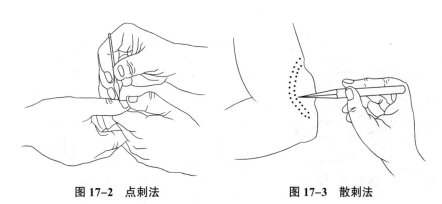

图 17-2　点刺法　　　　图 17-3　散刺法

（3）挑刺法　用三棱针刺入治疗部位皮肤，再将其筋膜纤维挑断的方法。针挑前先用左手按压施术部位的两侧，使其皮肤固定，右手持针，将腧穴或反应点的表皮挑破，深入皮肉，将针身倾斜并轻轻地提高，挑断部分纤维组织，然后局部消毒，覆盖敷料。（图 17-4）。

NOTE

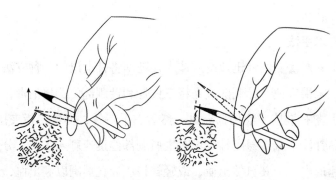

图 17-4　挑刺法

（4）泻血法　先用带子或橡皮管，结扎在针刺部位上端（近心端），然后迅速消毒。针刺时左手拇指压在被针刺部位下端，右手持三棱针对准被针刺部位的静脉，刺入脉中（0.5～1分）即将针迅速退出，使其流出少量血液，出血停止后，再用消毒棉球按压针孔。当出血时，也可轻轻按静脉上端，以助瘀血外出，毒邪得泻（图 17-5）。

（5）围刺法　施术时对准红肿患处周围，用三棱针点刺数针或几十针，然后用两手轻轻挤压局部，使恶血尽出的方法。本法可消肿止痛，适用于痈肿、痹证等（图 17-6）。

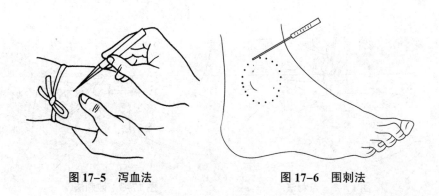

图 17-5　泻血法　　　　　　　　　**图 17-6　围刺法**

（6）针罐法　此为针刺后加拔火罐放血的一种治疗方法，多用于躯干及四肢近端能吸住火罐处。操作时，先局部用酒精棉球消毒，再用三棱针或皮肤针针刺局部见血，然后再行拔火罐，一般留罐10分钟，待罐内吸出一定量的血液后起之。本法适用于病灶范围较大的疾病，如神经性皮炎、丹毒、白癜风、痤疮等。

【注意事项】

1. 对于放血量较大者，术前做好患者的解释工作。

2. 由于创面较大，必须无菌操作，以防感染。

3. 操作手法要稳、准、快，一针见血。

4. 若穴位和血络不吻合，施术时宁失其穴，勿失其络。

5. 点刺穴位不宜太浅，深刺血络要深浅适宜，针尖以刺中血管，让血液自然流出为度。

6. 为了提高疗效，应保证出血量，出血后可立即加用拔罐。

7. 避开动脉血管，若误伤动脉出现血肿，以无菌干棉球按压局部止血。

8. 大病体弱者、贫血者、孕妇和有自发性出血倾向者慎用。

9. 重度下肢静脉曲张处禁用本法。

【临床应用】

1. 偏头痛　选太阳穴。

2. 腰肌劳损　选取委中穴。

3. 陈旧性软组织损伤　选穴局部阿是穴。

4. 咽喉肿痛　选取双侧少商穴。

5. 目赤肿痛　选取太阳、耳尖穴。

6. 中暑　选取曲泽、太阳、委中穴。

7. 毒蛇咬伤　选取伤口及其周围。

8. 痤疮　选取阿是穴。

点刺穴位及浅刺血络、散刺法可每日或隔日 1 次；挑刺、深刺血络法宜 5 ～ 7 日 1 次。

NOTE

第十八章　皮肤针疗法

【概述】

皮肤针疗法是使用皮肤针叩刺皮肤以治疗疾病的方法，又称毛刺、扬刺、半刺。

【功效】

采用皮肤针叩刺皮肤，通过孙络、络脉和经脉以调整脏腑功能，通行气血，平衡阴阳，从而达到内病外治的目的。

【适应证】

1. 呼吸系统疾病　感冒、支气管哮喘、慢性支气管炎。

2. 消化系统疾病　慢性胃炎、胃痛、胃及十二指肠溃疡、胃神经官能症、膈肌痉挛（呃逆）、神经性呕吐、反胃、慢性肠炎、变应性结肠炎、腹痛、腹胀、便秘。

3. 代谢性疾病　痛风、肥胖症。

4. 循环系统疾病　高血压、低血压。

5. 神经、运动系统疾病　眩晕、头痛、偏头痛、三叉神经痛、神经衰弱、失眠、健忘、关节炎、肋间神经痛、坐骨神经痛、面神经麻痹、肩关节周围炎、面肌痉挛、腰痛、偏瘫。

6. 妇产科疾病　月经不调、痛经、更年期综合征、缺乳、产后腰腿痛。

7. 儿科疾病　小儿厌食症、小儿消化不良、小儿流涎。

8. 外伤科疾病　落枕、颈椎病、腰扭伤、下肢静脉曲张、网球肘、冻疮。

9. 皮肤科疾病　带状疱疹、湿疹、神经性皮炎、皮肤瘙痒症、荨麻疹、斑秃、痤疮。

10. 眼科疾病　结膜炎、睑缘炎、近视、上睑下垂、睑腺炎、青光眼。

11. 耳鼻咽喉科疾病　耳鸣、耳聋、鼻出血、变应性鼻炎、牙痛、口腔溃疡。

【禁忌证】

为了避免不必要的事故发生或造成传染病的流行，以及延误患者的治疗，凡是外伤、难产、急腹症、急性出血、诊断未明的高热和急性传染病、严重器质性疾病、重度贫血及严重心脏病、癌症晚期，以及叩刺后容易引起出血的疾病，如血友病、血小板减少性紫癜、过敏性紫癜等，应列为本疗法的禁忌证。

【操作程序】

1. 患者取合理体位，暴露施针部位，皮肤消毒。

2. 右手握住针柄后端，食指伸直压在针柄中段处，针尖端对准穴位，垂直叩刺在皮肤上，迅速弹起，再如法连续叩击，一般为 70 ～ 90 次 / 分，刺激的强弱可使用弱、中、强三种力度。

【操作手法】

1. 选择针具　梅花针（5 支短针）、七星针（7 支短针）、罗汉针（18 支短针）（图 18-1）。罗汉针因刺激轻微，适用于小儿，又称小儿针。

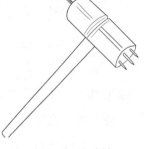

图 18-1　皮肤针

NOTE

2. 持针姿势

（1）软柄皮肤针　用拇指和中指夹持针柄两侧，食指置于针柄的上面，无名指和小指将针柄末端固定于大小鱼际之间（图 18-2）。

（2）硬柄皮肤针　将针柄末端置于掌心，拇指居上，食指在下，余指呈握拳状固定针柄末端（图 18-2）。

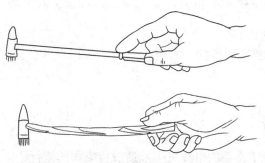

图 18-2　持针姿势（软柄 / 硬柄）

3. 叩刺方法　叩刺时要运用灵活的腕力直刺、弹刺、速刺，不可斜刺、压刺、慢刺、拖刺，避免使用臂力。

4. 刺激强度

（1）弱刺激　用较轻的腕力叩刺，冲力小，针尖接触皮肤时间较短，局部皮肤略见潮红，患者无疼痛感觉。

（2）强刺激　用较重的腕力叩刺，冲力大，针尖接触皮肤时间稍长，局部皮肤可见出血，患者有明显疼痛感觉。

（3）中等刺激　叩击的腕力介于强、弱刺激之间，冲力中等，局部皮肤潮红，但无出血，患者稍觉疼痛。

5. 叩刺部位

（1）循经叩刺　是指循着经脉进行叩刺的一种方法。首先常用于项背腰骶部的督脉和足太阳膀胱经。督脉为阳脉之海，能调节一身之阳气；五脏六腑之背俞穴，皆分布于膀胱经，故其治疗范围广泛；其次是四肢肘膝以下经络，因其分布着各经原穴、络穴、郄穴等，可治疗各相应脏腑经络的疾病。

（2）穴位叩刺　是指在穴位上进行叩刺的一种方法，主要是根据穴

NOTE

位的主治作用，选择适当的穴位予以叩刺治疗，临床常用各种特定穴、华佗夹脊穴、阿是穴等。

（3）局部叩刺　是指在患部进行叩刺的一种方法，如扭伤后局部的瘀肿疼痛及顽癣等，可在局部进行围刺或散刺。

【注意事项】

1. 施术前应检查针具，对于针尖有钩曲、缺损、参差不齐，针柄有松动的针具，须及时修理或更换，方可使用。

2. 操作时运用灵活的腕力垂直叩刺，并立即弹起。

3. 针具及针刺局部皮肤必须严格消毒。

4. 局部皮肤有创伤、溃疡、瘢痕等不宜使用本法。

5. 皮肤针疗法可配合拔罐，应在治疗前做好准备。

【临床应用】

1. 共同性斜视　以眼区、头部和脊柱两侧穴为主。

2. 斑秃　以脱发区为重点刺激部位，先从脱发区边缘向中心呈环形叩刺，然后在脱发皮区向脱发区中心做向心性环形叩刺。

3. 高血压　血压较高时选取后项、腰骶、乳突部、气管两侧、臀部、阳性物（以 T5 ～ T9 两侧为多见），以及内关、风池、三阴交、足三里等，血压稳定时选取脊柱两侧（重点为腰骶部）、阳性物、气管两侧、乳突部及小腿内侧等处。

4. 中风偏瘫　中等刺激量叩刺痉挛劣势侧，以局部肌肉产生收缩为度。

NOTE

第十九章 皮内针疗法

【概述】

皮内针疗法，是以皮内针刺入并固定腧穴部位的皮内或皮下，进行较长时间刺激以治疗疾病的方法。皮内针分为颗粒型皮内针和揿钉型皮内针两种。

【功效】

皮内针疗法作用同针刺，是给皮部以微弱而较长时间的刺激，调整脏腑经络的功能，达到防治疾病的目的。

【适应证】

1. 慢性难治性疾病，如高血压、神经衰弱、支气管哮喘、软组织损伤、月经不调、小儿遗尿。

2. 反复发作的疼痛类疾病，如偏头痛、三叉神经痛、面肌痉挛、痛经、胃脘痛、胆绞痛、关节痛等。

3. 其他，如戒毒、减肥等。

【禁忌证】

1. 红肿、皮损局部及皮肤病患部禁用。

2. 紫癜和瘢痕部禁用。

3. 体表大血管部禁用。

4. 孕妇下腹、腰骶部禁用。

5. 金属过敏者禁用。

【操作程序】

1. 施术前准备

（1）针具选择　根据疾病和操作部位的不同选择相应的皮内针。

（2）部位选择　宜选择易于固定且不妨碍活动的腧穴。

（3）体位选择　宜选择患者舒适、医者便于操作的治疗体位。

（4）环境要求　应注意环境清洁卫生，避免污染。

2. 消毒

（1）针具消毒　应选择高压蒸汽消毒法，宜使用一次性皮内针。

（2）部位消毒　宜用 75% 乙醇或 1% ～ 2% 碘伏在施术部位消毒。

（3）医者消毒　医者双手应先用肥皂水清洗，再用 75% 乙醇棉球擦拭。

3. 施术方法

（1）进针

①颗粒型皮内针：一手将腧穴部皮肤向两侧舒张，另一手持镊子夹持针尾平刺入腧穴皮内。

②揿钉型皮内针：一手固定腧穴部皮肤，另一手持镊子夹持针尾直刺入腧穴皮内。

（2）固定

①颗粒型皮内针：宜先在针尾下垫一橡皮膏，然后用脱敏胶布从针尾沿针身向刺入的方向覆盖、粘贴固定。

②揿钉型皮内针：宜用脱敏胶布覆盖针尾、粘贴固定。

（3）固定后刺激　宜每日按压胶布 3 ～ 4 次，每次约 2 分钟，以患者耐受为度，两次间隔约 4 小时。埋针时间一般为 1 ～ 2 天，多者 3 ～ 5 天，暑热天不宜超过 2 天，平时注意检查，以防感染。

（4）出针　一手固定埋针部位两侧皮肤，另一手取下胶布，然后持镊子夹持针尾，将针取出。

NOTE

（5）施术后处理　应用消毒干棉签按压针孔，局部常规消毒。

【注意事项】

1. 初次接受治疗的患者，应首先消除其紧张情绪。

2. 老人、儿童、孕妇、体弱者宜选取卧位。

3. 埋针部位持续疼痛，应调整针的深度、方向，调整后仍疼痛应出针。

4. 埋针期间局部发生感染应立即出针，并进行相应处理。

5. 关节和颜面部慎用。

第二十章　火针疗法

【概述】

火针疗法是将特制金属针具烧红，按一定刺法迅速刺入人体选定部位，并快速退出，以治疗疾病的方法。

【功效】

温经散寒，通经活络，软坚散结，祛腐生肌。

【适应证】

1. 以疼痛为主要症状且缠绵难愈的病症，如各种痹证（风湿与类风湿关节炎）、网球肘、肩周炎、滑膜炎、腱鞘炎、腰椎病、腰肌劳损、痛经、胃脘痛、三叉神经痛等。

2. 皮肤病，如神经性皮炎、蛇串疮、象皮腿、湿疹等。

3. 外科感染性疾病，如痈疽、丹毒等。

4. 慢性疾病，如慢性结肠炎、癫痫、阳痿、下肢静脉曲张、小儿疳积等。

【禁忌证】

1. 不明原因的肿块禁用。

2. 大失血、凝血机制障碍的患者禁用。

NOTE

【操作程序】

1. 操作前做好解释工作，取得患者配合，摆好体位。

2. 选择针具和针刺部位，消毒皮肤。

3. 用酒精灯烧红针尖及针体，迅速刺入针刺部位。

4. 操作完毕后，贴上敷贴，嘱患者 24 小时内伤口不能浸水。

【操作手法】

1. 针具选择 针具多选用能耐高温、不退火、变形少、不易折的钨合金材料制作，形似毫针，但比毫针要粗，针柄多由铜丝缠绕而成。火针前端尖利部分为针尖，由于火针在烧红状态下使用，针尖反复烧灼，易变脆折断，因此要求针尖利而不锐，稍圆钝为佳。针尖至针根的中间部分为针体，针体烧红时进针，容易变形弯曲，因此要求针体应坚硬、挺直、有弹性、表面光滑，使进出针顺畅。针体与针柄连接处为针根，是针体消毒的起始部位。火针后部手指持针处为针柄。针柄宜用铜质材料缠制成环柄盘龙式，使其具有隔热性，便于施术操作。临床常用的有单头火针、三头火针（图 20-1）。单头火针又有粗细不同，可分为细火针（针头直径约 0.5mm）和粗火针（针头直径约 1.2mm）。

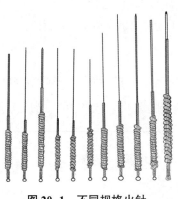

图 20-1 不同规格火针

2. 烧针与针刺

（1）烧针 这是使用火针的关键步骤。在使用火针前必须将针烧红，可先烧针身，后烧针尖。火针烧灼的程度有三种：根据治疗需要可将针烧至白亮、通红或微红。若针刺较深者，需烧至白亮，速进疾出；否则不易刺入，也不易拔出，而且剧痛。若针刺较浅，可烧至通红，速入疾出，轻浅点刺。若针刺表浅，则可烧至微红，在表皮部位轻而稍慢地烙熨。

（2）针刺　可用左手拿点燃的乙醇灯，右手持针，尽量靠近施治部位，烧针后对准穴位垂直点刺，速进速退。也可刺入后不立即拔针，留针 5～15 分钟后再出针。出针后用无菌干棉球按压针孔，以减少疼痛并防止出血。

（3）针刺的深度　针刺深度应根据患者的病情、体质、年龄，针刺部位的肌肉厚薄、血管深浅、神经分布而定。一般而言，四肢、腰腹部针刺稍深，可刺 2～5 分；胸背部针刺宜浅，可刺 1～2 分；至于痔疣的针刺深度以其基底的深度为宜。

3. 针刺方法

（1）点刺法　在腧穴上施以单针点刺的方法。

（2）密刺法　在体表病灶上施以多针密集刺激的方法，每针间隔不超过 1cm。

（3）散刺法　在体表病灶上施以多针疏散刺激的方法，每针间隔 2cm 左右。

（4）围刺法　围绕体表病灶周围施以多针刺激的方法，针刺点在病灶与正常组织交界处。

（5）刺络法　用火针刺入体表血液瘀滞的血络，放出适量血液的方法。

【注意事项】

1. 施术时应注意安全，防止烧伤或火灾等事故发生。

2. 针刺要避开动脉及神经干，勿损伤内脏和重要器官。

3. 孕妇、产妇及婴幼儿慎用。

4. 糖尿病患者、瘢痕体质或过敏体质者慎用。

5. 精神过于紧张、饥饿、疲劳的患者不宜用。

6. 施术后，医者应向患者说明术后针刺部位的维护事项，包括：①针孔局部若出现微红、灼热、轻度疼痛、瘙痒等症状属正常现象，可不予处理。②应注意针孔局部清洁，忌用手搔抓，不宜用油、膏类药物涂抹。③针孔当天不宜着水。

NOTE

第二十一章 杵针疗法

【概述】

杵针疗法的学术思想源于羲黄古易，其辨证、立法、取穴、布阵，多寓有《周易》《阴符》、理、气、象、数之意，与中医学理论水乳相融。其取穴精当，以原络、俞募、河车、八阵之穴为主，天应为导，易于学习掌握，有利无弊，有病治病，无病强身。

【功效】

杵针疗法手法简易，操作简便，无疼痛损伤，兼有按摩和针刺的功效。

【适应证】

1. 中风偏瘫，失语，偏正头痛，眩晕，耳鸣耳聋，脑鸣，失眠，健忘、癫、狂、痫等神经、精神系统病证。

2. 头痛、颈项强痛、鼻塞、咽喉肿痛、小儿惊风、痉挛等病证。

3. 外感发热、咳喘、疟疾、骨蒸盗汗、癫痫、风疹、肩臂疼痛等病证。

4. 胸腹胀痛、黄疸、泄泻、疟疾、小儿疳积、脱肛等脾胃疾病。

【禁忌证】

1. 妇女怀孕 3 个月以上，腹、腰、骶部位禁杵。

2. 小儿囟门未闭者禁杵。

3. 皮肤有感染疮疖、溃疡、瘢痕或有肿瘤的部位禁杵。

4. 杵针治疗时要防止损伤肌肤，挫伤脏器，如胸胁、腰、背、头枕部等行杵时用力不宜过重，以免挫伤肺、脾、肾、髓海等脏器。在行杵时，可根据患者的杵针感应，及时调节行杵的轻重缓急。

5. 乳根、食窦、头面部诸穴，均不宜用杵针重刺。对头面五官及四肢面积小的腧穴，只宜行奎星笔（或金刚杵）点叩、开阖手法，一般不做运转、分理手法。

6. 杵针手法过重，引起患者局部皮肤青紫时，一般不必处理，可以自行消退。

【操作程序】

1. 操作前做好解释工作，取得患者配合。

2. 取适宜体位，暴露治疗部位，注意保暖。

3. 选择适宜的穴位和针具。

【操作方法】

1. 杵针工具

（1）杵针的构造　杵针是用牛角、优质硬木、玉石、金属等材料制作而成。杵针的结构可分为3个部分（图21-1）：①针身：手持处称为针身。②针柄：杵针两头固定的部位称为针柄。③针尖：杵针的尖端部分称为针尖，是杵针直接接触腧穴的部分。

（2）杵针的规格　杵针因临床操作手法和作用不同而名称各异，一般一套杵针工具有4件（图21-2）：①七曜混元杵：长10.5cm，一头呈圆弧形，多用于运转手法；另一头为平行的7个钝爪，多用于分理手法。

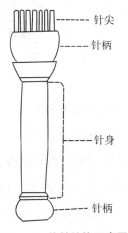

图 21-1　杵针结构示意图

针尖
针柄
针身
针柄

②五星三台杵：长11.5cm，一头有三脚并排，另一头为梅花形五脚，多用于点叩或运转、分理手法。③金刚杵：长10.5cm，一头为圆弧形，另一头为钝锥形，多用于点叩、升降、开阖或运转手法。④奎星笔：长8cm，一头为平椭圆形，另一头为钝锥形，多用于点叩、升降、开阖手法。

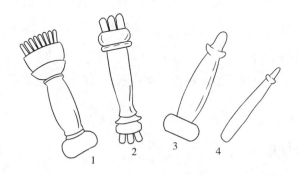

图21-2　杵针工具图
1.七曜混元杵；2.五星三台杵；3.金刚杵；4.奎星笔

2. 杵针治疗前的准备

（1）针具的选择　以杵针无缺损，针尖无松动，针身、针柄和针头光滑圆整，各类杵针的规格齐全者为佳。在临床使用时，还应根据患者的性别、年龄、形体的肥瘦、体质的强弱、病情的虚实、施治的部位、操作手法的不同，选择相应的针具。

（2）体位的选择　同体针。

3. 杵针治疗的手法

（1）持杵　①执笔法：以医者右手食指、中指及拇指持杵身，下端针柄靠在无名指上，或用拇指、食指持针身，中指靠贴杵柄，如执笔一样。此法适宜于头面、胸腹及四肢肌肉浅薄部位的穴位治疗。②直握法：医者以右手拇指和其余四指相对握住杵身，如握拳状。此法适宜于腰、背、骶及四肢肌肉丰厚部位的穴位治疗。

（2）行杵方法　①寻按行杵法：医者以左手拇、食指寻按腧穴部位，右手循左手寻按部位行杵。此法适宜于七曜混元杵或五星三台杵做分理、运转手法的腧穴，如八阵穴、河车路等。②指压行杵法：医者以左手拇指前端寻压在腧穴旁边，右手持杵针紧靠左手拇指行杵。此法适宜于奎星笔点叩的腧穴，如上星、人中等。

（3）行杵高度　行杵高度即杵尖与接触治疗部位体表皮肤间的距离。临床上依杵针器具的制作材料和施术手法、施术部位及患者体质情况而定，以患者在行杵时感觉舒适为度。

（4）行杵角度　是在行杵时针具与行杵部位皮肤表面形成的夹角。①直杵：杵身与治疗部位皮肤表面呈90°角，垂直行杵。此法适用于人体的大部分腧穴，也是临床上最常用的一种行杵角度。②斜杵：杵身与治疗部位皮肤表面呈30°～45°角，倾斜行杵。此法适宜于指掌、耳郭等部位的腧穴。③旋转杵：杵身与治疗部位皮肤表面呈90°角旋转行杵，即顺时针或逆时针旋转。此法常用于杵针运转手法对腧穴面积较大的部位进行操作治疗，如八阵穴、河车路等。

（5）行杵轻重　行杵轻重的标准：行杵较轻患者有杵针治疗感应，但不感到刺激偏重而不适；行杵较重患者能耐受行杵时的最大刺激，但无疼痛不适之感。

（6）行针徐疾　①徐：一呼一吸行杵4次左右，即每分钟60～80次。②疾：一呼一吸行杵6次左右，即每分钟90～120次。

临床行杵时高度、角度、轻重、徐疾，还应根据患者体质、形态、年龄、施术部位、病情虚实等情况综合而定。凡年老、年幼、体弱、久病气虚者，宜轻、疾、浅；青壮年、体健、正盛邪微、新感气实者，宜重、徐、深。凡羸瘦之体，宜轻浅行杵；肥厚之躯，可深重行杵。凡头、胸、腹部腧穴，宜轻杵；背、骶、臀部腧穴，可重杵。凡虚证，以轻快行杵；实证，以重缓行杵。

（7）得气　同体针。

4. 杵针操作基本手法

（1）点叩手法　行杵时，杵针针尖向施术部位反复点叩或叩击，如雀啄食，以叩至皮肤潮红为度。点叩叩击频率快，压力小，触及浅者刺激就小；点叩叩击频率慢，压力大，触及深者刺激就大。此法宜用金刚

NOTE

杵或奎星笔在面积较小的腧穴上施术，如人中、少商、商阳等穴。

（2）升降手法　行杵时，杵针针尖接触施杵腧穴的皮肤，然后一上一下地上推下退，上推为升，下退为降，推则气血向上，退则气血向下。此法一般宜用金刚杵或奎星笔在面积稍大的腧穴上施术，如环跳、风市、足三里等穴。

（3）开阖手法　行杵时，杵针针尖接触施杵腧穴的皮肤，然后医者逐渐贯力达于杵针针尖，向下进杵则为开，进行程度以患者能忍受为度，达到使气血向四周分散的目的；随之医者慢慢将杵针向上提，但杵针针尖不能离开施术腧穴的皮肤。此为阖，能达到气血还原的目的。此法一般宜用金刚杵或奎星笔在面积较小的腧穴上施术，如翳风、人中、隐白等穴。

（4）运转手法　行杵时，将七曜混元杵或五星三台杵的杵针针尖，或金刚杵和奎星笔的杵柄紧贴医者腧穴的皮肤，做从内向外，再从外向内（太极运转），或做顺时针、逆时针（左右运转）方向的环形运转。临床上根据施术腧穴部位的不同运转手法亦不同。八阵穴多做太极运转，河车路多上下或左右运转，一般腧穴多做左右运转。

（5）分理手法　行杵时，杵针针柄或杵针针尖紧贴施术腧穴的皮肤，做左右分推，此为分；上下推迟，则为理。该法又称分筋理气法，以皮肤潮红为度，一般多用于八阵穴和河车路及面积较大的腧穴。

5. 杵针补泻手法

（1）升降补泻法　①补法：杵针针尖点压腧穴后，向上推动。②泻法：杵针针尖点压腧穴后，向下推动。

（2）开阖补泻法　①补法：杵针针尖点压在腧穴上，由浅入深，渐进用力，向下进针，渐退出针。②泻法：杵针针尖点压在腧穴上，由深渐浅，迅速减力，向上提杵。

（3）迎随补泻法　①补法：随经络气血循行或河车路气血的循行、顺太极运行方向行杵。②泻法：逆经络气血循行或河车路气血的循行，逆太极运行方向行杵。

（4）轻重补泻　①补法：轻浅行杵。②泻法：重深行杵。

（5）徐疾补泻法　①补法：手法快而轻。②泻法：手法重而慢。

（6）平补平泻法　行杵轻重、快慢适中，或迎随、升降、开阖均匀。

6. 杵针治疗时间　一般为 30 分钟，对一些特殊病证，如急、慢性痛证，痿证，痹证等，可以适当延长时间。

7. 常用特殊穴位

（1）八阵穴　以一个腧穴为中宫，以中宫到一定距离为半径面一个圆圈，把这个圆圈分为八等份，即天、地、风、云、龙、虎、鸟、蛇，与八封相应为乾、坤、坎、离、震、巽、良、兑，形成 8 个穴位，即为外八阵。再把中宫到外八阵的距离分为三等份，画成两个圆圈，即为中八阵和内八阵。内、中、外八阵上的穴位就形成了八阵穴（图 21-3）。

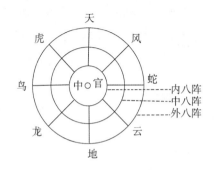

图 21-3　八阵穴图

①泥丸八阵（百会八阵）

［取穴］以泥丸（百会穴）为中宫，百合穴到印堂为半径所构成的八阵穴。

［主治］中风偏瘫，失语，偏正头痛，眩晕，耳聋耳鸣，脑鸣，失眠，健忘，肢体痿废，癫、狂、痫等神经、精神系统病证。

［手法］杵针点叩、升降、开阖、运转、分理。

②风府八阵

［取穴］以风府穴为中宫，从风府穴到后发际边缘的长度为半径所构成的八阵穴。

［主治］中风，失语，头痛，颈项强痛，眩晕，鼻塞，咽喉痛，口腔红肿疼痛，耳鸣耳聋，失眠，健忘，癫痫，癔症，小儿惊风，半身不遂，四肢痿软，痉挛等病证。

［手法］杵针点叩、升降、开阖、运转、分理。

③大椎八阵

NOTE

［取穴］以大椎穴为中宫，从大椎穴到左右旁开 3 寸处为半径所构成的八阵穴。

［主治］颈项强痛，外感发热，咳喘，疟疾，骨蒸盗汗，癫痫，风疹等病证。

［手法］杵针点叩、升降、开阖、运转、分理。

④身柱八阵

［取穴］以身柱为中宫，从身柱到左右魄户穴的距离为半径所构成的八阵穴。

［主治］外感发热，咳嗽，喘息，疟疾，瘾症，癫痫，背脊痹痛，小儿惊痫，乳痈，胸痹，呕吐，以及上肢痿软、麻痹、瘫痪等病证。

［手法］杵针点叩、升降、开阖、运转、分理。

⑤神道八阵

［取穴］以神道穴为中宫，从神道穴到左右神堂穴的距离为半径所构成的八阵穴。

［主治］心悸，怔忡，心痛，胸痹，心胸烦满，失眠，健忘，咳嗽，喘息，小儿惊风，乳痈，乳房肿块，食道梗阻，呕恶，嗳气等病证。

［手法］杵针点叩、升降、开阖、运转、分理。

⑥至阳八阵

［取穴］以至阳穴为中宫，从至阳穴到左右膈关穴的距离为半径所构成的八阵穴。

［主治］肝、胆、脾、胃、胰等脏腑病证，如胸胁胀满疼痛、呕吐、胃痛、痞满、黄疸、咳嗽、哮喘、疟疾、呃逆、嗳腐吞酸等。

［手法］杵针点叩、升降、开阖、运转、分理。

⑦筋缩八阵

［取穴］以筋缩穴为中宫，从筋缩穴到左右魂门穴的距离为半径所构成的八阵穴。

［主治］癫痫、脊强、胃痛、腹胀、呕吐、嗳气、呃逆、黄疸等

肝、胆、脾、胃病证。

[手法]杵针点叩、升降、开阖、运转、分理。

⑧脊中八阵

[取穴]以脊中穴为中宫，从脊中穴到左右意舍穴的距离为半径所构成的八阵穴。

[主治]腹痛、腹胀、泄泻、黄疸、痢疾、癫痫、小儿疳积、脱肛等脾胃病证。

[手法]杵针点叩、升降、开阖、运转、分理。

⑨命门八阵

[取穴]以命门穴为中宫，从命门穴到左右志室穴的距离为半径所构成的八阵穴。

[主治]腹痛，腹泻，遗精，阳痿，经闭，耳鸣耳聋，水肿，遗尿，下肢麻痹，小便短少，癃闭，带下病，月经不调，痛经，四肢痿软、瘫痪，小便频数等病证。

[手法]杵针点叩、升降、开阖、运转、分理。

⑩腰阳关八阵

[取穴]以腰阳关穴为中宫，从腰阳关穴到左右大肠俞穴的距离为半径所构成的八阵穴。

[主治]腹痛，腹泻，痢疾，脱肛，便秘，遗精，月经不调，痛经，经闭，带下，腰骶强痛，下肢痿弱、痉挛或麻木、疼痛等。

[手法]杵针点叩、升降、开阖、运转、分理。

⑪腰俞八阵

[取穴]以腰俞穴为中宫，从腰俞穴到左右秩边穴的距离为半径所构成的八阵穴。

[主治]腹痛，腹泻，便秘，脱肛，月经不调，痛经，经闭，崩漏，痔漏，腰脊强痛，下肢痿痹、疼痛，遗精，阳痿，早泄，带下等病证。

[手法]杵针点叩、升降、开阖、运转、分理。

八阵穴的布阵是灵活多变的，不仅可在头面、背部督脉、腹部任脉

NOTE

上布阵，而且可在俞募穴、原络穴、阿是穴上布阵。总之，临床上要根据病情辨证选用。

（2）河车路　人体河车路可分为头部河车路、腰背部河车路、胸腹部河车路（图21-4）。各部河车路根据所属脏腑和主治不同，又可分为若干段。杵针作用于人体河车路，通过施行各种手法，促进人体气血运行，畅通经脉，从而达到治病的目的。

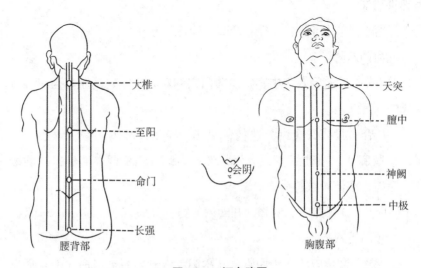

图21-4　河车路图

1）头部河车路

①河车路印脑段

［取穴］头部河车路印脑段共有7条：中间1条从印堂穴至脑户穴，为督脉；目内眦至相对应的脑户穴旁；瞳仁正中至相对应的脑户穴旁；目外眦至相对应的脑户穴旁。其中印堂至脑户穴为单线，其余3条左右对称成双线，共6条，加上正中1条共为7条。

［主治］中风瘫痪，肢体痿软，痉挛，惊风，头风，失眠，眩晕，癫痫，狂证，目疾，耳病，鼻病。

［手法］杵针点叩、升降、开阖、运转、分理。

②河车路脑椎段

［取穴］从脑户到大椎和脑户到大椎两旁与两眼内眦、外眦及瞳仁

之间的距离相等的左右 3 条线，为河车脑椎段。在此河车路上有 7 个穴位，即眼点、鼻点、耳点、口点、唇齿点、舌点、咽喉点。这 7 个穴位分别在脑户至大椎穴的河车路线上的 1/7 处。

[主治] 眼、耳、口、鼻、舌、唇齿、咽喉诸症，以及眩晕、失眠、心悸等。

[手法] 杵针点叩、升降、开阖、运转、分理。

2）腰背部河车路

①河车路椎至段

[取穴] 从大椎穴到至阳穴的中线和从大椎穴到至阳穴的脊柱两旁的 3 条线，即脊柱旁开 0.5 寸的第 1 条线；脊柱旁开 1.5 的第 2 条线，该线与足太阳膀胱经在背部的第 1 侧线相同：脊柱旁开 3 寸的第 3 条线，该线与足太阳膀胱经在背部的第 2 侧线相同。在第 1 条路线上有大椎点、陶道点、风门点、肺点、厥阴点、心点、督点、膈点。每穴与该段督脉和足太阳膀胱经的同名腧穴相对应。

[主治] 大椎点、陶道点、风门点段河车路主治咳嗽、喘息、感冒、温邪初起、疟疾等病症。肺点、厥阴点、心点、督点、膈点段河车路主治胸闷、胸痛、心悸、怔忡、健忘、心痛等心肺疾病，以及噎膈、呃逆、呕吐等脾胃疾病。

[手法] 杵针点叩、升降、开阖、运转、分理。

②河车路阳命段

[取穴] 从至阳穴到命门穴的正中线和从至阳穴到命门穴的脊柱两旁的 3 条线，即脊柱旁开 0.5 寸的第 1 条线；脊柱旁开 1.5 寸的第 2 条线，该线与足太阳膀胱经在背部的第 1 侧线相同；脊柱旁开 3 寸的第 3 条线，该线与足太阳膀胱经在背部的第 2 侧线相同，为河车阳命段。在第 1 条路线上有膈点、胰点、肝点、胆点、脾点、胃点、三焦点、肾点，每穴与该段督脉经和足太阳膀胱经的同名腧穴相对应。

[主治] 胃脘痛，胁肋痛，腹胀，腹泻，痢疾，呃逆，呕吐，嗳气，便秘，尿频，尿急，尿痛、血尿，遗尿，月经不调，痛经，经闭，崩漏，带下，遗精，阳痿，以及下肢痿弱、瘫痪等疾病。

NOTE

［手法］杵针点叩、升降、开阖、运转、分理。

③河车路命强段

［取穴］从命门穴到长强穴的中线和从命门穴到长强穴的脊柱两旁的 3 条线，即脊柱旁开 0.5 寸的第 1 条线；脊柱旁开 1.5 寸的第 2 条线，该线与足太阳膀胱经在背部的第 1 侧线相同；脊柱旁开 3 寸的第 3 条线，该线与足太阳膀胱经在背部的第 2 侧线相同。

［主治］脊强腰痛，遗尿，尿频，泄泻，遗精，阳痿，腹痛、腹胀，月经不调，痛经，经闭，赤白带下，流产，头晕，耳鸣，耳聋，癫痫，惊恐，手足逆冷，下肢痿痹，中风下肢不遂，腰膝酸软无力，潮热盗汗，骨蒸劳热。

［手法］杵针点叩、升降、开阖、运转、分理。

3）胸腹部河车路　胸腹部河车路为河车前线，该线从任脉经的天突穴直下，经过胸、上腹、下腹到会阴穴，与督脉相交。从任脉两旁的左右 3 条线为河车左右线。河车前线可分为以下几段。

①河车天膻段

［取穴］从任脉经的天突穴到膻中穴的任脉经中线，任脉经旁开 0.5 寸、1.5 寸、3 寸的 3 条线，为河车天膻段。

［主治］食管、心、肺、胸膈等急慢性病症，如胸痹、心悸、咳嗽、喘息、呃逆、心痛等。

［手法］杵针点叩、升降、开阖、运转、分理。

②河车路膻阙段

［取穴］从膻中穴到神阙穴的任脉正中线，任脉旁开 0.5 寸、1.5 寸、3 寸的 3 条线，为河车膻阙段。

［主治］脾、胃、肝、胆疾病，如胃脘胀满、疼痛，呃逆，胸痹，胁痛等。

［手法］杵针点叩、升降、开阖、运转、分理。

③河车阙极段

［取穴］从神阙穴到中极穴的任脉正中线，任脉旁开 0.5 寸、1.5 寸、3 寸的 3 条线，为河车阙极段。

［主治］大肠、小肠、尿道、膀胱、盆腔、子宫等脏器病变，淋证，癃闭，尿血，腹泻，便秘，痢疾，小腹痛，月经不调，痛经，闭经，崩漏，带下，遗精，阳痿，不育，疝气等。

［手法］杵针点叩、升降、开阖、运转、分理。

（3）八廓穴

①眼八廓（图21-5）

［取穴］眼八廓就是把眼眶周围沿眶骨的边缘分为天、地、山、泽、风、雷、水、火8个点。

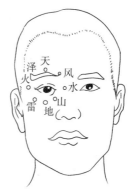

［主治］目赤，目肿、目痛，溢泪，云翳，胬肉，瞳神缩小或散大，视物昏花，视物不正，弱视，复视，畏光羞明，眼见红星、飞蚊等眼病。

图 21-5　眼八廓穴图

［手法］杵针点叩、开阖。

②耳八廓（图21-6）

［取穴］沿耳根周围分成天、地、山、泽、风、雷、水、火8个点

［主治］耳病如耳内溃脓、红肿、疼痛，耳鸣，耳聋，以及腮部红肿疼痛等。

［手法］杵针点叩、开阖。

③鼻八廓（图21-7）

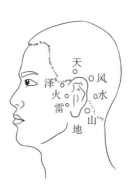

图 21-6　耳八廓穴图

［取穴］以鼻端素髎穴平行到迎香穴的距离为半径画一个圆圈，把这个圆圈分成天、地、山、泽、风、雷、水、火8个点。

［主治］鼻部疾病，如鼻塞、鼻鸣、鼻渊、鼻流浊涕、鼻流腐物、鼻不闻香臭等。

［手法］杵针点叩、开阖。

④面部五轮（图21-8）

［取穴］前发际上从神庭穴到左右头维穴，下从两眉之间的印堂穴

NOTE

至左右眉梢，为火轮；上从印堂穴，下到鼻尖，两旁从攒竹穴到内眼角，从内眼角环行到迎香，为土轮；从人中到迎香，从迎香下行到地仓至颏部，为水轮；左颧部为木轮；右颧部为金轮。五轮当中，火轮属心、土轮属脾、水轮属肾、木轮属肝、金轮属肺。

［主治］除主治各所属的五脏疾病外，还能治疗面部的疾病。

［手法］杵针点叩、开阖、运转。

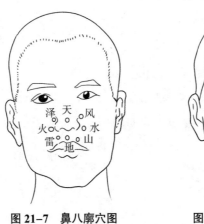 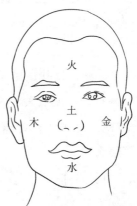

图 21-7　鼻八廓穴图　　　　图 21-8　面部五轮穴图

附注：五轮之中又可分为中央、东、南、西、北，东北、东南、西北、西南四隅，各具九注，这样就组成了九宫八卦，每宫还可以根据病情施以迎随治疗。

8. 处方配穴

（1）八阵、河车取穴法　取病变脏腑相应的八阵穴和河车路穴，以治疗该脏腑的病变。例如，心肺病变，取相应的身柱八阵、神道八阵和河车路椎至段；脾胃有病，取至阳八阵、中脘八阵和河车路至命段。

（2）近部取穴法　近部取穴法是根据每一腧穴都能治疗所在部位的局部和相邻部位的病症这一普遍规律提出来的，多用于治疗体表部位明显和较局限的症状。例如鼻病取迎香，胃病取中脘八阵、梁门。

（3）远部取穴法　①上病下取，下病上取：上是指腰以上，下是指腰以下，即病在上部则在下部取穴治疗，病在下部则在上部取穴治疗。例如头痛、鼻血取涌泉、太冲；阴挺、脱肛、内脏下垂取百会八阵。

②左病右取，右病左取：左右是指身体左侧、右侧，就是病在左侧取右侧穴位，或病在右侧取左侧穴位。例如，左侧牙痛取右侧合谷，半身不遂、口眼歪斜等病在左侧取右侧穴。③中病旁取，旁病中取：中指躯干，旁指四肢，就是病在躯干而在四肢取穴治疗，或病在四肢而取躯干穴位治疗。例如心、胸、胃病取内关、公孙；上肢病取风府八阵、大椎八阵治疗。④阴病取阳，阳病取阴：阴是指胸腹部和阴经，阳是指腰背部和阳经。六腑阳经病取属阴的腹募穴治疗，或五脏阴经病取属阳的背俞穴治疗，亦即俞募配穴法或前后配穴法。⑤随症取穴：是根据中医理论和腧穴功能主治而提出的，它与近部取穴、远部取穴有所不同。近部和远部取穴都是以病痛部位为依据，但对于发热、自汗、盗汗、虚脱、失眠、多梦等全身症状，并不能完全概述这些病症，因此可采用随症取穴法。

【注意事项】

1. 患者过于饥饿、疲劳，不宜立即进行杵针治疗。

2. 治疗前出示杵针工具，说明杵针治疗无痛、无创伤，以消除患者的精神紧张，然后选择适宜的治疗体位和治疗腧穴，开始杵针治疗。总之，以患者精神安静、肌肉松弛、体位舒适为宜。

3. 医者应静心息虑，行杵时应留神行杵，使杵力均匀，行杵有度。

NOTE

第二十二章　针刀疗法

【概述】

针刀疗法是朱汉章教授根据生物力学原理，把中医的针刺疗法和西医的外科手术疗法有机结合的一种"简、便、廉、验"的新疗法。在骨伤等医学领域，有着广泛的应用。其使用的工具，因形似针灸的针，而其尖端又有一个小小的刀刃，既可发挥针刺的作用，又有手术刀切割的功能，故称为针刀，因其体积较小，损伤较小，又称为"小针刀""微针刀""小刀针"等。习惯上将以采用针刀为主治疗疾病的方式，称为针刀疗法，或小针刀疗法。

【功效】

同体针，主要适用于痛证。

【适应证】

1. 头、颈、躯干、四肢部顽固性痛点、痛性结节、条索、增厚，由软组织增生、粘连和瘢痕化形成。

2. 骨质增生：如颈椎骨质增生、腰椎骨质增生、膝关节骨刺或跟骨刺，可以是牵拉或挤压所形成的骨质增生。骨质增生导致周围软组织发生变性、增生、粘连等病理变化，引起疼痛。

3. 滑囊炎：如肩峰下滑囊炎、髌上滑囊炎和髌下滑囊炎等。滑囊慢性无菌性炎症，往往有渗出和增生性炎症过程，滑囊壁粘连、增厚，局部疼痛。

4. 腱鞘炎：如屈指肌腱腱鞘炎、桡骨茎突狭窄性腱鞘炎等。

5. 肌筋膜炎：如项背肌筋膜炎、臀肌筋膜炎等。肌筋膜无菌性炎症，纤维结缔组织增生，局部形成条索、硬结，有疼痛和压痛。

6. 末端痛：如网球肘、跟腱损伤等。肌或腱在骨的附着部发生纤维性变、腱鞘炎症等病变，慢性炎症过程引起疼痛或活动痛。

7. 骨关节痛：包括颈椎病、腰椎间盘突出症、强直性脊柱炎、退行性脊柱炎等。病变涉及骨、关节、椎间盘、椎间关节及其周围软组织等，病理变化复杂，可引起相应的临床症状。

8. 手术或创伤后遗症：因手术造成的损伤过大或创伤较重，或其他因素影响（术后或创伤后感染等），损伤部位渗出、细胞浸润、增生、粘连及瘢痕修复。瘢痕挛缩，导致肌腱、关节等结构功能障碍，产生疼痛。

9. 血管神经卡压综合征：此类疾病多由骨筋膜管粘连、挛缩，引起鞘管狭窄所致。如腕管综合征、跖管综合征等。

10. 股骨头缺血性无菌性坏死：针刀松解起减压和改善局部循环的作用，减轻症状，部分患者可以治愈。

【禁忌证】

1. 原则性禁忌证　针刀疗法作为一种闭合性手术，有与外科手术相同的一些原则性禁忌证。

（1）全身发热性疾病禁用。

（2）严重内脏疾患的发作期禁用。

（3）施术部位红肿热痛及皮肤疾患禁用。

（4）施术部位坏死或深部脓肿禁用。

（5）凝血机制不健全者禁用。

2. 特定的禁忌证　除上述禁忌证之外，针刀疗法还有其特定的禁忌证。

（1）针刀施术部位有重要的血管、神经或重要脏器，施术时无法避

NOTE

开时禁用。

（2）急性软组织损伤禁用。

（3）风湿性关节炎及类风湿关节炎的活动期禁用。在静止期内针刀治疗可缓解局部症状和恢复部分功能。

【操作程序】

1. 操作前做好解释工作，取得患者配合。

2. 取适宜体位，暴露治疗部位，注意保暖。

3. 选择针刺部位，消毒皮肤及术者。

【操作手法】

1. 针刀的四步进针规程

（1）定点　根据患者的主诉、体征，认真检查确定病变部位后，参考局部解剖关系，在体表用紫药水做一个记号。术野消毒，铺上无菌洞巾。

（2）定向　针刀尖部有一个 0.8mm 宽的刃，进针时容易造成不必要的损伤，为尽量避免损伤，刀口线的方向应按下述原则确定：①与病变部位肌肉、韧带的纤维方向一致。②若手术部位有较大的神经、血管通过，刀口线要与神经、血管的运行方向一致。③若上述两点相互矛盾，如治疗梨状肌损伤时，肌肉的纤维方向与坐骨神经的循行方向几乎垂直，一般以神经的运行方向为准确，定针刀进针时的刀口线方向。

（3）加压分离　为避开神经、血管，进针时以左手拇指下压皮肤使之成凹陷，横向拨动一下，再下压使血管、神经被分离在手指两侧，针刀沿拇指甲背方向刺入。若在关节部位或病灶处在骨面，左手拇指用力下压可感到坚硬的阻挡物，说明手指已压至骨面。

（4）刺入　将针刀刃贴于左手拇指甲壁，稍用力下压可刺破皮肤。

2. 针刀的手术八法

（1）纵向疏通剥离法　肌腱、韧带在骨面的附着点处发生粘连，出现瘢痕而引起的病痛。在此处松解时，刀口线与肌腱、韧带的纤维方向

NOTE

一致，针体垂直骨面刺入，刀刃接触骨面后，与刀口线一致进行疏通（即来回摆动），并可按照粘连、结疤的面积大小，分几条线疏剥，但不可横向（垂直于刀口线方向）铲剥。

（2）横向剥离法　当肌肉与韧带损伤后与相邻的骨面发生粘连时，将破坏局部的动态平衡。肌肉、韧带收缩或拉长时会因与骨面的粘连面受牵拉或刺激而引起疼痛，限制肢体运动。治疗时，刀口线与肌肉、韧带的纤维方向一致，针体垂直骨面刺入。当刀口接触骨面后，针体左右摆动或撬动，将粘连在骨面上的肌肉、韧带从骨面上铲起，针下有松动感时出针。

（3）切开剥离法　当几种软组织因为损伤粘连在一起，或因血肿机化后形成包块，或软组织变硬形成条索等，针刀治疗时，刀口线与肌肉、韧带方向一致，针体垂直结疤部位刺入，针刃达病变处时将瘢痕组织切开。

（4）铲磨削平法　在骨的边缘、关节周围有骨刺生成，其原因是附着在骨面的软组织损伤后挛缩、牵拉日久而发生的增生现象。故治疗时，应将针刀刀口线与骨刺纵轴垂直，针体垂直骨面刺入，刀刃接触骨面后，把附着在骨刺尖部紧张、挛缩的软组织切断，消除其过强的拉应力，并把骨刺尖部的瘢痕组织铲掉，使锐边磨平。

（5）瘢痕刮除法　瘢痕如果在腱鞘壁上、骨面上、肌腹上、肌腱上，针刀治疗时，刀口线与治疗部位软组织的纤维方向一致，针体垂直皮肤表面刺入达瘢痕组织，针刀沿纵轴方向切割，然后反复纵向疏剥，刀下有柔韧感时出针。

（6）骨痂凿开法　当人体管状骨骨折后因处理不当而致骨折畸形愈合后，如有功能障碍等症状者，可用针刀先行在骨痂部沿原来的骨折断面凿开数孔，然后用手法将畸形愈合的骨干在原断处分开。

（7）通透剥离法　对范围较大的粘连、板结的病变组织，无法用1～2针来解决时，可在板结处选取数点进针，把软组织之间的粘连剥开，将与骨面的粘连铲起，软组织之间若有瘢痕也要切开，使板结处变松软以达到治疗的目的。

NOTE

（8）切割肌纤维法 在颈、肩、腰、背等部位，因部分肌肉纤维过度紧张或痉挛引起的顽固性疼痛、功能障碍，如胸锁乳突肌痉挛或挛缩引起的斜颈，针刀刀口线与肌纤维方向一致，针体垂直病变组织平面，刺达病变部位后，将刀口线调转90°角，切断少量紧张、挛缩的肌纤维而使症状缓解。

3. 新的针刀操作法

（1）纵向切割法 狭窄性腱鞘炎、条索状瘢痕、筋膜硬结等的治疗离不开切法，为不损伤健康组织，操作时要注意刀口线的方向。刀口线的方向与病变组织的纤维方向或附近的神经、血管方向一致，可垂直方向切割，也可刀口线方向不变，水平方向移动刀刃进行切割。

（2）横向摆动法 在松解肌肉附着点处粘连时，针刀纵向疏通剥离后，再将针体与刀口线方向垂直进行摆动。一可增加刺激量；二可使病变处的松解更进一步；三可避免副损伤。此法与横向铲剥法很接近，不同的是此法摆动的支点不在针体与皮肤交界处，而是在刀刃处。

（3）捣刺法 有些病变组织周围并没有较大的神经、血管，如网球肘的肱骨外上髁压痛点，针刀治疗时可不考虑刀口线方向，反复切割，实质上也就是对病变组织进行彻底地破坏。但应注意刺切的幅度不要过大而使健康组织受损。

（4）提插法 在穴位上治疗，可像针刺操作一样，刀口线与肌肉纤维方向一致，由浅层组织刺入深层组织，再提起针刀至浅层，然后重新将针刀深入，不切割，也不松解，以加强穴位刺激为主。

（5）散刺法 骨膜或筋膜出现慢性炎症而肥厚，针刀治疗时必须将肥厚处组织较全面地松解。而对骨膜、骨膜用纵向疏通、横向铲剥法治疗不理想者，如手法太重尚有可能使骨膜剥脱。这种情况下，针刀操作宜采用同一平面散状点刺法，改善局部紧张状态，增加血液循环。

（6）松解候气法 针刀松解手法做完后，不立即出针，待所有针刀操作完毕再依次出针。通过实践比较，对骨性关节炎及大范围风湿痹证的治疗，针刀松解瘢痕等病变组织之后，立即出针与短暂留针，其治疗效果和患者感觉有明显差异。可见针刀在治疗中的针刺作用不容忽视，虽留针短暂却可更好地激活经络之气血运行，更好地改善局部受力状况。

（7）旋针法　对疼痛及压痛较局限、部位较浅在、解剖关系较简单处可使用旋针法。即针刀快速刺入病变部位，针体旋转一圈后，迅速出针。也可将针刀刺到病变组织处切割松解后不留针，而以旋针体一周来加大刺激量，扩大松解范围。

（8）分层剥离法　在肌肉丰满处，病变部位的压痛在体表只是一个点，但其损伤部位或发生病理变化的组织却可能是一层一层地叠加在一起的。如在治疗时，针刀只达到一个层面进行手术操作，虽能改善部分症状，却难以取得满意效果。如果在不同层次进行同样的松解剥离手法，则会大大提高疗效。

（9）骨膜刮动法　在一些不适处或压痛敏感部位进行针刀治疗，针刀达骨面的过程中并未遇到变性软组织，即无法选择切法，也不宜采用捣法，而在骨面上左右刮动可产生强烈骨膜刺激感，患者常感酸胀难忍，但在临床中却多可取得意想不到的效果。

（10）横推法　对筋膜、韧带损伤后变性而卡压神经、血管者，针刀做切开剥离法后，为增大切口，松解筋膜、韧带，解除神经、血管的卡压，可用左手拇、食指扶持针体在刀口线垂直的方向横推几下。

（11）皮质穿透法　用于对骨坏死的治疗，即用针刀在骨坏死区域，视病变范围大小不同分散选几个点穿透皮质，穿过髓腔，起到骨内减压的作用。

（12）拉割法　对增厚的肌腱，变性的筋膜、腱膜，挛缩的韧带，需要划开或割断者，可选用钩形针刀的拉割法治疗。将钩形针刀的钩立起，垂直于皮肤刺入，针柄旋转 90°，使针刀的钩平放，与皮肤平行，用刀背向前推进 1～2cm，钝性剥离软组织。然后立起钩形针刀的钩刃，下压使之卡于要松开的软组织内，刀刃与纤维方向垂直，刀柄再抬高 30°左右，回拉针刀，可闻及切割声，针刀从原针孔顺着钩形拔出。

（13）划割法　即斜刃针刀的操作方法。刀口线方向与划割组织纤维方向垂直，针体向刀口面对的方向单方向摆动，将病变组织划开。其

NOTE

适用于对不同深度及各层次软组织的划割。操作时，注意划割的方向应与病变部位神经、血管的循行方向一致。

【注意事项】

1. 走出治疗室，应适当休息一会。若有乏力、恶心、头昏、胸闷等不适症状，半小时内不要离开候诊室，防止术后晕针的发生。

2. 治疗后 24 小时内，不宜局部热敷、理疗及按摩治疗，以防治疗部位有水肿或血肿的发生。

3. 根据患者的体质情况、治疗部位和创面大小，必要时可服用抗生素或消炎止痛药物等配合治疗，以防感染，并减轻术后不适感及疼痛。

4. 治疗后 3 天内，应避免过多牵拉、活动患处以免再次撕裂损伤，使创面出血或渗液过多而影响疗效。3 天后，可适当活动或循序渐进地锻炼。

5. 两天内针孔处勿沾水，保持针孔处清洁，以防感染。

6. 凡属风寒湿痹的患者，治疗后应注意防寒保暖；凡属劳损性疾病患者，治疗后应注意患处勿负重。

【异常情况及处理】

1. 晕针 同体针。

2. 出血

（1）出血的主要原因 ①询问病史不仔细，对有出血性疾病或凝血机制障碍患者漏诊。②解剖学知识掌握不熟，并且施术时操作幅度过大，造成局部出血、血肿。因针刀施术一般在深部组织，出血周围没有扩展余地，多数出血都能自行停止，但局部有肿胀或压痛。

（2）出血的处理 在大动脉附近，根据解剖常识可以避开，故临床发生出血部位常为无解剖命名的中小血管集中处。如冈下窝、椎体后面的椎外静脉丛处等。发生出血应停止针刀治疗，马上出针，局部压迫 5～10 分钟；然后对患者观察半小时。一般可不做特殊处理，出血处瘀肿 2～3 天可自行消退，若血肿 3 天后未消退者，可做局部热敷、按摩、理疗或用活血化瘀药。出血 24 小时内不宜热敷，热敷可促进局部循环加快，破裂血管尚未完全闭合，可引起血管扩张，出血更多。预防措施：进针前押指用力下压，以推开进针点下方的血管、神经，可防止血管、神经的损伤。

3. 周围神经损伤 多数因术者解剖知识学习不够，加之施术中粗心大意所致。在针刀进针或松解的刺激过程中，针刃触及较大的神经，患者有触电或麻痛感，并远传放射。

处理方法：立即停止当前运针手法，出针。损伤较轻可无症状，损伤稍重时可沿神经干行程有组织水肿，嘱患者口服芬必得等，每次 1 粒，每日 3 次，一般两天后肿胀或麻痛感自动消除。重者应及时应用皮质激素和其他辅助治疗，如针灸、按摩、热敷、理疗或经络导平等。

4. 气胸 两种基本方法可以达到避免胸膜损伤的目的：①将针刀治疗点压向肋骨骨面，针刃沿指甲的甲壁抵达肋骨后再行针刀操作。②用双指掩住进针部位的上下肋间隙，固定肋骨，在分开的双指之间的间隙内进针，达到肋骨骨面后再行针刀治疗。

5. 脑脊液外漏 脑脊液外漏多发生在因腰部疾病进行椎间孔外口和内口松解治疗时，针刀进入椎管，误入蛛网膜下腔，造成脑脊液外漏，引起剧烈头痛。疼痛的感觉为涨满性，在施术后数小时或 1 ~ 2 天发生，有时可伴视觉或听觉症状。

预防措施：要求术者熟悉椎管和脊髓被膜的解剖，避免针刀误入蛛网膜下腔，造成脑脊液外漏。

处理方法：当脑脊液外漏发生后引起头痛时，应细致回顾针刀治疗的操作过程，正确判断头痛的原因，防止再次误判为其他问题。如蛛网膜下腔出血，而再次使用蛛网膜下腔穿刺检查，有造成更多脑脊液外漏的可能，加剧头痛。在原因明确的前提下，嘱患者卧床，减少起动，多饮水。长时间头痛不能缓解，可用所谓的"补丁"法，即抽患者血液10mL，注入硬膜外隙，达到阻止脑脊液继续外漏的目的。

6. 中枢神经损伤 中枢神经损伤是严重的医疗事故，可以造成患者死亡或者高位截瘫等严重后果。容易造成中枢神经损伤的部位主要在脊

NOTE

柱的颈段和枕骨大孔附近。如颈椎病治疗时从后路进针没有掌握好进针点的位置，针刀过于向内，容易进入颈椎间隙，达到脊柱颈段椎管内，针刀刺入脊髓，造成脊髓损伤，引起高位截瘫或患者死亡等严重结果。或枕下肌松解治疗时，进针入路角度不适当，针刀误入枕骨大孔，造成延髓出血或损伤，引起患者死亡。

为避免上述损伤，必须认真学习枕下和颈段椎管的局部解剖，严格按照规程进行针刀操作。在枕下肌松解操作时，针体应该与颈项平面垂直，针刃直达上项线和下项线之间的平面，此处为一骨面，称为项平面。在颈椎病后路进针治疗时，针尖应该在中线外侧 1.5 ~ 2cm 处垂直进针，此处是颈椎关节突关节的骨面，其内外缘之间宽度约 1.0cm，针达骨面，稍稍提起针刃，进行针刀松解。上述方法可以避免损伤延髓和脊髓。

7. 内脏损伤 容易损伤的重要内脏主要是肝脏和左右肾脏。肝脏位于右胁肋部，肾脏位于上腰部，在这两部位进行针刀操作时应该熟悉肝脏和肾脏的解剖定位，针刀进针较深时要避开肝肾的体表投影范围，以免损伤。

8. 断针 断针指在针刀施术操作过程中，针刀突然折断埋入皮下或深部组织中。其原因为针刀材质不好或患者肌肉强烈痉挛性收缩，以致针体断裂。

处理：临床门诊一般应准备弯血管钳，断针发生时立即将断端钳出。施术时押指一般都在进针处按压，断针发生后不要放开押指，而以押指继续加压，使断端露头，将其钳出。若断端埋入深部，则宜在 X 线检查下，手术将针取出，千万不能将针留在人体组织内。

预防措施：施术之前要估计进针点的组织厚度，选择适当型号的针刀，针刀刺入病灶，应保留 1/3 针体在皮肤外面。因为断针多数发生在针柄与针体结合部，针体没有整体埋入组织，便于断针后取出。

第二十三章　刃针疗法

【概述】

刃针源于九针，以中医理论为基础，凸显微创理念，与现代医学接轨的中医原创针具。

刃针疗法，是以刃针为主，手法、中药外治为辅的中医微创治疗术。其是以中医学理论为构架，并将传统的中医学理论与西医学的生物力学、人体解剖学等学科有机融合，在临床中迅速发展的一门新兴综合疗法。

【功效】

刃针疗法功效同体针，主要适用于痛证。

【适应证】

软组织损害导致的疼痛和功能障碍，以及影响内脏器官所致的功能性症状。刃针疗法属非手术疗法范畴，适宜椎管外软组织病变的治疗，对椎管内病变的治疗作用甚微，故椎管内病变需要用微创手术治疗，以免延误病情。

【禁忌证】

1. 全身发热或感染严重内脏疾患的发作期禁用。
2. 施术部位有红肿热或深部脓肿坏死者禁用。

NOTE

3. 白血病、血小板减少症及其他凝血功能不全者禁用。

4. 施术部位有重要神经、动脉、静脉或主要脏器而又无法避开有可能造成损伤者禁用。

5. 急性局部软组织损伤有出血可能者禁用。

6. 诊断不明或病变部位暂不能确定者禁用。

7. 精神病患者或精神过度紧张无法配合者禁用。

8. 严重的高血压、冠心病、心肌梗死、溃疡病、肝肾功能不全及传染病患者禁用。

9. 恶性贫血、恶性肿瘤患者，严重糖尿病血糖未控制在正常范围者禁用。

10. 严重类风湿关节炎、强直性脊柱炎、膝关节畸形，要求超过预期效果者禁用。

11. 椎管内骨性狭窄、椎体Ⅱ度以上滑脱、脊髓出现软化灶及大小便明显障碍者禁用。

12. 严重全身骨质疏松，出现广泛疼痛或多处压缩性骨折者禁用。

【操作程序】

1. 操作前做好解释工作，取得患者配合。
2. 取适宜体位，暴露治疗部位，注意保暖。
3. 选择针刺部位，消毒皮肤及术者。

【操作手法】

1. 刃针针具 刃针形如针灸针，前端平口带刃，巧妙地整合了针灸针和微型外科器械的优势，且其治疗为准确无误的针对性治疗，因此疗效快而迅捷，解决了过去治疗学上一些无法解决的问题，治愈了大量以常规方法难以治愈的多类顽症。其常用规格为 0.35mm×25mm（1寸）、0.35mm×40mm（1.5寸）、0.35mm×75mm（3寸）、0.4mm×25mm、0.40mm×50mm、0.4mm×75mm 等（图 23-1，图 23-2）。

NOTE

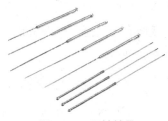

图 23-1 刃针针具

直径	13mm 0.5寸	25mm 1寸	40mm 1.5寸	50mm 2寸	60mm 2.5寸	75mm 3寸
0.25mm	●	●	●	●	●	●
0.30mm	●	●	●	●	●	●
0.35mm	●	●	●	●	●	●

图 23-1 刃针规格

2. 平刺刃针的操作 平刺刃针是一种特型刃针，以低于 15° 的角度斜刺进针，主要对浅深筋膜之间平面粘连的病损进行平面推切，起到分离减压的作用。

（1）操作关键 对筋膜层次的把握，进针时以落空感来判断所到层次。浅、深筋膜之间基本是一个无痛区域，一般感受器较少，针下空松是正常的感觉。因此术者的手感和患者的针感组合而成的"两结合"就是操作中要特别重视的问题。

（2）判断浅层病损的方法 主要用提捏法，即用拇、食、中三指轻轻捏起皮肤，仔细体会其弹性、硬度和厚度，如为紧张钝厚感，患者感觉酸胀、麻或放射，就可判断为浅层病损。一般只要仔细对比指下正常和异常的感觉，就会很快掌握。因为浅筋膜和皮肤紧密连接，浅筋膜和深筋膜之间有一相对疏松的脂肪组织，粘连的时候提捏有钝厚感，正常则是松软的感觉；平面粘连时，提捏感觉是一片紧张的软组织，而正常时则是指下感觉有富有弹性的较少的软组织。

（3）确定深度的方法 ①指压法：轻度按压，患者有酸痛者为浅层；中度按压，患者有酸痛者为中层；重度按压，患者有酸痛者为深层。②指拨法：保持按压力并用指拨动，体会有粘连感，即为病变部

NOTE

位。③针感法：刃针进入各层时，有针感下行至病痛部位，症状减轻或消失，或针感下行至病变肢有舒适感，以及针感下行至病痛部位酸重加重后又减轻者，均视为有效针感层。

（4）浅深筋膜间的平刺干预　浅深筋膜的刃针干预可以达到立竿见影的效果，一般治疗完毕，治疗部位的疼痛会立即消失或减轻，因此可以解决很多软组织损伤性疾病，尤其是以单纯的筋膜病损疗效最为显著。浅深筋膜的刃针干预能迅速减压，这样很多复杂的临床症状很快可以得到解除。通过浅层的松解可以调节深部的紧张，使软组织的动态平衡得到恢复，很多患者通过浅层的干预可以获得很好的疗效。

（5）勿将浅层病损诊为深层病损　临床中有些医生会忽视浅层筋膜的病损或将其误诊为深层病损，因此过多地干预深层或者骨面，疗效不佳，但是通过对浅深筋膜之间的平刺松解，反而取得了意想不到的效果。这提示临床中对浅层病损和深层病损要仔细鉴别。一味地下压检查会把浅层病损压到骨面，从而误以为是深层病损，加上浅、深病损同时存在的情况很多，因此操作时应先松解浅层，后松解深层，由浅入深，循序渐进。

（6）平刺是无痛安全治疗的新理念　浅深筋膜之间的感受器相对来说较少，毛细血管分布也较少，神经和血管的分布在筋膜的致密部分一般为平行走行，刃针操作时只要避开大的神经、血管，一般不会造成损伤，所以说刃针平刺是无痛安全的。皮肤和浅筋膜之间毛细血管和感受器都较丰富，但这个层面的松解对皮肤病有奇效。

（7）刃针立体交叉松解疗效更好　由于临床软组织损伤的复杂性，浅、深病损多共同存在，所以单纯的松解效果有限。直刺、平刺、斜刺钩拉相结合，立体减压松解，疗效要更好。如腰椎骶棘肌损伤，浅层平刺和椎板直刺交叉松解，腰筋膜鞘得以减压。

（8）十二经筋分布区域压痛点或提捏痛点是平刺松解的区域　通过对浅层筋膜的干预可以调节深层组织，这是十二经筋的调节作用。平刺的方向一般与十二经筋的循行平行，可参考其迎随补泻方法。

NOTE

（9）操作要点

①定点：在筋膜病损周围适当选点，避开浅层血管，便于平刺刃针进入治疗区域。由于一个点可以做到180°甚至是360°松解，故一般定点较少。筋膜病损面积大者可以分片松解，发挥平刺松解简便灵巧、微创痛小的特点。另外，定点也讲究美观整齐，需要进行补泻调节的部位，适当定在经脉循行线上，按照随迎补泻的原则操作。

②进针：食指和拇指握住针柄，针身和皮肤约呈45°角，快速弹性进针。初学者可以先用左手压紧皮肤固定，右手中指抵住针身转折处，进针后体会进入的层次，到浅深筋膜之间的层面调整角度小于15°，这个层面的痛感较小。

③平刺推拔：进针并调整好角度以后，快速向病损间隙推拔，针体微上翘，弹性用力，每个推拔之间注意停顿，分散刺激，减少痛感。针体在浅深筋膜之间，若无病损，术者针下感觉空软无阻力，患者也无感觉；若有粘连挛缩，则术者针下有紧涩阻力感，且患者有轻微酸痛或拔离的刺痛感。

④平行摆动：推拔完毕，针体可左右摆动，拇指和食指紧捏针柄，平行上抬针体，进行按摩提筋的物理松解操作。

⑤留针：治疗结束，留针10～20分钟，通络减压效果更好。

3. 切刺刃针的操作

（1）在肌肉牵张的姿势下触诊寻找，能更清晰地触到激痛点。

（2）选用直径为0.5～0.7mm的刃针最为有效和微创，较细和较粗者均不适宜。

（3）根据施术部位的形态选择不同的操作方法：①小结如面条样：用手指按压固定激痛点，精确刺入病变小结，先切刺一下，再在与肌纤维走向一致的远、近端各斜向切刺一下（即纵向切刺），不宜反复盲目切刺和纵向、横向摆动。②小结如针尖、豌豆大：用手指摸清小结，在与其所属纤维走向一致的远或近端进针（小结深则距离较近），斜刺向小结（小结深则倾斜度较小），分2～3次逐层切刺，以穿过为度，切忌反复盲目切刺和纵向、横向摆动。③最后行被动运动和牵引等手法，

NOTE

加强疗效。④患者做针对有关肌肉放松的锻炼，巩固疗效。⑤效果稍差的病例，可用中药熨烫以增强疗效。

（4）切刺操作要领：明确诊断适应证，体表定点标记准，常规消毒需无菌，快速进针疼痛轻，细心体会针下感，逐层深入询问频，视情纵、横、十字选（表23-1）。

表 23-1　切刺操作要领

名称	操作	备注
纵向切刺	与针刃一致方向间断切刺 3～5 下	基础针法
横向切刺	与针刃垂直方向间断切刺 3～5 下	基础针法
十字切刺	先与针刃一致方向切刺 1 下，稍提起，调转针刀 90°再切 1 下，形如十字	适于较重的病变
米字切刺	先与针刃一致方向切刺 1 下，稍提起，依次顺时针调转针刃 45° 3 次，各切刺 1 下，形如米字	适于严重的病变
间断十字切刺	在一纵轴上间断做 3～5 个十字切刺	适于面积较大的较重病变
间断米字切刺	在一纵轴上间断做 3～5 个米字切刺	适于面积较大的严重病变
边缘切刺	紧贴骨质边缘间断切刺，切刺深度不超过骨缘 5mm	适于附着在骨缘的病变软组织
层面间切刺	斜刺入软组织层面间，扇形切刺 3～5 下	适于软组织层面间粘连
斜向切刺	与体表呈 45°斜向刺入肌肉层，切刺	适于肌肉的紧缩
小幅度提插	刺入肌肉层后，反复小幅度提起，刺入数次	加强经络和信息传导

4. 钩拉操作要领　钩拉主要治疗筋膜的病变。如疼痛不适范围大，符合筋膜分布区域，无明显异常改变可触及，按压时出现鹅丘样变或周边呈橙皮样变，是筋膜病变导致血虚的表现，应选用钩拉刃针治疗。

常规消毒，戴手套或垫敷料；左手撑开皮肤，右手捏住钩的近端，快速刺入深筋膜与肌肉之间；右手将针体立起，左手中指拉开皮肤，食指反向将针推入；将针提起，皮肤及筋膜也随之被提起，先慢后快反复牵拉，直至感觉提拉较松，被提起的皮肤及筋膜范围加大即停止。

5. 补泻的综合运用

（1）补 顺经序刺，慢进针，快出针，不摇大针孔，按压针孔，留针，不拔罐。

（2）泻 逆经序刺，快进针，慢出针，摇大针孔，不按压针孔，不留针，拔罐。

【注意事项】

1. 安全的保障——"四不做、三应对"（表 23-2）。

所谓"四不做"指刃针操作时患者出现以下四个感觉不允许再继续操作：①突然锐痛（触到血管外壁）；②突然强烈放射性痛、麻，电击或肢体不自主抬动（触到神经外膜）；③突然胸闷、气短或呛咳（触到胸膜外组织）；④无微痛、酸、胀感（正常软组织）。遇到上述感觉采用以下"三应对"方法：一是立即停止不动；二是稍提起针具略改变方向继续进行操作；三是无上述感觉时再进行操作。

表 23-2 安全保障要点

患者描述	触到的组织	应对
疼痛	血管壁	1. 立即停止不动 2. 稍提起针，略改变方向深入 3. 如不再出现疼痛则继续操作，如仍出现疼痛则再稍提起针，略改变方向深入
沿神经路线强烈放射性疼痛和（或）麻木，甚至肢体不自主抬动	神经外膜	1. 立即停止不动 2. 稍提起针，略改变方向深入 3. 如不再出现沿神经路线强烈放射性疼痛和（或）麻木，则继续操作，如仍出现疼痛等则再稍提起针，略改变方向深入
背、胸部位治疗时，出现胸闷、气短甚至呛咳	胸膜外肌肉	1. 立即停止不动 2. 稍提起针，略改变方向深入 3. 如不再出现胸闷、气短则继续操作，如仍出现则再稍提起针，略改变方向深入

NOTE

患者描述	触到的组织	应对
不疼痛、不酸胀，患者称"没感觉"	非病灶部位	1. 立即停止不动 2. 稍提起针，略改变方向深入 3. 出现达到病灶的"两结合"，继续操作；如仍出现不疼痛、不酸胀、"没感觉"则再稍提起针，略改变方向刺入

2. 有效的保障——"两结合""松解为度"（表 23-3）。

表 23-3　有效保障要点

针别	患者描述	术者触觉	名称
毫针	酸、沉、胀、麻	针下沉紧	得气
刃针	比较强的酸、沉、胀和微麻、微痛	针下组织较正常硬、厚、难以通过	两结合

"两结合"：指在刃针操作时患者感觉施术部部位有酸、沉、胀、重、微痛、"抓筋感"向四周轻微放散，或沿神经路线轻微放射性痛、麻；术者感觉针下比正常该组织硬、厚、难以穿过。当这二者感觉结合出现时表示刃针达到病灶，可以进行操作。

"松解为度"勿多施："两结合"中除患者觉酸、沉、胀、重外，术者还有硬厚难以穿过之感，当切刺数下，至不再硬厚难以穿过时，即为松解，松解是达到刺激量的标准，所以也是停止切刺的标准。"松解为度"就是达到合理的刺激量，不需要再切刺的标准。

NOTE

第二十四章　浮针疗法

【概述】

浮针疗法是一种新型的物理治疗方法，它主要以浮针针具（简称浮针）为治疗工具，以局部病症为基准，在病痛周围（而不是在病痛局部）进针，针尖对准病灶，针体沿浅筋膜（皮下疏松结缔组织）层行进。相对于传统针刺方法而言，其留针时间长，主要用于治疗局部的病症。

【功效】

浮针疗法功效同体针，主要用于治疗痛证。

【适应证】

1. 四肢部的软伤疼痛。

2. 躯干部疼痛，如急性腰扭伤、退行性腰椎病、颈椎病、强直性脊柱炎。

3. 内脏痛，如急性胃炎、泌尿系结石、癌性疼痛。

4. 头面部疼痛和非痉病性病痛，如颞颌关节炎、副鼻窦炎、三叉神经痛、下肢麻木及腹胀。

【禁忌证】

1. 患者在过于饥饿、疲劳、精神紧张时，不宜立即针刺。

NOTE

2. 妇女怀孕 3 个月者，不宜在小腹部针刺。若怀孕 3 个月以上者。腹部、腰骶部也不宜针刺。妇女行经时，若非为了治疗痛经，亦不应针刺。

3. 小儿囟门未闭，头顶部勿针刺。

4. 常有自发性出血或损伤后出血不止者，不宜针刺。

5. 皮肤有感染、溃疡、瘢痕或肿瘤的部位，不宜针刺。

【操作程序】

1. 操作前做好解释工作，取得患者配合。

2. 明确痛点，选择适宜体位、针具和进针点，暴露治疗部位，注意保暖。

3. 消毒进针点皮肤及术者手部。

【操作手法】

1. 浮针的结构和规格

（1）浮针的结构　浮针是复式结构，分为三部分（图 24-1）：①针芯由不锈钢制成。该部分使浮针具有足够的刚性以快速进入人体。外面包有软套管。针尖呈斜坡形。②软塞套及针座是浮针的主要结构，起关键作用。针芯包裹其中，该部分使浮针同时具有足够的柔软度以利长时间留针。针座是浮针的附属结构，借此可以固定留置于体内的软套管。

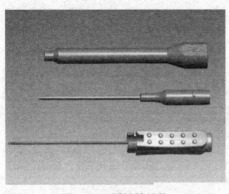

图 24-1　浮针的结构

③保护套管可保护针芯和软套管不与他物碰撞产生磨损，同时也有利于保持无菌状态。

（2）浮针规格　浮针的规格主要指针芯的粗细和长短。目前所用浮针的长短、粗细规格分别如下（表 24-1）：

表 24-1　浮针规格

长短		粗细	
型号	长度	型号	规格
短号	24mm	粗号	0.9mm
中号	32mm	中号	0.6mm
长号	40mm	细号	0.3mm

因留置体内的时间长，故所有浮针都是一次性使用，必须注意：①存放时置于干燥、无热源的地方。②不得反复使用，以防感染。③针具包装破损后勿使用。

2. 针刺前的准备

（1）选择针具　男性、体壮、形肥，且病变部位较深者，可选用稍长、稍粗的浮针。反之，若女性、体弱、形瘦，而病变部位较浅者，就应选用较短、较细的针具。一般皮薄肉少之处，病变较为轻浅，如肌纤维组织炎，选用较短、较细的浮针；皮厚肉多之处，病变复杂难治，如椎间盘突出症等宜选用长、粗的浮针。

（2）选择体位　治疗时必须根据治疗所选进针点的具体部位，选择适当的体位，使患者放松，同时便于施术操作。临床上常用的体位主要有以下几种：①仰卧位：适宜于取头、面、胸、腹部进针点和上下肢部分进针点。②侧卧位：适宜于在身体侧面和上下肢部分部位治疗。③伏卧位：适宜于在头、项、脊背、腰臀部和下腹背侧及上肢的一部分进针。④仰靠坐位：适宜于颜面和颈前的进针点操作。⑤俯伏坐位：适宜于项、背部的进针。⑥侧伏坐位：适宜于面颊及耳前后部位的操作。对初诊、精神紧张或年老、体弱、病重的患者，应尽量采取卧位。

（3）明确病痛点　在多数情况下，痛点容易确定，但有两点情况应当重视，一是病痛范围大，二是病痛范围小，尤其是在关节附近或关节内部时。范围大的病痛，医者必须找出最痛点，患者表达不清时选中央。病痛范围在关节周围或关节内部时，要让患者多次改变关节姿势。以使痛点部位明确。在查找痛点的过程中，用力要由轻而重，搜寻范围由大而小，循序渐进。

NOTE

（4）确定进针点　进针点的选择关系到进针顺利与否，关系到疗效的好坏。在选择进针点的过程中，要明确以下几点：①多数情况下在距痛点6～10cm处。②多选择在病痛部位上、下、左、右处，这样便于操作和留针。但病痛在肋间，斜取肋间则效佳。③避开皮肤上的瘢痕、结节、破损等处。④尽量避开浅表血管，以免针刺时出血。⑤进针点与病变处之间最好不要有关节，否则效果相对较差。

（5）消毒　针刺前必须做好消毒工作，其中包括进针部位的消毒和术者手指的消毒。

3. 针刺方法

（1）进针和运针　①在进针操作时，应双手协同，紧密配合。一般用右手持针操作，主要是以拇指、食指、中指三指夹持针柄，状如斜持毛笔，用左手拇指、食指夹持辅助针身，类似毫针刺法中的夹持进针法。进针时针体与皮肤呈15°～25°角刺入，用力要适中，透皮速度要快，不要刺入太深，略达肌层即可，然后松开左手，右手轻轻提拉，使针身离开肌层，退于皮下，再放倒针身，做好运针准备。②运针是指针入皮下后到针刺完毕之间的一段操作过程。运针时，单用右手沿皮下向前推进。推进时稍稍提起，使针尖勿深入。运针时可见皮肤呈线状隆起。在整个运针过程中，右手应感觉松软易进，患者没有酸胀麻等感觉，否则为针刺太深或太浅。运针深度一股掌握在25～35mm。对范围大、病程长的病痛，运针深度可长，反之则短。对小范围的病痛来说，固定即可。对范围较大的病痛，可加扫散动作：以进针点为支点，手握针座，使针尖做扇形运动。进针完毕，抽出针芯，弃之安全处，务必放于人不易触摸的地方，防止刺伤。然后用胶布贴于针座，以固定留于皮下的软套管。在进针点处用一个小干棉球盖住针孔，再用胶布粘贴，以防感染。

（2）针刺的方向　浮针疗法对针刺的方向要求较为严格。针尖必须由远而近地直对病痛部位，偏差后效果不佳。如果由近而远地反方向对着病灶，效果更不理想。

（3）留针和出针　①将针刺入皮下运针后，使针留置于皮下称为留针。它是针刺治疗全过程中的重要环节。留针的目的是为了保持镇痛效应。在留针时多用胶布贴敷，把软套管的针座固定于皮肤表面即可，为安全起见，进针点处可用消毒干棉球覆盖一薄层后用胶布贴敷。留针时间以1天为宜。当然，留针时间的长短还要根据天气情况、患者的反映和病情的性质决定。若气候炎热，易出汗，或患者因为胶布过敏等因素造成针孔口或局部皮肤瘙痒，时间不宜过长。若气候凉爽，不易出汗，患者没有反映不适感，时间可长一些。至于病情的性质与留针时间长短的关系，一般而言，病情复杂、缠绵难愈的病证，如癌性疼痛，留针时间要长；病情轻浅、病程较短的病，留针时间可短一些。治疗时需叮嘱患者：留针期间勿打湿针刺局部，防止感染；可适当活动，但局部活动范围不要过大，以免胶布松散，影响软套管的固定；局部有异常感觉时不要紧张，大多为胶布过敏所致，医生可用其他类型的物件固定，如邦迪止血贴等。②在留针达到既定的时间后出针。出针时一般先以左手拇、食指按住针孔周围皮肤，右手拇、食两指拿捏浮针针座，不要捻转提插，慢慢将针尖移至皮下，然后将针起出，用消毒干棉球揉按针孔，防止出血。出针后属患者休息片刻即可离开。

4. 操作特点

（1）按部位选点　浮针疗法根据病变部位所在位置和病变部位的大小来决定进针点的选取。

（2）在病灶周围进针　浮针疗法并非在局部，而是作用在病灶周围，针尖并不达到病所，有时甚至可以相隔较远。

（3）皮下浅刺　浮针疗法所涉及的组织主要是皮下组织（主要是皮下疏松结缔组织）。

（4）不要求得气　浮针疗法要求避免患者有酸、胀、重、麻、沉等得气感。

【注意事项】

1. 浮针疗法留针时间长，相对传统针刺疗法而言，较易感染。浮针器具只能一次性使用，同时要注意消毒。特别是对容易感染的患者，如糖尿病患者，当加倍小心，慎防感染。

2. 留针期间，应注意针口密封和针体固定，嘱患者避免剧烈活动和

NOTE

洗澡，以免汗液和水进入机体引起感染。

3. 针刺的部位一般应选在对日常生活影响较小的部位。关节活动度较大，一般不宜选用，可在关节附近进针。另外，针刺的部位也不要太靠近腰带，因为腰带的活动常影响针体的固定。

4. 根据情况，进针点可以选择在离病灶较远的地方，但浮针进针点和病痛部位之间不能有关节，否则疗效较差。

5. 治疗消化系统疾病，由于腹部皮肤松弛，留针时刺入的针具活动范围较大，方向容易偏差，影响治疗效果，故除了加强固定外，还要嘱患者少活动。同时注意观察，一旦发现针体歪斜，及时予以调整。

【异常情况的处理和预防】

1. 皮下瘀血 若微量的皮下出血而局部有小块青紫时，一般不必处理，可以自行消退，只要告知患者，消除其顾虑情绪及恐惧心理即可，不必立即起针。若局部肿胀疼痛较剧，青紫面积大而影响功能活动时，可先起针，冷敷止血，24 小时后再做热敷或在局部轻轻揉按，以促使局部瘀血消散吸收。

2. 晕针 对于晕针应着重预防。如初次接受浮针疗法或精神紧张、身体虚弱者，应做好解释工作，消除其对针刺的顾虑，同时选择适合的体位、手法要轻。若饥饿、疲劳时，应令进食、休息、饮水后再予针刺，术者在针刺治疗过程中，要精神专一，随时注意观察患者的神色，询问患者的感觉，一旦有不适等晕针先兆，可及早采取处理措施，防患于未然。

晕针的处理方法同常规针刺。

【临床应用】

1. 上肢痛证

（1）肩痛 对于肩部诸病种引起的疼痛，进针点多应选取在上臂肩峰下，针刺方向向上，也可取冈上窝，方向对准痛点。

（2）肘痛 对于肘部诸病引起的疼痛，进针点多选取痛点上下之平坦处，针刺方向向上或向下。

（3）**手（腕）痛**　对于腕部诸病引起的疼痛，进针点多选取腕关节横纹以上，针刺方向直对痛点向下。对手指间疼痛，进针点可选取在相关两掌骨之间。

2. 下肢痛证

（1）**髋痛**　对于髋部诸病引起的疼痛，进针点多选取在大腿前、后、内、外侧，针刺方向直对痛点向上。因为臀部脂肪肥厚，多数情况下，特别是疼痛在臀部中央者，不要在臀部进针，可在小腿后外侧（和）或大腿后外侧选用大号针治疗。

（2）**膝痛**　对于膝部多种疾病引起的疼痛，病痛在腘横纹以上者，进针点多选取在大腿，方向向下，直对痛点；病痛在腘横纹以下者，进针点多选取在小腿部，针刺方向向上。髌下脂肪垫损伤的压痛部位在髌骨深层髌韧带的两侧，因为知觉干涉的阻拦效应，若进针点选取在小腿前缘，针刺的效应常常不能越过有一定坡度的髌韧带，因此可用小号针在髌韧带部位进针。

（3）**足痛**　①对于踝关节以下部位发生的疼痛，进针点多选在小腿前、后、内、外侧，方向向下，直对痛点。②对足背部远端的病痛，进针点可选取在足背部近心端，针尖朝下，因为局部末梢神经、血管丰富，进针时要避开神经和血管，动作迅速。③踝关节扭伤或腓骨长短肌腱滑脱等疾病，有时病痛表现在外踝前下方，这时因为知觉干涉的阻拦效应，进针点不能选取在小腿外侧，针尖向下，而要在足背内侧进针，针尖向上。

3. 头面躯干痛证

（1）**头痛**　浮针疗法对于弥漫性的头痛疗效欠佳，可舍该法而用他法。对于局限性头痛，进针点不要远离病痛点，在病痛点的上下左右皆可，针刺方向直对痛点。

（2）**颈项痛**　对于颈项部的病痛，进针点在病痛点下方，方向向上，直对痛点。操作时嘱患者头向前倾，以使项部皮肤平整，利于进针。对于病程长的病例，可选用大号针。

（3）**胸背痛**　进针点大多选取在距离病痛处不远的横向或纵向位置，针刺方向对准病痛处。若治疗肋软骨炎或肋间神经痛等疾病，进针

NOTE

点选取在肋间隙，病痛点的斜上方或斜下方，针体沿肋间隙对准病痛点行进。进针点和病痛点之间不能隔着脊柱，否则罔效。

（4）腰腿痛　为保证腰部弯曲时不因为留针而产生局部牵拉刺痛，在治疗腰部病痛时，首先采用横刺。若效不立显，可从纵向加刺。对于有下肢放射痛的病例，如腰椎间盘突出症，当先从腰部行浮针疗法，若腰部疼痛消失而放射痛仍然存在时，再从四肢远端向近端进针。在腰部针刺时，可在腹部垫枕头等物件，抬高腰部，使进针局部皮肤平坦，以利操作。临床有一些疼痛，只有在做弯腰等运动时才能表现出来，若伏卧则压痛不显，可以让患者站立弯腰，使疼痛位置、程度明确，保持该体位行浮针疗法，效佳。

（5）尾骶痛　对于骶髂部位发生的疼痛，进针点多选取在痛点近部周围上下左右，方向直对痛点。对尾骨部的病痛，进针点可选取骶中嵴上，针尖向下。

4. 常见内科痛证

（1）胃痛　对于胃脘部位发生的疼痛，进针点多选取在痛点下方，方向直对痛点。如果罔效，也可横刺。

（2）腹痛　对于下腹部各种疾病引起的疼痛，进针点多选取在痛点上方，方向向下直对痛点。多数情况下不要横刺，也可以在下肢内侧选择进针点，方向向上。该法可与上法单独使用，也可配合使用。

（3）胁痛　对于胁肋部和上腹部各种疾病引起的疼痛，腹部进针点多选取在痛点下方，方向向上直对痛点。胁肋部的进针点可在肋间隙横向取点，方向斜对痛点。

第二十五章　拔罐疗法

【概述】

拔罐疗法是指用热力或抽气等方法，使罐具内形成负压而吸附于穴位和患处上，并使局部产生充血、瘀血，从而达到治疗目的的一种治疗方法。

【功效】

中医理论认为，拔罐疗法有行气活血、逐瘀化滞、消肿止痛、温经散寒、祛风除湿、舒筋活络、清热解毒、解闭通结等功效。西医学理论认为，拔罐疗法有负压、温热、调节神经系统及微循环、提高新陈代谢的作用。

【适应证】

随着拔罐疗法机制研究的进一步深入、现代多功能罐种的问世、药罐法所选用药液的不断增加，以及拔罐与多种疗法的结合运用，该疗法的应用范围已十分广泛，从早期的疮疡发展到临床各科的百余种疾病。

1. 内科疾病　感冒、咳嗽、肺痈、哮喘、心悸、不寐、多寐、健忘、百合病、胃脘痛、呕吐、反胃、呃逆、痞满、泄泻、便秘、腹痛、胃下垂、饮证、痿证、眩晕、胁痛、郁证、水肿、淋证、癃闭、遗尿、遗精、阳痿、男性不育、阳强、风温、暑湿、秋燥。

2. 外科疾病　红丝疗、丹毒、头疽、疖病、乳痈、脱肛、急性阑尾

NOTE

炎、急性胆绞痛、急性胰腺炎、急性输尿管结石。

3. 妇科疾病 月经先期、月经后期、月经先后无定期、月经过多、月经过少、痛经、闭经、白带、黄带、赤带、妊娠呕吐、产后缺乳、产后腹痛、人工流产综合征、阴挺、阴痒、不孕症、产后大便困难、产后发热等。

4. 儿科疾病 小儿发热、小儿呕吐、小儿厌食、小儿泄泻、小儿夜啼、小儿遗尿、百日咳、腮腺炎等。

5. 骨伤科疾病 落枕、颈椎病、腰椎间盘突出症、腰椎管狭窄症、腰肌劳损、急性腰扭伤、肩关节周围炎、颈肩纤维织炎、肱骨外上髁炎、坐骨神经痛、股外侧皮神经炎、肋软骨炎、肋间神经痛、类风湿关节炎等。

6. 皮肤科疾病 缠腰火丹、银屑病、牛皮癣、斑秃、湿疹、瘾疹、风瘙痒、漆疮、疥疮、蛇皮癣、皮痹、白癜风等。

7. 五官科疾病 针眼、睑弦赤烂、流泪症、沙眼、目痒、目赤肿痛、目翳、远视、近视、视神经萎缩、鼻塞、鼻渊、鼻衄、咽喉肿痛、乳蛾、口疮、牙痛、下颌关节紊乱症。

【禁忌证】

1. 急性严重疾病、接触性传染病、严重心脏病、心力衰竭、呼吸功能衰竭者禁用。

2. 血小板减少症、出血性疾病、血友病、白血病等禁忌拔罐。

3. 恶性皮肤肿瘤患者或局部破损溃烂、外伤骨折、静脉曲张、体表大血管处、皮肤丧失弹性者局部皮肤不宜拔罐。

4. 全身抽搐痉挛、狂躁不安、破伤风、癫、不合作者等不宜拔罐。

5. 皮肤易过敏者、易起疱、发红者不宜拔罐。

6. 孕妇下腹部、腰骶部及乳部不宜拔罐。拔其他部位时，手法也应轻柔。

7. 五官部位、前后二阴部位不宜拔罐，肌肉瘦削或骨骼凹凸不平及毛发多的部位不宜拔罐。

8. 身体极度消耗者、恶病质，恶性肿瘤的中期、晚期患者不宜拔罐。

9. 醉酒、过饥、过饱、过渴、过劳者，慎用拔罐。

10. 小儿形体尚嫩，不能留罐，可采用小口径罐，施行闪罐或走罐法，以免形成的负压影响骨骼发育。

11. 饱腹、空腹都不宜拔火罐。

12. 拔火罐前要先排净大小便。

13. 同一部位，不能天天拔火罐。

14. 拔罐的斑点未消退前，不可再拔罐。

15. 女性的月经期及其他出血症部位，不可拔罐。

【操作程序】

1. 注意环境清洁卫生，温度适宜。

2. 根据病症、操作部位选择恰当罐具，罐口应完整无损。罐具应常规消毒。

3. 根据病症选择适当治疗部位，以肌肉丰厚处为宜。

4. 选择恰当体位，患者应舒适，医者应便于操作。

5. 施术部位及医者双手消毒。

【操作手法】

（一）罐具种类

1. 竹罐 用坚固的细毛竹截段，刀刮去青皮及内膜，用砂纸磨光制成。口径大者，用于面积较大的腰背及臀部；口径小者，用于四肢关节部位。日久不常用的竹罐，过于干燥，容易透进空气，临用前可用温水浸泡几分钟，使其质地紧密不漏空气后再用。南方产竹，多用竹罐。它的优点是轻巧、价廉、不易碎、比重轻、吸得稳、能吸收药液且取材容易、制作简便，缺点是易爆裂漏气、吸着力不大。（图25-1）

2. 陶瓷罐 用陶土做成，口圆肚大，涂上黑釉或黄釉，经窑里烧制而成。其有大、中、小和特小几种罐型，里外光滑，优点是吸拔力大、

NOTE

经济实用，北方农村多喜用之，但较重，且落地易碎。（图 25-2）

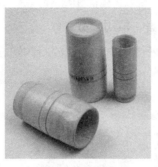

图 25-1 竹罐

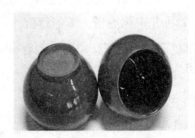

图 25-2 陶瓷罐

3. 玻璃罐 用耐热硬质的玻璃烧制而成，形似笆斗，肚大口小，罐口光滑，边缘略突向外，吸拔力好，按大小分为各种型号，被广泛应用。其优点是质地透明，使用时可以清楚观察罐内皮肤的瘀血、出血等情况，便于掌握拔罐的程度；缺点是容易破碎。（图 25-3）

4. 橡胶罐、硅胶罐 橡胶罐由橡胶制成，肚大口小；硅胶罐由广州钟士元发明，优质无毒硅胶制成，呈半圆形，贴在治疗部位，垂直方向用手指用力按 2～3 次，中间凹进去的部位使拔罐内部的气体排除后自然会吸附。其按大小分为各种型号，适用于耳、鼻、眼、头皮、腕踝部和稍凹凸不平等特殊部位拔罐。优点是解决了古老传统拔罐的烫伤、烧伤之忧，简易方便，可自行操作拔罐，吸力强，不易脱落，而且可以牵拉罐体做各种运动，以疏通经络；缺点是没有火罐的温热刺激，价格略高，也无法观察罐内皮肤的变化。（图 25-4）

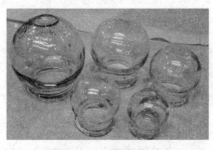

图 25-3 玻璃罐

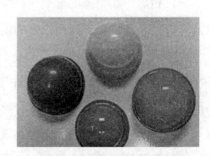

图 25-4 橡胶罐、硅胶罐

5. 金属罐 用铜或铁、铝、不锈钢等金属材料制成，规格与型号要求一般与陶瓷罐、玻璃罐相似。用于火力排气法。其优点是消毒便利，不会破损；缺点是制造价格高，传热快，容易烫伤皮肤，无法观察拔罐部位皮肤的变化。紫铜拔火罐是藏医、蒙医传统的拔火罐方法。（图25-5）

6. 抽气罐 由罐与抽气器连结为一体，分为连体式与分体式两类。连体式如今不常用，分体式有注射器式抽气罐、橡皮排气球抽气罐、电动抽气罐等种类，目前临床最常用的是带有活塞嘴的分体式透明塑料罐。优点是可以避免烫伤，操作方法容易掌握；缺点是没有火罐的温热刺激。（图25-6）

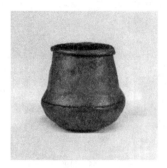

图 25-5 金属罐

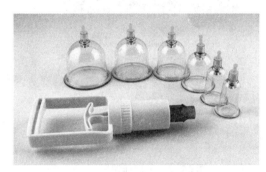

图 25-6 抽气罐

7. 多功能罐 一种是罐内有一凹斗，可根据治疗需要放入药液、药末或药片，施治时药物可徐徐敷布于治疗部位，从而加强疗效，且容易吸着于一般不易着罐的部位，如颈下、腋下等特殊部位。还有罐外部有一凹斗形状的陶土罐，可在外面放置燃着的酒精棉球，起持续缓和加热的作用，而且不会烫伤患者皮肤。

另一种多功能罐是用具有弹性的橡胶压制而成，在罐内顶部有一个与罐体连为一体的圆形小杯，杯内装有一块特别的永磁体，其北极（N极）端面上涂有白色的"经络电位平衡剂"。治疗时将其吸拔于腧穴部，使罐内的磁体贴聚或浮在腧穴位置上，在负压、磁场和经络电位平衡剂的共同作用下，达到快速止痛、止咳平喘、消炎、镇静、降压、止泻、减肥和强身之功效。此罐优点是操作简便，只需用手挤压罐体即可；缺

NOTE

点是吸拔力不强。（图25-7）

8. 扶阳罐 扶阳罐的陶瓷可发热，是具有自动恒温作用的一种新型的火罐。由胡木明发明的罐体内置1.5μm波长远红外线及高强磁，能被生物细胞所吸收，罐体外围的磁场能有效锁定能量。其特点是拔罐时热能、红外线与磁场形成内循环，可扶助人体阳气，并具有传统的刮痧板的功能。扶阳罐首次成功地实现了"温刮、温灸、推拿、热疗、磁疗、拔罐、远红外"七合一，真正做到排毒祛瘀、祛寒祛湿、有效宣通瘀堵的经络、温补亏损的阳气，以罐代手，补而不过，祛邪而不伤正。（图25-8）

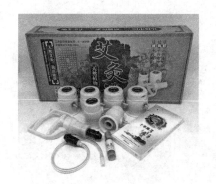 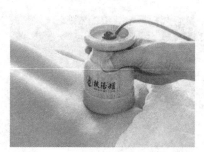

图25-7　多功能罐　　　　　　　　图25-8　扶阳罐

（二）罐的吸拔方法

1. 火罐法 在火罐内燃烧纸或乙醇棉球时，会消耗罐中部分氧气，罐内气体受热膨胀而排出罐内部分空气，使罐内气压低于外面大气压，利用这种负压，将罐吸附于施术部位的皮肤上。（图25-9）

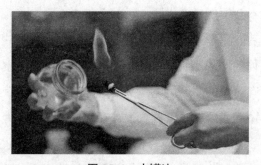

图25-9　火罐法

　　火罐法吸拔力的大小与罐的大小和深度、罐内燃火的温度和方式、扣罐时机与速度、空气在罐内的多少等因素有关。例如，罐具大且深，在火力旺时扣罐，罐内热度高，动作快，空气进入罐内少，则吸拔力大；反之则小。常用的火罐法有以下几种：

　　（1）闪火法　用镊子或止血钳等夹住乙醇棉球，或用纸卷成筒条状，点燃后在罐内壁中段绕1～2圈，或短暂停留，迅速退出并及时将罐扣于施术部位。此法比较安全，不受体位限制，是常用的方法。但要注意点燃后的酒精棉球切勿将罐口烧热，以免烫伤皮肤。（图25-10）

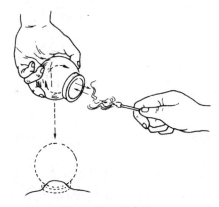

图25-10　闪火法

　　（2）投火法　将纸折成宽筒条状，点燃后投入罐内，然后迅速将罐扣在施术部位。此法由于罐内有燃烧物质，火球落下很容易烫伤皮肤，故宜在侧面部位横拔。（图25-11）

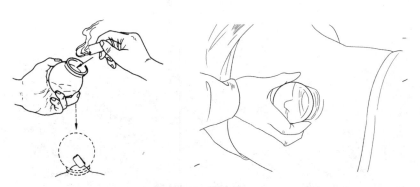

图25-11　投火法

NOTE

（3）贴棉法　取直径约2cm的棉花片，厚薄适中，浸少量75%～95%的乙醇，贴在罐内壁中段，点燃后扣于施术部位。操作时注意棉花浸乙醇不宜过多，避免燃烧时乙醇下滴，烧伤皮肤。（图25-12）

2. 水罐法　一般选用竹罐在锅内加水煮沸，使用时用卵圆钳倒夹竹罐的底端，甩去罐内沸水，并用湿毛巾紧扣罐口，乘热扣在施术部位上，即能吸住。此法适用于任何部位，其吸拔力小，操作需快速。（图25-13）

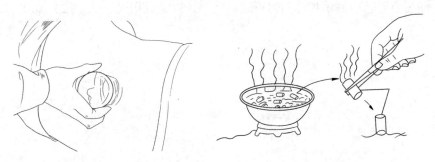

图 25-12　贴棉法　　　　　　　图 25-13　水罐法

3. 抽气法　先将准备好的抽气罐紧扣在需拔罐的部位上，用抽气筒将罐内的空气抽出，使之产生所需负压，即能吸住。此法适用于任何部位拔罐。（图25-14）

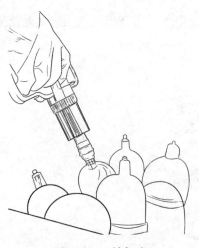

图 25-14　抽气法

NOTE

（三）拔罐法的应用

1. 单罐法 按病变或压痛范围大小选择适当口径火罐单罐操作，适用于病变范围较小的部位或压痛点。如胃痛，可在中脘穴拔罐；冈上肌腱鞘炎，可在肩髃处拔罐。（图 25-15）

2. 多罐法 根据病变部位的解剖形态酌量吸拔几个罐，适用于病变范围较广泛的疾病。如某肌束劳损时，可按肌束的体表位置成行排列吸拔几个罐，称排罐法；如腰肌劳损，可在肾俞、大肠俞、腰眼和疼痛明显的部位纵横并列吸拔数罐。（图 25-16）

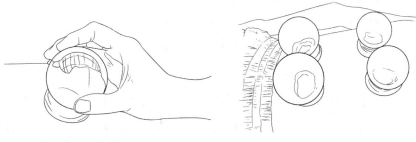

图 25-15　单罐法　　　　　　图 25-16　多罐法

3. 闪罐法 将罐吸拔后立即取下，反复吸拔多次，以皮肤潮红为度，适用于肌肉较松弛、吸拔不紧或留罐有困难处，或局部皮肤麻木、功能减退的虚证患者。注意闪罐多采用火罐法，所用的罐不宜过大。（图 25-17）

4. 留罐法（坐罐法） 拔罐后将罐留置一定时间，一般留置 5～15 分钟。注意罐大吸拔力强应适当减少留罐时间；夏季拔罐及肌肤薄弱处，留罐时间也不宜过长，以免起疱损伤皮肤。（图 25-18）

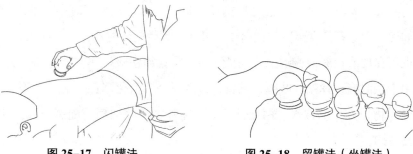

图 25-17　闪罐法　　　　　图 25-18　留罐法（坐罐法）

NOTE

5. 走罐法（推罐法、飞罐法）

选用玻璃罐，先在罐口或走罐所经皮肤涂以润滑油脂，将罐吸拔好后，手握罐底，稍倾斜，使后边着力，前边略提起，慢慢向前推动，来回推拉移动数次，至皮肤潮红为度。本法适用于面积较大、肌肉丰

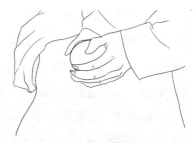

图 25-19　走罐法（推罐法、飞罐法）

厚的部位，如腰背、大腿等处。注意选口径较大的罐，罐口要求平滑厚实，操作时可上下左右移动或循经操作。（图 25-19）

6. 药罐法

（1）煮药罐法　将内装药物的布袋放入清水中煮至适当浓度，再把竹罐放入药液内煮 15 分钟。使用时，按水罐法吸拔在治疗部位上。本法多用于风湿痛等病症，常用药物处方为麻黄、艾叶、羌活、独活、防风、秦艽、木瓜、花椒、生乌头、曼陀罗、刘寄奴、乳香、投药各 10g。（图 25-20）

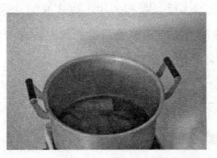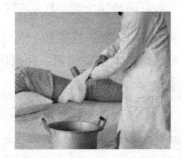

图 25-20　煮药罐法

（2）贮药罐法　在抽气罐内盛贮适量药液，按抽气罐操作法拔罐。如使用无底青霉素药瓶类抽气罐，可在拔罐后用注射器将药液注入罐内。也可在玻璃火罐内盛贮适量药液，然后按火罐法吸拔在皮肤上。本法常用于风湿痛、哮喘、咳嗽、感冒、慢性胃炎、消化不良、牛皮癣等，常用药物处方为辣椒水、两面针酊、生姜汁，或根据病情配制药液。（图 25-21）

NOTE

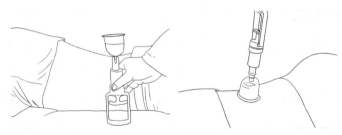

图 25-21　贮药罐法

7. 针罐法　先在选定的穴位施行针刺，达到一定刺激量（或按病情施补泻手法）后留针，再以针刺处为中心拔火罐。如与药罐结合，称为"针药罐"。本法多用于风湿病等。（图25-22）

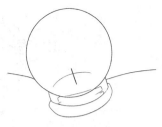

图 25-22　针罐法

8. 刺血（刺络）拔罐法　选治疗部位血络充盈处消毒，用三棱针或陶瓷片、粗毫针、小眉刀、皮肤针、滚刺筒等，按病变部位大小、出血量要求、刺血法要求刺破小血管，然后拔火罐。本法可加强刺血法疗效，应用较广泛，多用于各种急慢性软组织损伤、神经性皮炎、痤疮、皮肤瘙痒症、丹毒、哮喘、坐骨神经痛等。本法不可在大血管上施术，以免造成出血过多。（图25-23）

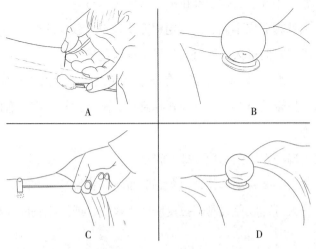

A

B

C

D

图 25-23　刺血（刺络）拔罐法

NOTE

（四）起罐法

起罐时，一手扶火罐，另一手将火罐口边缘的皮肤轻轻按下，或将火罐特制的进气阀拉起，待空气缓缓进入罐内后，罐即落下。切不可硬拔，以免损伤皮肤。若起罐太快，易造成空气快速进入罐内，则负压骤减，易使患者产生疼痛。（图 25-24）

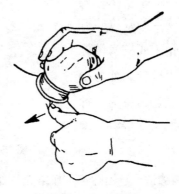

图 25-24　起罐法

【注意事项】

1. 室内空气流通，温度适中，冬季注意保暖。罐具预热，用火烤或水烫，温度以稍高于体温为宜。

2. 术者双手及患者拔罐部位清洁或常规消毒。

3. 一般选择肌肉丰满、皮下组织充实及毛发较少的部位，注意吸拔力过大、吸拔时间过久，有时会使局部皮肤起疱。

4. 初次治疗、体弱、紧张、年老、儿童及易发生意外反应的患者，宜选小罐、拔罐数目要少，且应选择卧位并随时注意观察，有问题可及时发现处理。

5. 拔火罐动作要做到稳、准、轻、快。

4. 嘱患者不要移动体位，以免罐具脱落。拔罐数目多时，罐具之间的距离不宜太近，以免罐具牵拉皮肤产生疼痛，或因罐具间互相挤压而脱落。

第二十六章　刮痧疗法

【概述】

刮痧疗法是传统的自然疗法之一，是以中医学理论为指导，用光滑硬质器具（铜钱、瓷匙、水牛角等）的钝缘蘸介质（植物油、清水、活血剂等），根据不同的疾病，刮拭特定的经络、穴位等处，通过刺激使皮肤出现潮红、紫红或紫黑色的痧斑，从而实现防病治病的一种外治疗法。

【功效】

中医理论认为，刮痧通过刺激皮部，调节络脉、经脉和脏腑，达到调和营卫、调整阴阳、扶正祛邪的目的，可以发挥舒经通络、活血祛瘀、发汗解表、清热解毒等作用。

【适应证】

刮痧疗法是中医外治法之一，应用广泛，包括内、外、妇、儿、骨伤科、五官等各科疾病的治疗及预防。此外，刮痧对保健强身、美容美体、减肥也有明显的作用。

1. 内科疾病　感冒、支气管炎、支气管哮喘、肺炎，心律失常、高血压、低血压、冠心病、肺心病、急慢性胃炎、肠炎、胃下垂、消化性溃疡、胃食管反流病、便秘、肝炎、胆囊炎、胆石症、泌尿系结石、慢性肾盂肾炎、前列腺炎、前列腺增生症、糖尿病、甲状腺功能亢进症、

NOTE

甲状腺功能减退症、肥胖症、中暑、面神经麻痹、中风后遗症、三叉神经痛、失眠、癫痫、早泄、阳痿、不育症等。

2. 外科疾病 以疼痛为主要症状的各种外科病症，如颈椎病、落枕、腰椎间盘突出症、急性腰扭伤、慢性腰肌劳损、肩关节周围炎、踝关节扭伤、坐骨神经涌、风湿性关节炎、骨质增生症、股骨头坏死等。

3. 妇产科疾病 痛经、闭经、月经不调、经前紧张综合征、更年期综合征、乳腺增生症、慢性盆腔炎、不孕症、产后缺乳、产后腹痛、产后发热、产后便秘等。

4. 儿科疾病 小儿支气管炎、腮腺炎、小儿高热、小儿惊风、小儿厌食症、小儿营养不良、小儿腹泻、小儿遗尿、小儿夜啼、儿童多动症等。

5. 五官科疾病 急慢性鼻炎、慢性咽炎、鼻衄、咽神经官能症、牙痛、口腔溃疡、耳鸣、白内障、沙眼等。

6. 皮肤科疾病 神经性皮炎、湿疹、荨麻疹、痤疮、白癜风、色斑、斑秃等。

7. 保健强身 预防疾病，促进病后恢复，消除疲劳，减肥美容等。

【禁忌证】

1. 各类急慢性感染性疾病或危重症，如高热、急性骨髓炎、结核、感染性皮肤疾病、糖尿病；各类出血倾向疾病，如白血病和凝血功能障碍者。

2. 皮肤有溃疡、疮疡、烫伤、骨折或伤口等，大血管分布处、五官处、二阴、神阙穴、囟门未闭合的小儿头顶部等，禁止刮痧。

3. 月经期或孕期妇女的腰骶部禁止刮痧。

4. 过饥、过饱、极度劳累或紧张过度者，禁止刮痧。

【操作程序】

1. 详细询问病情，根据适应证选择恰当施术部位和手法。准备器械材料，刮痧板应完整、清洁。

2. 选择恰当体位，暴露患者的刮痧部位，用干净毛巾蘸肥皂，将此部位洗擦干净。

3. 在刮痧部位涂抹润肤油。

4. 术者用右手拿取操作工具，在确定的体表部位，轻轻向下顺刮或从内向外反复刮动，逐渐加重，刮时要沿同一方向，力量要均匀，采用腕力，一般刮 10～20 次，以出现紫红色斑点或斑块为度。

5. 刮痧顺序一般为头部、颈部、背部（胸椎部、腰椎部、骶椎部）、胸部、腹部、上肢（内侧、外侧）、下肢（内侧、外侧、后侧），刮拭完毕一部位（经络腧穴）再刮另一部位（经络腧穴）。

6. 保持与患者交流，询问承受度和及时调整手法。

7. 一般刮拭时间为 3～5 分钟，一个患者刮 3～5 个部位，两次刮痧的间隔时间为 3～6 天，以痧斑完全消失为度，3～5 次为 1 个疗程。根据病情等灵活调整。

【操作手法】

（一）刮痧工具

古时常以麻线、茶瓷杯、碗、汤勺、铜钱等为刮痧工具，目前所使用的刮板多为水牛角或玉石所作。水牛角味辛，咸寒，具有辛散活血、清热滋润的作用；玉石味甘平，具有清润心肺、活血通络的作用。（图 26-1）

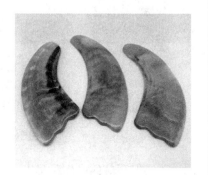

图 26-1 刮痧工具

刮痧板包括厚面、薄面和棱角。大多穴位使用厚面刮拭，关节附近的穴位和需用点按的穴位多用棱角刮拭。此外，刮痧板一侧还有曲线凹口，可对手指、脚趾、脊柱等凸面部位进行刮拭。刮痧板不可长期暴露在阳光下，否则容易出现断裂等现象，因此，应将刮痧板置于阴凉处，必要时涂上一层食用油或润肤油，收在密封袋里。（图 26-2）

NOTE

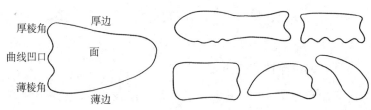

厚棱角　厚边

曲线凹口　面

薄棱角

薄边

图 26-2　刮痧板

当没有刮痧板时，可选择一些替代品，如木梳背、瓷碗、瓷调羹、硬币、纽扣、玉饰坠、玉手镯、苎麻、麻线、棉纱线团等，勿以起锈或有缺口的制品刮痧，以防对人体造成伤害。

（二）常用介质

古时常用的介质为麻油、水、酒等，其主要功能为润滑，可减轻刮痧时的阻力，避免皮肤擦伤。除上述几种润滑剂外，诸如万金油、驱风油、润肤油、凡士林、天然植物油、婴儿油等，都是很好的刮痧润滑剂，也可使用含红花、川芎、当归等配方的刮痧膏。（图 26-3）

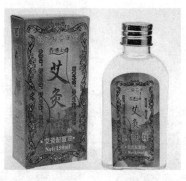
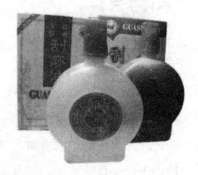

图 26-3　刮痧常用介质

（三）刮痧的操作种类

1. 持具操作

（1）刮痧法　刮痧法一般分为两种：直接刮法和间接刮法。

①直接刮法：在患者待刮部位均匀地涂上刮痧介质以后，直接用刮痧板贴着患者皮肤反复进行刮拭，直至皮下出现痧痕为止。这种方法多用于患者体质比较强壮而病证又属于实盛之候。（图 26-4）

②间接刮法：先用毛巾或棉布之类，覆盖在患者皮肤上，然后用刮

痧工具在布上刮拭，直至皮下出现痧痕为止。此刮法可保护患者皮肤，多用于婴幼儿、年老体弱患者，以及中枢系统感染、高热、抽搐、皮肤病患者。（图 26-5）

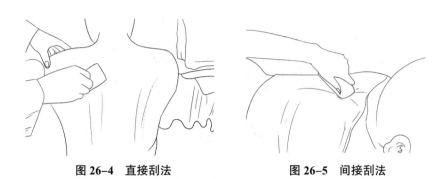

图 26-4　直接刮法　　　　图 26-5　间接刮法

（2）挑痧法　挑痧法是指术者用针（常用医用三棱针）挑刺患者体表特定部位，以治疗疾病的方法。挑痧之前必须严格消毒，可用酒精棉球消毒挑刺部位、挑针和术者双手。消毒后术者左手捏起挑刺部位的皮肉，右手持医用三棱针，横向刺入皮肤下 2～3 mm，然后再深入皮下，挑尽白色纤维组织，如有青筋则挑 2～3 下，同时双手将瘀血挤出。术后碘酒消毒挑刺部位，敷上无菌纱布并用胶带固定。（图 26-6）

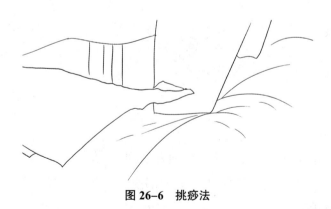

图 26-6　挑痧法

（3）放痧法　放痧法可分为泻血法和点刺法两种。

①泻血法：常规消毒后，被刺部位的上端用橡皮管结扎，左手拇指压在被刺部位的下端，右手持针对准被刺部位的静脉迅速刺入 5～10mm 后出针，使其流出少量血液。待停止出血后，以消毒棉球按

NOTE

压针孔数分钟。泻血法适用于肘窝、腘窝等处的浅表静脉，用以治疗中暑、急性腰扭伤等病症。（图 26-7）

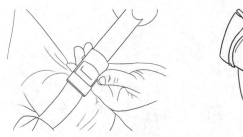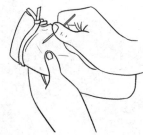

图 26-7 泻血法

②点刺法：点刺前术者双手推按患者待刺部位，使局部血液积聚，经常规消毒后，术者以左手拇、食、中三指夹紧被刺部位，右手持针迅速刺入皮下 1～3mm 深，随即出针，挤压针孔周围，使少量出血，然后用消毒棉球按压针孔数分钟。此法多用于手指或足趾末端穴位及大椎、太阳、印堂等穴，以治疗发热、咳嗽、中暑、昏厥、咽喉肿痛等病症。（图 26-8）

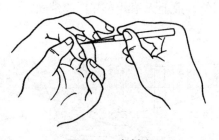

图 26-8 点刺法

（4）焠痧法 用灯心草、纸绳蘸麻油或其他植物油，点燃后快速对准施术部位，猛地接触皮肤，听到"叭"的一声后快速离开，焠痧后皮肤有一点发黄或偶尔会起小疱。此法适用于小儿疳腮、喉蛾、吐泻、腹痛等病症。（图 26-9）

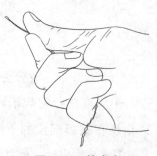

图 26-9 焠痧法

2. 徒手操作

（1）揪痧法 在施术部位涂上刮痧介质后，术者五指屈曲，用食、中指第2指关节对准揪痧部位，揪起皮肤，提至最高处时，两指同时带动夹起皮肤快速拧转，再松开；如此提放，反复进行5～6次，可听到"巴巴"声响，直至被揪部位出现痧点为止。（图26-10）

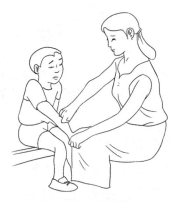

图 26-10 揪痧法

（2）扯痧法 在施术部位涂上刮痧介质后，术者用拇、食两指或用拇、食、中三指提扯患者皮肤，反复进行5～6次，至出现痧点为止。此法主要用于头面部、颈项部、背部的穴位。（图26-11）

（3）挤痧法 在施术部位涂上刮痧介质后，术者用拇、食两指用力挤压患者皮肤，如此反复多次，直至挤出一块块或一小排痧痕为止。（图26-12）

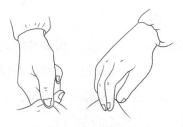

图 10-11 扯痧法

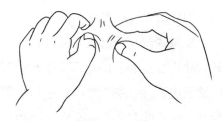

图 26-12 挤痧法

（4）拍痧法 术者用虚掌或刮痧板拍打施术部位，一般适用于痛痒、麻胀的部位。（图26-13）

NOTE

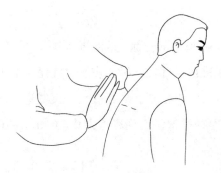

图 26-13　拍痧法

（四）刮痧的操作技巧

在治疗过程中，根据病情和刮拭部位，几种刮拭方法可供选择或结合起来灵活运用。

1. 面刮法　用手持刮板，刮拭时用刮板的 1/3 边缘接触皮肤，刮板向刮拭的方向倾斜 30°～ 60°，以 45°角应用得最为广泛，利用腕力多次向同一方向刮拭，有一定刮拭长度。这种手法适用于身体比较平坦部位的经络和穴位。

2. 角刮法　用刮板角部在穴位上自上而下刮拭，刮板面与刮拭皮肤呈 45°角倾斜。这种刮法多用于肩部肩贞穴，胸部中府、云门穴。

3. 点按法　用刮板角与穴位呈 90°角，由轻到重，逐渐加力，片刻后猛然抬起，使肌肉复原，多次重复，手法连贯。这种手法适用于无骨骼的软组织处和骨骼凹陷部位，如人中穴、膝眼穴。

4. 拍打法　用刮板一端的平面拍打体表部位的经穴。拍打法多在四肢，特别是肘窝和腘窝进行，拍打时一定要在拍打部位先涂刮痧润滑剂。拍打法可治疗四肢疼痛、麻木及心肺疾病。

5. 按揉法　用刮板角部以 20°角倾斜地按压在穴位上，做柔和的旋转运动，刮板角平面始终不离开所接触的皮肤，速度较慢，按揉力度应深透至皮下组织或肌肉。这种手法常用于对脏腑有强壮作用的穴位，如合谷、足三里、内关穴以及后颈背腰部全息穴区中痛点的治疗。

6. 厉刮法　用刮板角部与穴区呈 90°角垂直，刮板始终不离皮肤，并施以一定的压力做短距离（约 1 寸长）前后或左右摩擦。这种手法适用于头部全息穴区。

NOTE

7. 长刮法　按经络走向，用刮板自下而上或自上而下循经刮拭，用力轻柔均匀，平稳和缓，连续不断。一次刮拭宜长，一般从肘膝关节部位刮至指（趾）尖。这种方法常用于刮痧治疗结束后或保健刮痧时，对经络进行整体调理，松弛肌肉，消除疲劳。（图 26-14）

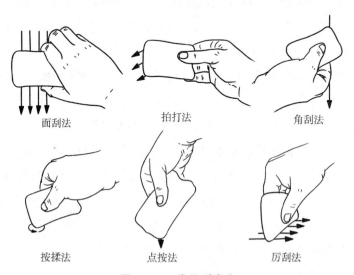

面刮法　　　　　拍打法　　　　　角刮法

按揉法　　　　　点按法　　　　　厉刮法

图 26-14　常见刮痧法

（五）刮痧的补泻手法

刮痧疗法的补泻作用，是通过采用不同的手法在体表特定部位进行刮拭操作实现的，取决于刮拭力量的轻重、速度的急缓、时间的长短、刮拭距离的长短、刮拭的方向（顺着经脉运行方向为补，逆着经脉运行方向为泻）等诸多因素。上述动作的完成，都是依靠手法和技巧来实现的。

1. 补法　刮拭按压力度小、刮拭速度慢、刺激时间较长、刮拭顺着经脉运行方向、出痧点数量少、刮痧后加温灸等为补法，能激发人体正气，使低下的功能回复旺盛。临床多用于年老、体弱、久病、重病和体形瘦弱的虚证患者。

2. 泻法　刮拭按压力度大、刮拭速度快、刺激时间较短、刮拭逆着经脉运行方向、出痧点数量多、刮痧后加拔罐等为泻法，能疏泄病邪，使亢进的功能恢复正常。临床多用于年轻体壮、新病急病和形体壮实的

NOTE

患者。

3. 平补平泻法 平补平泻法亦称平刮法，具体应用时可根据患者病情和体质情况而灵活选用。其中按压力中等、速度适中的手法易于被患者接受，常用于日常保健或虚实不明显或虚实夹杂患者的治疗。

平补平泻法介于补法和泻法之间，有三种刮拭方法：①按压力大，速度慢。②按压力小，速度快。③按压力中等，速度适中。

（六）各部位刮痧手法

整体刮拭的顺序是自上向下，先头部、背、腰部或脑、腹部，后四肢。

背、腰部及胸、腹部可根据病情决定刮拭的先后顺序。每个部位一般先刮阳经，再刮阴经，先刮拭身体左侧，再刮拭身体右侧。

1. 头部 头部有头发覆盖，须用面刮法刮拭，不必涂刮痧润滑剂。为增强刮拭效果，可使用刮板薄面边缘或刮板角部刮拭。每个部位刮 20～30 次，刮至头皮有发热感为宜。可采用平补平泻法。

（1）刮拭头部两侧 从头两侧太阳穴开始至风池穴，经过的穴位包括头维、颔厌、悬颅、悬厘、率谷、天冲、浮白、脑空等。

（2）刮拭前头部 从头顶正中开始至前头发际，经过的穴位包括前顶、通天、囟会、上星、神庭、承光、五处、曲差、正营、当阳、头临泣等。

（3）刮拭后头部 从头顶正中开始到后头发际，经过的穴位包括后顶、络却、强间、脑户、玉枕、脑空、风府、哑门、天柱等。

刮拭头部有改善头部血液循环、疏通全身阳气之功效，可预防和治疗中风、中风后遗症、神经衰弱、各种头痛、脱发、三叉神经痛、失眠和感冒等疾病。（图 26-15）

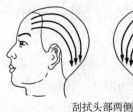 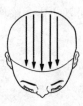 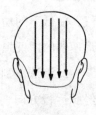

刮拭头部两侧 　　刮拭前头部 　　刮拭后头部

图 26-15　头部刮痧法

2. 面部　面部刮拭应根据面部肌肉的走向，由内向外。因面部出痧影响美观，手法宜轻柔，以不出痧为度；无须涂抹刮痧润滑剂，可用温开水湿润皮肤后刮拭；手法多用补法，刮拭时间宜短，忌重力大面积刮拭。可每天 1 次，以刮拭方便和病患局部能耐受为准则。

（1）刮拭前额部　前额由前额正中分开，两侧分别由内向外刮拭，前额包括前发际与眉毛之间的皮肤。经过的穴位有印堂、攒竹、鱼腰、丝竹空等。

（2）刮拭两颧部（承泣至巨髎，迎香至耳门、听宫的区域）分别由内向外刮拭，经过的穴位有承泣、四白、颧髎、巨髎、下关、听宫、听会、耳门等。

（3）刮拭下颌部　以唇下正中为中心，分别由内向外上刮拭。经过的穴位有承浆、地仓、大迎、颊车等。

刮拭面部有美容、养颜、祛斑的功效，可预防和治疗颜面五官科的疾病，如眼病、鼻病、耳病、面瘫、色斑、痤疮等。（图 26-16）

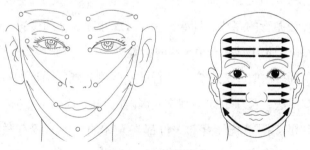

图 26-16　面部刮痧

3. 颈肩部　刮拭项背部大椎穴时，施力要轻柔，用补法，可用刮板棱角刮拭，以出痧为度。刮颈部两侧风池至肩井时要采用长刮法，一次到位，中途不停顿。项部到肩上肌肉较丰富，用力可重些，即用按压力重、频率慢的手法。

（1）刮拭颈部正中线（督脉颈部循行部分）　从哑门穴至大椎穴。肩部应从颈部分别向两侧肩峰处刮拭。

（2）刮拭颈部两侧到肩上　从风池穴开始至肩井、巨骨穴。经过的

NOTE

穴位包括肩中俞、肩外俞、天宗、秉风等。

颈项部是人体十二正经中的手、足三阳经及督脉循行的必经之路，经常刮拭具有育阴潜阳、补益正气、防治疾病的功效，可主治颈椎病、头痛、感冒、近视、咽炎等疾病。（图26-17）

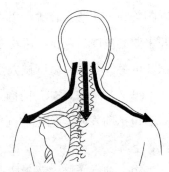

图 26-17　颈肩部刮痧法

4. 背部　背部刮拭方向是由上向下，一般先刮督脉，再刮两侧膀胱经和夹脊穴。刮拭背部正中线手法宜轻柔，用补法，不可用力过重，以免伤及脊椎。可用刮板棱角点按棘突之间。背部两侧刮拭时要视患者体质、病情选用补泻手法，力度要均匀，中间不停顿。

（1）刮拭背部正中（督脉胸椎、腰椎和骶椎循行部分）　从大椎穴至长强穴上。

（2）刮拭背部两侧（包括胸椎、腰椎和骶椎两侧）　主要刮拭背部足太阳膀胱经循行的路线，即脊柱旁开1.5寸和3寸的位置，以及背部夹脊穴，即位于正中线旁开0.5寸的位置。

用全息刮痧法时，先对穴区内督脉及两侧膀胱经附近的敏感压痛点采用局部按揉法，再从上向下刮拭穴区内的经脉。

督脉和足太阳膀胱经背部穴位都与人体的五脏六腑有联系，故刮拭背部可预防和治疗全身五脏六腑的病症。如刮拭心俞可治疗冠心病、心绞痛等，刮拭肝俞可治疗黄疸、胸胁胀痛等，刮拭胆俞可治疗黄疸、胆囊炎、急慢性肝炎等，刮拭大肠俞可治疗肠鸣、便秘、腹泻、脱肛、痢疾等。背部刮痧还可用于疾病的诊断，如刮拭肾俞部位有压痛和大量痧斑，则表示肾脏有可能发生病变，其他穴

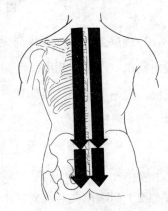

图 26-18　背部刮痧法

NOTE

位可类似诊断。（图 26-18）

5. 胸部　胸部刮痧用力要轻柔，不可过重，宜用平补平泻法，乳头处禁刮。胸部两侧刮拭，从正中线由内向外，先左后右，用刮板整个边缘沿肋骨走向刮拭。

（1）刮拭胸部正中（任脉胸部循行部分）　从天突穴经膻中至鸠尾穴上，从上向下刮。

（2）刮拭胸部两侧　从正中线由内向外刮拭。

胸部刮痧主要治疗心肺二脏疾病，如冠心病、心绞痛、心律不齐、慢性支气管炎、支气管哮喘、肺气肿、肺心病等。另外，可预防和治疗妇科乳腺小叶增生、乳腺炎、乳腺癌等疾病。

6. 腹部　腹部刮拭，总体由上至下；有内脏下垂者，应由下向上刮拭。

（1）刮拭腹部正中（腹部任脉循行部分）　从鸠尾穴至水分穴，从阴交穴至曲骨穴。

（2）刮拭腹部两侧　从幽门、不容、日月向下，经天枢、肓俞至气冲、横骨。

腹部刮痧主治肝、胆、脾、胃、肾、膀胱、大肠、小肠等脏腑病变，如慢性肝炎、胆囊炎、消化性溃疡、呕吐、胃病、消化不良、慢性肾炎、前列腺炎、前列腺肥大、便秘、泄泻、月经不调、卵巢囊肿、不孕症等。（图 26-19）

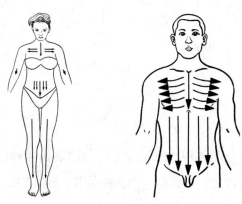

图 26-19　胸部和腹部刮痧法

NOTE

7. 四肢 四肢由近端向远端刮拭，下肢静脉曲张及下肢浮肿患者，应从肢体末端向近端刮拭，关节骨骼凸起部位应顺势减轻力度。

（1）上肢内侧部 从上向下（经过手三阴经即手太阴肺经、手厥阴心包经、手少阴心经）刮拭。

（2）上肢外侧部 从上向下（经过手三阳经即手阳明大肠经、手少阳三焦经、手太阳小肠经）刮拭。

（3）下肢内侧部 从上向下（经过足三阴经即足太阴脾经、足厥阴肝经、足少阴肾经）刮拭。

（4）下肢前面部、外侧部、后面部 从上向下（经过足阳明胃经、足少阳胆经、足太阳膀胱经）刮拭。

四肢刮痧可预防和治疗全身疾病。如刮拭上肢内侧手太阴肺经，可防治呼吸系统病症；刮拭足阳明胃经，可防治消化系统疾病。（图26-20）

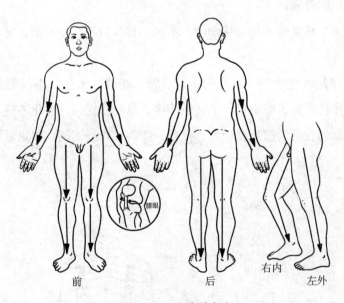

图 26-20 四肢刮痧法

8. 膝关节 膝关节的结构较为复杂，刮拭时宜用刮板棱角刮拭，以灵活掌握刮拭力度和方向，避免损伤膝关节。膝关节积水患者，不宜局部刮拭，可选取远端穴位刮拭。膝关节后方、后下方刮拭时易起痧疱，

NOTE

宜轻刮。静脉曲张及水肿患者，刮拭方向应由下向上。

（1）膝眼部　先用刮板的棱角点按刮拭双膝眼，由里向外，最好先点按，然后向外刮试。

（2）膝关节前部　足阳明胃经经过膝关节前面部分，膝关节以上部分从伏兔经阴市至梁丘，膝关节以下部分从犊鼻至足三里，从上向下刮拭。

（3）膝关节内侧部　足三阴经经过膝关节内侧部分，刮拭穴位有血海、曲泉、阴陵泉、膝关、阴谷等。

（4）膝关节外侧部　足少阳胆经经过膝关节外侧部分，刮拭穴位有足阳关、阳陵泉等。

（5）膝关节后部　足太阳膀胱经经过膝关节后侧部分，刮拭穴位有殷门、浮郄、委中、委阳、合阳等。

膝关节刮痧主治膝关节病变，如增生性膝关节炎、风湿性关节炎、膝关节韧带损伤、肌腱劳损、髌骨软化等。另外，刮拭膝关节部对腰、背部疾病及胃肠疾病也有一定的治疗作用。

【注意事项】

1. 实施刮痧治疗时，室内要安静、清洁、通风，室温要适中。

2. 刮拭前要向患者介绍刮痧常识及可能出现的情况，以取得患者的配合。

3. 选择恰当的体位和施术部位。

4. 刮痧前要对刮拭部位常规消毒，术者双手也要消毒，刮痧板最好一人一个，以免交叉感染。刮痧板每次用完后要消毒，并妥善保管。术者的指甲要剪平。

5. 操作前应在刮痧部位涂抹刮痧膏或乳液等以减少摩擦的阻力。

6. 不可在过饥、过饱、过度紧张、过度疲劳或酒后刮治，以免发生晕刮。

7. 刮拭手法要用力均匀，以患者能耐受为度，以出痧为止。婴幼儿、年老体弱者，手法宜轻柔。

NOTE

8. 不可强求出痧。一般情况下，血瘀证、实证、热证出痧多，虚证、寒证出痧少；阳经较阴经容易出痧；服药多者，特别是服用激素类药物后不易出痧；肥胖与肌肉丰厚者不易出痧；室温较低时不易出痧。

9. 刮痧治疗后要饮水，补充消耗的水分。

10. 刮痧治疗后为避免外邪侵袭，须在皮肤毛孔闭合恢复原状后方可洗浴，一般为 2～3 小时。

11. 晕刮者应立即停止刮痧治疗，平卧，保暖，饮一杯温糖开水，必要时采取急救措施。

第二十七章 穴位埋线疗法

【概述】

穴位埋线疗法是针灸疗法的一种延伸和发展，是用特制的一次性医疗器具将人体可吸收的载体羊肠线植入相应的穴位，利用羊肠线对腧穴的持久刺激作用，激发经气，调和气血，以防治疾病的方法。穴位埋线是一种长效、低创的针灸疗法，特别适用于各种慢性、顽固性疾病以无时间坚持针灸治疗的人。

【功效】

通过针具和药线在穴位内产生刺激经络、平衡阴阳、调和气血、调整脏腑的作用，达到治疗疾病的目的。

【适应证】

穴位埋线疗法作为针灸的发展，克服了西药毒副作用及传统针灸治疗慢性病见效慢、次数多的缺点，适用于所有针灸能治之病，治疗慢性病、顽疾、疑难杂症具有见效快、治疗次数少、患者痛苦小、远期疗效好等特点，且效果明显强于针灸疗法。

1. 减肥及美容 单纯性肥胖、痤疮、黄褐斑、美容。

2. 亚健康 眩晕、舞蹈症、心律不齐、多汗、胃肠功能紊乱症、神经衰弱、失眠、便秘。

3. 呼吸系统疾病 慢性支气管炎、支气管哮喘、鼻炎、过敏性

NOTE

鼻炎。

4. 消化系统疾病 消化系统功能紊乱、慢性胃炎、胃及十二指肠溃疡、胃下垂、慢性结肠炎。

5. 心脑血管疾病 高血压、偏头痛、风湿性心脏病、脑血栓病、脑动脉硬化。

6. 泌尿生殖疾病 肾结石、遗尿症、前列腺增生症、月经不调、痛经、乳腺增生、阳痿、遗精、性功能紊乱。

7. 神经、精神疾病 面神经麻痹、周围性面瘫、三叉神经痛、坐骨神经痛、面肌痉挛、癫痫、抑郁症、精神分裂、癔症、帕金森病、小儿脑瘫。

8. 运动系统疾病 颈椎病、腰椎病、肩周炎、骨质增生、急慢性腰背肌肉劳损、风湿性关节炎、强直性脊柱炎、痛风。

9. 皮肤五官疾病 牛皮癣、白癜风、硬皮病、神经性皮炎、慢性荨麻疹、湿疹、慢性咽炎、慢性扁桃体炎、梅尼埃病。

10. 内分泌疾病 糖尿病、甲亢、甲状腺囊肿。

【禁忌证】

1. 严重心脏病、糖尿病、肺结核活动期、骨结核、高热患者，以及妊娠期妇女、5 岁以下的儿童，不宜使用；妇女月经期慎用。

2. 皮肤局部有感染或溃疡不宜使用。

3. 关节腔内不宜埋线。

4. 有出血倾向者及蛋白过敏者不宜埋线。

【操作程序】

1. 操作前做好解释工作，取得患者配合。

2. 根据治疗需要选择需要埋线的腧穴部位，取适宜体位，协助松开衣着，暴露治疗部位，注意保暖。

3. 治疗部位严格消毒，术者手部消毒，佩戴帽子、口罩、手套进行操作。

4. 选择适合的埋线针具和线材进行埋线。

NOTE

5. 埋线完毕创可贴保护埋线点。

【操作手法】

临床埋线方法有埋线针埋线法、三角针埋线法和切开埋线法，后两种方法因创伤相对较大，操作较复杂，现临床基本很少使用。现普遍使用的是一次性埋线针埋线法。

1. 埋线针及线

（1）埋线针　是一种特制的专用于埋线的坚韧的金属钩针，长12～15cm，针尖呈三角棱形，主要用于植线法（图 27-1）。现在基本使用一次性无菌埋线针，由针管、衬芯、针座、衬芯座、保护套组成，针管、衬芯采用奥氏体不锈钢制成，衬芯座、针座、保护套采用输血器具用聚乙烯塑料制成（图 27-2），临床所用埋线针有各种规格（图 27-3）。

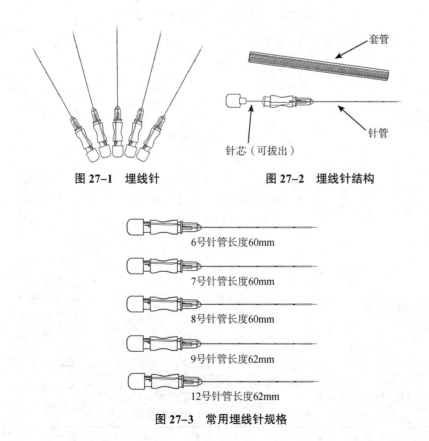

图 27-1　埋线针

图 27-2　埋线针结构

套管

针芯（可拔出）

针管

6号针管长度60mm

7号针管长度60mm

8号针管长度60mm

9号针管长度62mm

12号针管长度62mm

图 27-3　常用埋线针规格

NOTE

（2）常用埋线线体　和埋线所使用的针具一样，植入体内的可吸收线体也在材料和制作工艺上不断进步，使得穴位埋线技术越来越安全和完善（图27-4）。

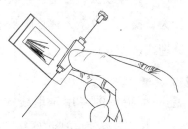

图 27-4　埋线线体

临床上常用线体及特点见表27-1，常用埋线针与各种线体匹配见表27-2。

表 27-1　常用穴位埋线线体对照表

埋线线体种类	规格	常规包装	优点	缺点
胶原蛋白线	$4-0^{\#}$，$3-0^{\#}$，$2-0^{\#}$，$0^{\#}$，$1^{\#}$，$2^{\#}$，$3^{\#}$	10cm×2cm	胶原蛋白占93%，弹力蛋白占3%，脂肪占4%，为天然成型材料，采用生物原理制成，生产过程中无任何化学成分掺入，性价比高	少数人会有埋线术后反应
靓紫丝线	$4-0^{\#}$，$3-0^{\#}$，$0^{\#}$，$1^{\#}$	12cm×1.5cm	PPDO材质-PDS的升级产品，生物相容性更好，过敏率极低，持续刺激穴位30～45天，长效针感	价格偏高，经济性差的地方不容易接受
铬制羊肠线	$4-0^{\#}$，$3-0^{\#}$，$2-0^{\#}$，$0^{\#}$，$1^{\#}$，$2^{\#}$，$3^{\#}$	90cm	健康哺乳动物羊肠内膜，价格便宜	根据人体体质不同可能出现红肿硬结痒痛，数周后慢慢消失
PGA线	$4-0^{\#}$，$3-0^{\#}$，$2-0^{\#}$，$0^{\#}$	90cm	材料为聚乙醇酸，表面光滑，多股编织，过敏率低，六合针法学员常用	多股编织，穿线困难

表 27-2 埋线针与各种线体匹配对照表

埋线针规格	6#	7#	8#	9#	11#	12#	16#
胶原蛋白线	4-0#	4-0# 或 3-0#	3-0#	2-0 或 0#	0# 或 1#	1# 2#	3# 4#
靓紫丝线	4-0#	3-0#	3-0#	0#	0# 或 1#	1#	
铬制羊肠线	4-0#	4-0# 或 3-0#	3-0#	2-0 或 0#	0# 或 1#	1# 或 2#	3#
PGA 线		4-0#	3-0#	2-0#	0#		

注：埋线针由细到粗型号为 6#、7#、8#、9#、11#、12#、16#。6# 指的是针的外径为 0.6mm；7# 指的针的外径为 0.7mm，以此类推。其中 7#、9#、12# 为常用型号，9# 为最常用埋线针

2. 埋线针埋线法

（1）用具的准备 一次性埋线包、所需线材、2% 利多卡因、棉签、创可贴、龙胆紫一小瓶（图 27-5）。

（2）定位 包括定穴位与定体位。据病情取穴，以龙胆紫于所选穴位标记。根据穴位选择合适体位。

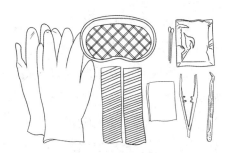

图 27-5 一次性埋线包

（3）消毒 针具均使用一次性。施术部位碘伏常规消毒 2 ~ 3 遍，术者戴无菌口罩、帽子和手套。

（4）局麻 对疼痛不能耐受的患者可用 1% 利多卡因局部麻醉。

（5）埋线 常规消毒局部皮肤后，镊取一段 1 ~ 2cm 长已消毒的羊肠线，放置在埋线针针管的前端，后接针芯，左手拇、食指绷紧或提起进针部位皮肤，右手持针，刺入所需深度，当出现针感后，边推针芯，边退针管，将羊肠线埋填在穴位的皮下组织或肌层内，出针后针孔处敷盖消毒纱布或创可贴。

（6）埋线角度 ①直刺：针身与皮肤表面呈 90° 角垂直刺入，适用于全身大多数腧穴，尤其是肌肉丰厚部位的输血，如腰、腹、四肢。②斜刺：针身与皮肤表面约呈 45° 角倾斜刺入，适宜于不能深刺的腧穴和肌肉浅薄的部位，如颈项、背、胸部腧穴。③平刺：针身与皮肤表面呈 15° ~ 25° 角刺入，甚至沿皮下刺入，适用于皮肉浅薄，如头面、胸

NOTE

部腧穴以及头部穴、腕踝针穴及施行透穴刺穴时。

（7）埋线深度 ①穴位局部肌肉层厚，则埋线深；肌肉层薄，则埋线浅。②年老体弱及小儿娇嫩之体，均不宜深刺；年轻力壮者可深刺。③形体瘦弱、气血虚衰宜浅刺，而形体强盛者可深刺。④凡头面及胸部肌层较薄的腧穴宜浅刺，四肢及臀部肌肉较厚者可深刺。穴下有脏器、血管及神经干者宜浅刺。⑤阳证、表证、新病、实证宜浅刺，阴证、里证、久病、虚证宜深刺。

【注意事项】

1. 埋线疗法所采用的针具及线体均为一次性的医疗产品，保证一人一针，用后按规定销毁，避免了医源性交叉感染，保证安全卫生。

2. 埋线时如有羊肠线露出皮肤外，一定要拔出，重新埋入，以免感染。

3. 埋线后局部出现酸、麻、胀、痛的感觉是正常的，是刺激穴位后针感得气的反应。体质较柔弱或局部经脉不通者更明显，一般持续时间为 2～7 天。

4. 埋线后要留观 30 分钟，如有不良反应须及时处理。埋线后 6～8 小时内局部禁沾水，不影响正常的活动。

5. 埋线后如局部出现红、肿、热、痛，说明有感染，轻者热敷即可，重者应做抗感染处理。如已化脓，应放出脓液，再做抗感染处理。

6. 在胸背部穴位操作时应注意针刺的角度深度，不要伤及内脏、脊髓。在面部和肢体穴位操作时应注意不要伤及大血管和神经。

7. 在同一个穴位反复多次治疗时，应偏离前次治疗的进针点。

8. 体型偏瘦者或局部脂肪较薄的部位，因其穴位浅，埋线后可能出现小硬节，不影响疗效，但吸收较慢，一般 1～3 个月可吸收完全。

9. 女性在月经期、妊娠期等特殊生理期尽量不要埋线，对于月经量少或处于月经后期患者可由医生视情况埋线。

10. 精神紧张、过劳或进食前后 30 分钟内，一般不做埋线，以免发生晕针。

NOTE

第二十八章 敷贴疗法

【概述】

敷贴法是指在一定的穴位上贴敷药物，通过药物和穴位的共同作用以治疗疾病的一种方法。由于某些带有刺激性的药物敷贴穴位后，可以引起局部发疱，所以又称为天灸、自灸、发疱灸、瘢痕灸。若将药物贴敷于神阙穴，则称敷脐疗法，简称脐疗。

【功效】

敷贴疗法具有多方面的功能：通经活络，行气止痛；健脾和胃，降逆止泻；通调三焦，利水消肿；收敛止汗，固精止带；通调冲任，安胎调经；强壮保健，延年益寿；温阳益气，救逆固脱。此外，该疗法具有穴位和药物的双重治疗作用，既不因消化系统的分解而使药物保持更多的有效成分，又避免了对消化系统的刺激和不良反应，对于衰老稚弱、病药格拒、药入即吐者尤宜。

【适应证】

近年来敷贴疗法临床应用较普及，适应证广，疗效显著，可用于治疗多系统疾病。

1. 内科疾病 ①呼吸系统疾病，如咳嗽、哮喘、气管炎、支气管炎、支气管哮喘、肺结核等。②心脑血管疾病，如冠心病、心绞痛、高血压、中风等。③消化系统疾病，如消化不良、慢性胃肠炎、胆囊炎、

NOTE

胃溃疡等。④泌尿系统疾病，如肾炎、水肿、尿潴留、遗尿等。⑤传染病，如肝炎、痢疾、疟疾等。⑥危急重症，如晕厥、昏迷、休克、中风、高热等疾患，患者服药不便时，穴敷法可作为辅助治疗方法之一。⑦肿瘤。近年来各种外治方法用于肿瘤取得了一定的疗效，特别是采用敷贴疗法可缓解各种癌痛，为患者解除了疼痛，提高了生存质量，避免长期大剂量使用麻醉镇痛剂而产生依赖性、成瘾性。

2. 儿科疾病 如积滞、腹泻、厌食、鹅口疮、遗尿、流涎等。

3. 妇产科疾病 如月经不调、痛经、子宫脱垂、带下等妇科疾病，以及难产、胞衣不下、产后腹痛、恶露不绝等产科疾病。

4. 外科疾病 如乳痈、乳核、疮疡肿毒、关节肿痛、跌打损伤、颈淋巴结核、前列腺炎、腰椎间盘突出症等。

5. 五官科疾病 如喉痹、牙痛、口腔溃疡、过敏性鼻炎、近视、副鼻窦炎、急性扁桃体炎等。

6. 保健 该疗法不仅具有治疗作用，而且具有保健之功效，临床常选用补肾健脾、疏肝养肺、益气活血、温经通络之品，敷贴于关元、气海、背俞、足三里等具有强壮作用的穴位上，可获养生保健、益寿延年的作用。

【禁忌证】

1. 敷贴部位有创伤、溃疡者禁用。
2. 对药物或敷料成分过敏者禁用。

【操作程序】

1. 详细询问病史，判断适应证。
2. 注意环境温度适宜，清洁卫生。
3. 根据所取穴位，选择合适体位，暴露施术部位，既要患者舒适，又要利于治疗，使药物能贴敷牢靠。常用的姿势有平卧、俯卧、侧卧、坐位等。
4. 穴位要找准，用药要适当，治疗时要间断用药，一穴一般不可连

NOTE

续敷药 10 次以上，以免刺激过久，损伤皮肤。小儿皮肤较微，故用量要小，时间宜短。

5. 用具、敷贴部位及术者手掌要进行常规消毒，防止感染。

6. 药物敷贴后，认真覆盖，紧束固定，以免药物流失、滑脱而影响疗效。

7. 及时处理不良反应：发生水疱者，可挑破，消毒；刺激性较大的药物引起局部皮肤红肿、发痒、灼辣、疱疹等时，可以去除药物，或改用其他药物，或者停药。

【操作手法】

（一）方药的选择

凡是临床上有效的汤剂、丸剂，一般都可以熬膏或研末用作穴位敷贴来治疗相应疾病。无论内服与外治，辨证论治、理法方药的原则是一致的，但与内服药相比，敷贴药有以下特点：

1. 应有通经走窜、开窍活络之品，常用如冰片、麝香、丁香、花椒、白芥子、姜、葱、蒜、肉桂、细辛、白芷、皂角等。

2. 多选气味俱厚之品，甚或力猛有毒的药物，常用如南星、生半夏、川乌、草乌、巴豆、斑蝥、附子、大戟等。

3. 补法可用血肉有情之品，常用如羊肉、动物内脏、鳖甲等。

4. 选择适当的溶剂调和敷贴药物或熬膏，以达到药力专、吸收快、收效速的目的。如醋调敷贴药，而起解毒、化瘀、敛疮等作用，虽用药猛，可缓其性；酒调敷贴药，则起行气、通络、消肿、止痛等作用，虽用缓药，可激其性；水调敷贴药，专取药物性能；油调敷贴药，可润肤生肌。常用溶剂有水、白酒或黄酒、醋、姜汁、蜂蜜、蛋清、凡士林等，还可针对病情应用药物的浸剂作为溶剂。

（二）穴位的选择

敷贴疗法的穴位选择与针灸疗法是一致的，也是以脏腑经络学说为基础，通过辨证选取敷贴的穴位，并力求少而精。此外，还应结合以下方面选穴。

NOTE

1. 选择离病变器官或组织最近、最直接的穴位敷贴药物。

2. 选用阿是穴敷贴药物。

3. 选用经验穴敷贴药物。如吴茱萸敷贴涌泉穴治疗小儿流涎；威灵仙敷贴身柱穴治疗百日咳等。

（三）**敷贴方法**

1. 敷药 根据所选穴位，采取适当体位；定准穴位，用温水将局部洗净，或用酒精棉球擦净，然后敷药。使用助渗剂者，在敷药前，先在穴位上涂以助渗剂或与药物调和后再用，可直接用胶布固定，或用将纱布或油纸覆盖后，再用胶布固定，以防药物移动或脱落。目前有敷贴穴位的专用敷料，使用非常方便。如需换药，可用消毒干棉球蘸温水或各种植物油，或液状石蜡轻轻揩去粘在皮肤上的药物，擦干后再敷药。

2. 敷贴的时间 可视药物特性和患者反应而定。一般刺激性小的药物，每隔 1～3 天换药 1 次；不需要溶剂调和的药物，可适当延长至 5～7 天换药一次；刺激性大的药物，根据患者反应和发疱程度确定敷贴时间，数分钟至数小时不等。如需再次治疗，应待局部皮肤基本恢复正常后再敷药。对寒性病证，可在敷药后，在药上热敷或艾灸。

【**注意事项**】

1. 凡用溶剂调敷药物时，需随时调配随时敷用，以防蒸发。

2. 若用膏药贴敷，在温化膏药时，应掌握好温度，以免烫伤或贴不住。

3. 对胶布过敏者，可改用肤疾宁膏或用绷带固定敷贴药物。

4. 对刺激性强、毒性大的药物，敷贴穴位不宜过多、敷贴面积不宜过大、敷贴时间不宜过长，以免发疱过大或发生药物中毒。

5. 对久病体弱消瘦及有严重心脏病、肝脏病等的患者，药量不宜过大，敷贴时间不宜过久，敷贴期间注意病情变化和有无不良反应。

6. 对于孕妇、幼儿，应避免敷贴刺激性强、毒性大的药物。

7. 对于残留在皮肤的药膏等，不可用汽油或肥皂等有刺激性的物品擦洗。

NOTE

第二十九章　熏蒸疗法

【概述】

熏蒸疗法是以中医药基本理论为指导，利用中药煮沸后产生的蒸汽来熏蒸机体，以达到治疗疾病、养生保健目的方法，是中医外治疗法的重要组成部分。中医学对于熏蒸疗法有广义和狭义之分：广义的熏蒸疗法包括烧烟熏、蒸汽熏和药物熏三法，狭义的熏蒸疗法仅指药物熏蒸的治疗方法。本章介绍的是狭义的熏蒸疗法。

【功效】

中药熏蒸可以解表散寒、祛邪排毒、扶元固本、疏通经络、调节阴阳，从而达到养生保健、治疗疾病的目的。西医学认为，熏蒸疗法通过熏、蒸将药力和热力有机地结合在一起，促进皮肤和患处对药物的吸收，促进血液和淋巴循环，加强糖、脂肪和蛋白质的代谢以及体内废物的排泄，有利于组织间液的回流吸收，增强白细胞的吞噬能力，调节神经体液，具有抗炎、止痛、提高免疫力的功效。

【适应证】

熏蒸疗法应用范围相当广泛，涉及内、外、妇、男、儿、皮肤、五官、骨伤、肛肠等临床各科的数百种疾病，既是治疗慢性疾病的好方法，又适用于急性病的辅助治疗；既可治病，又可防病，还可美容、健身，是治未病的一种重要手段。

NOTE

1. 内科疾病 如感冒、咳嗽、哮喘、头痛、痛风、便秘、中风、偏瘫、泄泻、痢疾、腮腺炎、腹痛、胃痛、胃肠功能紊乱、高血压、高脂血症、肥胖、糖尿病周围神经病变、糖尿病足、失眠、老年痴呆、冠心病、肋间神经痛、紫癜、运动性疲劳、癫狂、厥证、盗汗等。

2. 外科疾病 如疖肿、软组织感染、下肢浅静脉炎、下肢深静脉炎、下肢静脉曲张、血栓闭塞性脉管炎、下肢深静脉血栓、外伤血肿等。

3. 骨伤科疾病 如颈椎病、腰椎间盘突出症、肩周炎、风湿性关节炎、类风湿关节炎、强直性脊柱炎、急慢性腰痛、骨质疏松症、骨质增生症，以及各类骨折、脱位后功能恢复等。

4. 妇产科疾病 如慢性盆腔炎、尿道综合征、外阴白色病变、多囊卵巢综合征、盆腔瘀血综合征、盆腔包裹性积液、原发性痛经、宫颈糜烂、子宫肌瘤、急性乳腺炎、妊娠呕吐、产后康复、产后身痛、产后会阴切口感染、产后缺乳等。

5. 男科疾病 如前列腺炎、前列腺增生、性功能障碍、阳痿、早泄等。

6. 五官科疾病 如睑腺炎、结膜炎、角膜炎、鼻炎、鼻息肉、面神经炎等。

此外，本法还广泛应用于儿科、皮肤科、肛肠科等多种疾病的治疗与预防。

【禁忌证】

1. 凡癫痫、急性炎症、急性传染病、腰椎结核、恶性肿瘤、心脏功能不全、慢性肺心病、严重高血压、心脏病、心绞痛、重度贫血、动脉硬化症、精神病、青光眼、有开放性创口等不可用。

2. 妇女妊娠及月经期间，均不宜进行熏蒸。

3. 过度饥饿、过度疲劳、年龄过大或体质特别虚弱的人不宜进行熏蒸。

NOTE

【操作程序】

1. 根据病情制定处方，煎煮药材。

2. 将药液倒入容器中，进行全身或者局部熏蒸。

【操作手法】

（一）熏蒸仪器

近年来，不少医疗器械厂家研制生产出了各种熏蒸器械，这些器械通过热、压力、药三者之间的协同作用来取效，不仅有利于患部对药物的吸收，而且对患部具有按摩作用。目前市场上常见的熏蒸器械主要有广州帕罗斯日用平有限公司生产的香柏木全身熏蒸桶、香柏木足部熏蒸桶；常州峥嵘医疗器械有限公司生产的 XZQ-Ⅲ、XZQ-Ⅴ、XZQ-Ⅵ中药熏蒸器；盐城宝尔医疗器械有限公司生产的 LX 系列自动中药熏蒸器，包括 LX-Ⅳ型、LX-Ⅱ型（半躺式）、LX-Ⅲ型（微躺式）、LX-Ⅳ型（可变坐姿式）、LX-Ⅴ型带盖熏蒸床等；上海三洲巨星节能电气有限公司生产的智能型中药蒸气自控治疗器仪，有局部熏蒸、半身熏蒸（舱）、全身熏蒸（舱）、熏蒸床（舱），其治病机理主要是通过药疗、电疗、氧疗、生物电疗、浪涌压力和药物按摩 6 种治疗手段的协同作用；亲亲天使集团生产的产妇中药熏蒸机，又称产妇发汗机，由失蒸香薰机改进而来，其最大的特点是直接蒸煮中药，免去了需要先将中药煎熬成液体的繁复过程；广州广博康体休闲洁具有限公司生产的 SPA-201 型、SPA-1022 型、SPA-2022 型、SPA-501 型中药熏蒸机；河南省盛昌医疗器械有限公司生产的 SCZ-ⅠC、SCZ-ⅢB、SCZ-Ⅱ（舱式）、SCZ-ⅠB、SCZ-ⅠA 型熏蒸治疗机；苏州好博医疗器械有限公司生产的 HB-1000 中药熏蒸机；石家庄华行医疗器械有限公司生产的 ZX-Ⅰ型多功能保健熏蒸箱、ZQC-Ⅰ中药熏蒸床；济南华乐医疗器械有限公司生产的 QLY-E2 型中药熏蒸床等。

目前，国内一些医院使用的大多都是中药熏蒸舱和中药熏蒸床，这类熏蒸设备存在比较笨重、占地面积大、价格较高、操作烦琐等缺点，

NOTE

不适于普通人群使用。中山市康柏力电子有限公司和中山市康柏力熏蒸研究所开发的家用型系列产品受到较广泛欢迎。其产品具有简便智能、臭氧杀菌、节能环保、水电分离、安全有效、熏蒸罩防治热量流失等特点，2016年中山市科技局组织广东省有关中医药及医疗器械专家对康柏力的中药熏蒸产品进行了科技鉴定，认为其系列产品已达到国内领先水平。

其以下产品在国内的熏蒸器械生产中处于领先地位：

1. SZ15A 中药膝足熏蒸仪　有足底按摩功能，结合中医药熏蒸包，可广泛用于风湿骨痛病的盖上治疗。（图29-1）

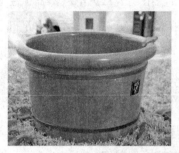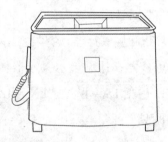

图 29-1　SZ15A 中药膝足熏蒸仪

2. KBP-2011C-B 美颜熏蒸仪　结合中药熏蒸包，美颜、养颜、淡斑、祛痘一步到位。每天熏蒸15分钟，可快速改善面肌肤暗沉、细纹、毛孔组大、油脂角质、色斑色素，从内而外，显著提升肤质。（图29-2）

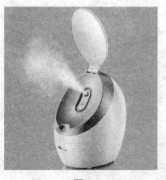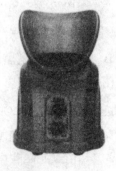

图 29-2　KBP-2011C-B 美颜熏蒸仪

NOTE

3. KBP–2011C–A 肩肘熏蒸仪
将传承1000多年的熏蒸疗法与现代科技完美结合。通过源源不断产生的中药蒸气，熏蒸患部，热力药力可透过皮肤，直达病灶，快速缓解颈上肢痛、肿、僵、麻。（图 29-3）

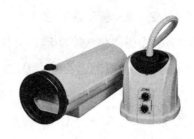

图 29-3　KBP–2011C–A 肩肘熏蒸仪

4. 2011C–C 鼻熏仪　专为鼻炎、咽炎患者研发，借助中药蒸气熏蒸作用，让药物有效成分直达病灶，全面绞杀病菌，滋润鼻咽喉，缓解流鼻涕、打喷嚏、鼻塞、咽干、咽喉灼热发痒、异物感等症状。（图 29-4）

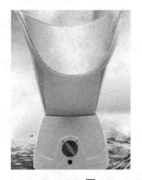
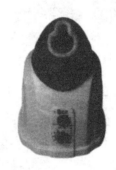

图 29-4　2011C–C 鼻熏仪

5. ZX14A 臀部坐熏仪　结合中药熏蒸包，通过熏蒸药理加快臀部血液循环，对瘙痒、红肿、异味、月经不调、痔疮等有较好的疗效。（图 29-5）

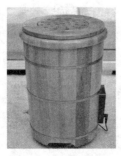
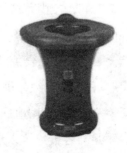

图 29-5　ZX14A 臀部坐熏仪

NOTE

6. ZX13A 腰背熏蒸床 可一次性作用于头、肩、颈、腰背等全身各部位，3D立体按摩功能，可快速缓解酸痛，消除全身疲乏。仪器结合中药熏蒸包可散风祛寒除湿、通经活络止痛，对腰椎间盘突出症、颈椎病、肩周炎、强直性脊柱炎、头晕头痛、腰膝酸软、腰腿疼痛、体乏无力等症状起效快。（图29-6）

7. XZC13B 足浴熏蒸床 结合中药熏蒸包可散风祛寒除湿、通经活络止痛，对腰椎间盘突出、颈椎病、肩周炎、强直性脊柱炎、头晕头痛、腰膝酸软、腰腿疼痛、体乏无力等症状起效快。（图29-7）

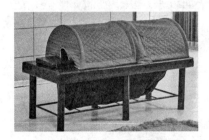 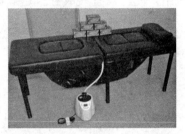

图 29-6 ZX13A 腰背熏蒸床　　　　图 29-7 XZC13B 足浴熏蒸床

（二）熏蒸方法

1. 全身熏蒸法 按病证配制处方，煎煮后将药液导入较大的容器（浴盆或浴池），容器上放置一木板，让患者裸坐其上，外罩塑料薄膜或布单，露出头面，进行熏蒸治疗。熏蒸次数及时间视病情而定，一般为20～40分钟，最长不超过1小时，每日1～2次。

2. 局部熏蒸法 将中药加热煮沸，导入容器中，使药液占容器体积的1/2以上。让患者将患部置于容器上方，与药液保持一定距离，以感觉皮肤温热舒适为宜，进行熏蒸。可用塑料薄膜或布单围住熏蒸部与容器，以延长熏蒸时间，减少蒸汽散失，从而提高治疗效果。根据患部的不同又分为头面熏蒸法、手足熏蒸法、眼部熏蒸法、坐浴熏蒸法。

（1）头面熏蒸法　将药物煎液倒入清洁的脸盆内，外罩布单，乘热熏蒸面部。一般每次30分钟，每日2次。

（2）手足熏蒸法　将药物加水煎煮，药液倒入脸盆或木桶内，外罩布单，将患者手足与容器封严，乘热熏蒸，熏足时可按摩双足的穴位。

NOTE

每次 15 ～ 30 分钟，每日 1 ～ 3 次。

（3）眼部熏蒸法　将药物煎煮后，药液滤过，倒入保温瓶内，熏蒸眼部。每次 20 ～ 30 分钟，每日 2 ～ 3 次。

（4）坐浴熏蒸法　将药物煎汤后，去渣取液置盆中，熏蒸肛门或阴部。每次 20 ～ 40 分钟，每日 2 ～ 3 次。

上述操作方法为传统的方法，近年来，国内有不少医疗器械厂研制生产了众多的熏蒸器械，由于不同的熏蒸器械操作方法各不相同，故在此不一一介绍。

【注意事项】

1. 冬季熏蒸时，应注意保暖，夏季要避免风吹。全身熏蒸后皮肤血管扩张，血液循环旺盛，全身温热出汗，必须待汗解，穿好衣服后再外出，以免感受风寒，发生感冒等病证。

2. 熏蒸时应注意与药液保持一定距离，以感觉皮肤温热舒适为宜，避免被蒸汽烫伤。

3. 饭前、饭后半小时内不宜进行全身熏蒸。

4. 全身熏蒸时间不宜过长，熏蒸过程中，如患者发生头晕及不适时，应停止熏蒸，让患者卧床休息。

5. 熏蒸时若发现皮肤过敏，应立即停止熏蒸，并给予对症处理。

6. 应用熏蒸疗法，如无效或病情加重者，应停止熏蒸，改用其他治疗方法。

7. 应用熏蒸疗法时除了需要按病辨证、选方用药外，对皮肤有刺激性或腐蚀性的药物不宜使用。方中若有作用峻猛或有毒性的药物，应根据病情，严格控制用量、用法。未提及可内服者，一律禁忌口服，并且防治溅入口、眼、鼻中。

8. 凡老人、儿童、病情较重较急者，熏蒸时要有专人陪护，避免烫伤、着凉，或发生意外受伤。

NOTE

NOTE

附录 1：十四经穴及常用奇穴汇总

序号	腧穴名称	腧穴代号	所属经脉	腧穴定位	主治	备注
1	中府	LU1	手太阴肺经	在胸部，横平第 1 肋间隙，锁骨下窝外侧，前正中线旁开 6 寸	①咳嗽、气喘、胸痛；②肩背痛	肺之募穴，肺经、脾经之交会穴
2	云门	LU2	手太阴肺经	在胸部，锁骨下窝凹陷中，肩胛骨喙突内缘，前正中线旁开 6 寸	①咳嗽、气喘、胸痛；②肩痛	
3	天府	LU3	手太阴肺经	在上臂前区，腋前纹头下 3 寸，肱二头肌桡侧缘处	①咳嗽、气喘、鼻衄、②瘿气；③上臂内侧痛	
4	侠白	LU4	手太阴肺经	在上臂前区，腋前纹头下 4 寸，肱二头肌桡侧缘处	①咳嗽、气喘；②干呕、烦满；③上臂内侧痛	
5	尺泽	LU5	手太阴肺经	在肘区，肘横纹上，肱二头肌腱桡侧凹陷中	①咳嗽、气喘、咳血、肺部胀满、咽喉肿痛、潮热，肺部胀满；②急性吐泻、中暑、小儿惊风；③肘臂挛痛	合穴

续表

序号	腧穴名称	腧穴代号	所属经脉	腧穴定位	主治	备注
6	孔最	LU6	手太阴肺经	在前臂前区，腕掌侧远端横纹上7寸，尺泽与太渊连线上	①咳血，咳嗽，气喘，咽喉肿痛，鼻衄，热病无汗；②痔疾；③肘臂挛痛	郄穴
7	列缺	LU7	手太阴肺经	在前臂，腕掌侧远端横纹上1.5寸，拇短伸肌腱与拇长展肌腱之间，拇长展肌腱沟的凹陷中	①咳嗽，气喘，咽喉肿痛；②头痛，齿痛，项强，口眼歪斜	络穴，八脉交会穴（通任脉）
8	经渠	LU8	手太阴肺经	在前臂前区，腕掌侧远端横纹上1寸，桡骨茎突与桡动脉之间	①咳嗽，气喘，胸痛，咽喉肿痛；②手腕痛	经穴
9	太渊	LU9	手太阴肺经	在腕前区，桡骨茎突与舟骨之间，拇长展肌腱尺侧凹陷中	①咳嗽，气喘，咳血，胸痛，咽喉肿痛；②无脉症；③腕臂痛	输穴，原穴，脉会
10	鱼际	LU10	手太阴肺经	在手外侧，第1掌骨桡侧中点赤白肉际处	①咳嗽，哮喘，咽干，咽喉肿痛，失音；②发热，乳痈；③小儿疳积；④掌中热	荥穴
11	少商	LU11	手太阴肺经	在手指，拇指末节桡侧，指甲根角侧上方0.1寸	①咽喉肿痛，鼻衄，咳嗽，昏迷，癫狂；②高热，麻木；③指肿	井穴
12	商阳	LI1	手阳明大肠经	在手指，食指末节桡侧，指甲根角侧上方0.1寸	①齿痛，咽喉肿痛，耳鸣，耳聋，昏迷；②热病；③手指麻木	井穴
13	二间	LI2	手阳明大肠经	在手指，第2掌指关节桡侧远端赤白肉际处	①鼻衄，齿痛，咽喉肿痛，目痛，口眼歪斜；②热病	荥穴

NOTE

续表

序号	腧穴名称	腧穴代号	所属经脉	腧穴定位	主治	备注
14	三间	LI3	手阳明大肠经	在手背，第2掌指关节桡侧近端凹陷中	①齿痛，咽喉肿痛；②腹胀，肠鸣；③嗜睡	输穴
15	合谷	LI4	手阳明大肠经	在手背，第1、2掌骨间，第2掌骨桡侧的中点处。简便取穴法：以一手的拇指指骨关节横纹，放在另一手拇指、食指之间的指蹼缘上，当拇指尖下是穴。又名虎口	①头痛，目赤肿痛，失音，鼻衄，齿痛，口眼㖞斜，耳鸣，疼聋；②诸痛证；③热病，无汗，多汗；④经闭，滞产；⑤腹痛，便秘；⑥上肢不遂	原穴
16	阳溪	LI5	手阳明大肠经	在腕区，腕背侧远端横纹桡侧，桡骨茎突远端，当拇指向上翘起时，手拇指伸肌腱与拇长伸肌腱之间的凹陷中	①手腕痛；②头痛，目赤，齿痛，咽喉肿痛，耳鸣，耳聋	经穴
17	偏历	LI6	手阳明大肠经	在前臂，腕背侧远端横纹上3寸，阳溪与曲池连线上	①耳鸣，耳聋，目赤，鼻衄，喉痛；②手臂酸痛；③腹部胀满，水肿	络穴
18	温溜	LI7	手阳明大肠经	在前臂，腕背侧远端横纹上5寸，阳溪与曲池连线上	①肠鸣腹痛；②疔疮；③头痛，面肿，咽喉肿痛；④手臂酸痛	郄穴
19	下廉	LI8	手阳明大肠经	在前臂，肘横纹下4寸，阳溪与曲池连线上	①肘臂痛；②头痛，眩晕，目痛；③腹胀，腹痛	
20	上廉	LI9	手阳明大肠经	在前臂，肘横纹下3寸，阳溪与曲池连线上	①肘臂痛，半身不遂，手臂麻木；②头痛，肠鸣，腹泻	

续表

序号	腧穴名称	腧穴代号	所属经脉	腧穴定位	主治	备注
21	手三里	LI10	手阳明大肠经	在前臂，肘横纹下2寸，阳溪与曲池连线上	①手臂无力，疼痛，上肢瘫痪、麻木；②腹痛，腹泻；③齿痛，颊肿	
22	曲池	LI11	手阳明大肠经	在肘区，曲肘成直角，在肘横纹外上髁端与肱骨外上髁连线中点处	①手臂痹痛，上肢不遂，头痛，眩晕，癫狂；②热病，头痛，吐泻，痢疾；③腹痛，齿痛，目赤痛；④咽喉肿痛，齿痛；⑤瘾疹，湿疹；⑥瘰疬	合穴
23	肘髎	LI12	手阳明大肠经	在肘区，屈肘成直角，曲池穴外上1寸，当肱骨边缘处	肘臂酸痛，麻木，挛急	
24	手五里	LI13	手阳明大肠经	在臂部，肘横纹上3寸，曲池与肩髃连线上	①肘臂挛痛；②瘰疬	
25	臂臑	LI14	手阳明大肠经	在臂部，曲池上7寸，三角肌前缘处	①肩臂疼痛不遂，颈项拘挛；②瘰疬；③目疾	大肠经、小肠经、膀胱经、阳维脉之交会穴
26	肩髃	LI15	手阳明大肠经	在三角肌区，肩峰外侧缘前端与肱骨大结节两骨间凹陷中。屈臂外展，肩峰外侧缘呈现前后两个凹陷，前下方的凹陷即是本穴	①肩臂挛痛，上肢不遂，手臂挛急；②瘾疹，瘰疬	大肠经、小肠经、三焦经、阳脉之支会穴
27	巨骨	LI16	手阳明大肠经	在肩胛区，锁骨肩峰端与肩胛冈之间凹陷中	①肩臂疼痛，臂不举；②瘰疬，瘿气	

NOTE

续表

序号	腧穴名称	腧穴代号	所属经脉	腧穴定位	主治	备注
28	天鼎	LI17	手阳明大肠经	在颈部，横平环状软骨，胸锁乳突肌后缘	①暴喑气哽，咽喉肿痛，梅核气；②瘰疬，瘿气	
29	扶突	LI18	手阳明大肠经	在胸锁乳突肌区，横平喉结，胸锁乳突肌前缘与后缘中间	①咽喉肿痛，暴喑；②瘿气，瘰疬；③咳嗽，气喘；④颈部手术针麻用穴	
30	口禾髎	LI19	手阳明大肠经	在面部，横平人中沟上1/3与下2/3交点，鼻孔外缘直下	①鼻塞，鼽衄；②口，口噤	
31	迎香	LI20	手阳明大肠经	在面部，鼻翼外缘中点旁，鼻唇沟中	①鼻塞，鼽衄；②口；③胆道蛔虫症	大肠经、胃经之交会穴
32	承泣	ST1	足阳明胃经	在面部，目正视，瞳孔直下眼球与眶下缘之间	①眼睑动，目赤肿痛，迎风流泪等目疾；②口眼歪斜，面肌痉挛	胃经、阳跷、任脉之交会穴
33	四白	ST2	足阳明胃经	在面部，目正视，瞳孔直下，眶下孔处	①目赤肿痛，目翳，眼睑动，迎风流泪等目疾；②口眼歪斜，面肌痉挛；③头痛，眩晕；④胆道蛔虫症	
34	巨髎	ST3	足阳明胃经	在面部，目正视，瞳孔直下，横平鼻翼下缘	①口角歪斜，面痛，齿痛，唇颊肿	
35	地仓	ST4	足阳明胃经	在面部，下颌角前方，口角旁开0.4寸	①口角歪斜，流涎；②面痛，齿痛	胃经、大肠经、阳跷脉、任脉之会穴
36	大迎	ST5	足阳明胃经	在面部，下颌角前方，咬肌附着部的前缘凹陷中，面动脉搏动处	①牙关紧闭，口角歪斜，齿痛，面肿，面痛	胃经、阳

NOTE

续表

序号	腧穴名称	腧穴代号	所属经脉	腧穴定位	主治	备注
37	颊车	ST6	足阳明胃经	在面部，下颌角前上方一横指（中指），咀嚼时，咬肌隆起处	①口角歪斜，面肌痉挛；②齿痛，口噤不开，颊肿	
38	下关	ST7	足阳明胃经	在面部，颧弓下缘中央与下颌切迹之间凹陷中	①下颌关节痛，面痛，齿痛；②口眼歪斜；③耳聋，耳鸣，聤耳	胃经、胆经之交会穴
39	头维	ST8	足阳明胃经	在头部，额角发际直上 0.5 寸，头正中线旁 4.5 寸	①头痛，眩晕；②目痛，迎风流泪，眼睑眴动，视物不明	胃经、胆经、阳维脉之交会穴
40	人迎	ST9	足阳明胃经	在颈部，横平喉结，胸锁乳肌前缘，颈总动脉搏动处	①咽喉肿痛，瘰疬，瘿气；②高血压；③胸闷气喘	
41	水突	ST10	足阳明胃经	在颈部，横平环状软骨，胸锁乳突肌前缘	①咽喉肿痛；②咳嗽，气喘；③呃逆，瘰疬，瘿瘤	
42	气舍	ST11	足阳明胃经	在胸锁乳突肌区，锁骨上小窝，锁骨胸骨端上缘，胸锁乳突肌胸骨头与锁骨头中间的凹陷中	①咽喉肿痛，瘿瘤，瘰疬，呃逆；②气喘；③颈项强痛	
43	缺盆	ST12	足阳明胃经	在颈外侧区，锁骨上大窝，锁骨上缘凹陷中，前正中线旁开 4 寸	①咳嗽，气喘；②咽喉肿痛，瘰疬，缺盆中痛	
44	气户	ST13	足阳明胃经	在胸部，锁骨下缘，前正中线旁开 4 寸	①咳嗽，气喘，呃逆；②胸胁满痛	
45	库房	ST14	足阳明胃经	在胸部，第 1 肋间隙，前正中线旁开 4 寸	①咳嗽，气喘，咳唾脓血；②胸胁胀痛	

NOTE

续表

序号	腧穴名称	腧穴代号	所属经脉	腧穴定位	主治	备注
46	屋翳	ST15	足阳明胃经	在胸部，第 2 肋间隙，前正中线旁开 4 寸	①咳嗽，气喘，咳唾脓血；②胸胁胀痛；③乳痈，身肿，皮肤疼痛	
47	膺窗	ST16	足阳明胃经	在胸部，第 3 肋间隙，前正中线旁开 4 寸	①咳嗽，气喘；②胸胁胀痛；③乳痈	
48	乳中	ST17	足阳明胃经	在胸部，乳头中央	①乳痈；②难产	
49	乳根	ST18	足阳明胃经	在胸部，第 5 肋间隙，前正中线旁开 4 寸	①乳痈，乳汁不足；②咳嗽，气喘；③胸痛	
50	不容	ST19	足阳明胃经	在上腹部，脐中上 6 寸，前正中线旁开 2 寸	①呕吐，胃痛，腹胀；②食少纳呆	
51	承满	ST20	足阳明胃经	在上腹部，脐中上 5 寸，前正中线旁开 2 寸	①胃痛，呕吐，腹胀，肠鸣；②食少纳呆	
52	梁门	ST21	足阳明胃经	在上腹部，脐中上 4 寸，前正中线旁开 2 寸	①纳少，胃痛，呕吐；②腹胀肠鸣，泄泻	
53	关门	ST22	足阳明胃经	在上腹部，脐中上 3 寸，前正中线旁开 2 寸	①腹胀，腹痛，肠鸣泄泻；②水肿，小便不利	
54	太乙	ST23	足阳明胃经	在上腹部，脐中上 2 寸，前正中线旁开 2 寸	①腹胀，腹痛，胃痛，食少纳呆；②心烦，癫狂	

NOTE

续表

序号	腧穴名称	腧穴代号	所属经脉	腧穴定位	主治	备注
55	滑肉门	ST24	足阳明胃经	在上腹部，脐中上1寸，前正中线旁开2寸	①腹痛，腹胀，胃痛，呕吐；②癫狂	
56	天枢	ST25	足阳明胃经	在腹部，横平脐中，前正中线旁开2寸	①腹痛，腹胀，肠鸣泄泻，便秘，痢疾等胃肠病；②月经不调，痛经	大肠之募穴
57	外陵	ST26	足阳明胃经	在下腹部，脐中下1寸，前正中线旁开2寸	①腹痛，疝气；②痛经	
58	大巨	ST27	足阳明胃经	在下腹部，脐中下2寸，前正中线旁开2寸	①小腹胀满，小便不利，疝气，②遗精，早泄	
59	水道	ST28	足阳明胃经	在下腹部，脐中下3寸，前正中线旁开2寸	①小腹胀满，腹痛；②小便不利，疝气；③痛经，不孕	
60	归来	ST29	足阳明胃经	在下腹部，脐中下4寸，前正中线旁开2寸	①小腹痛，疝气，小便不利；②月经不调，痛经，经闭，带下，阴挺	
61	气冲	ST30	足阳明胃经	在腹股沟区，耻骨联合上缘，前正中线旁开2寸，动脉搏动处	①肠鸣腹痛，疝气；②月经不调，不孕，阳痿，阴肿	
62	髀关	ST31	足阳明胃经	在股前区，股直肌近端、缝匠肌与阔筋膜张肌3条肌肉之间凹陷中	①下肢痿痹，腰痛膝冷；②腹痛	
63	伏兔	ST32	足阳明胃经	在股前区，髌底上6寸，髂前上棘与髌底外侧端的连线上	①下肢痿痹，腰痛膝冷；②疝气，脚气	

NOTE

续表

序号	腧穴名称	腧穴代号	所属经脉	腧穴定位	主治	备注
64	阴市	ST33	足阳明胃经	在股前区，髌底上3寸，股直肌肌腱外侧缘	①下肢痿痹，膝关节屈伸不利；②疝气；③腹胀，腹痛	
65	梁丘	ST34	足阳明胃经	在股前区，髌底上2寸，股直肌肌腱之间	①膝肿痛，下肢不遂；②急性胃痛，乳痈，乳痛	郄穴
66	犊鼻	ST35	足阳明胃经	在膝前区，髌韧带外侧凹陷中	①膝痛，屈伸不利；②下肢麻木、疼痛	
67	足三里	ST36	足阳明胃经	在小腿外侧，犊鼻下3寸，胫骨前嵴外1横指处，犊鼻与解溪连线上	①胃痛，呕吐，噎膈，腹胀，腹泻，消化不良，疳积，痢疾，便秘等胃肠诸疾；②下肢痿痹；③中风，心悸，高血压；④乳痈；⑤虚劳诸证。本穴为强壮保健要穴	合穴，胃之下合穴
68	上巨虚	ST37	足阳明胃经	在小腿外侧，犊鼻下6寸，犊鼻与解溪连线上	①肠鸣，腹痛，腹泻，便秘，肠痛等肠胃疾患；②下肢痿痹	大肠之下合穴
69	条口	ST38	足阳明胃经	在小腿外侧，犊鼻下8寸，犊鼻与解溪连线上	①下肢痿痹，转筋；②肩臂痛不能举；③脘腹疼痛	
70	下巨虚	ST39	足阳明胃经	在小腿外侧，犊鼻下9寸，犊鼻与解溪连线上	①腹泻，痢疾，小腹痛；②下肢痿痹；③乳痈	小肠之下合穴
71	丰隆	ST40	足阳明胃经	小腿外侧，外踝尖上8寸，胫骨前肌外缘，条口旁开1寸	①头痛，眩晕，癫狂，痫证；②咳嗽，痰多，哮喘；③下肢痿痹	络穴

NOTE

续表

序号	腧穴名称	腧穴代号	所属经脉	腧穴定位	主治	备注
72	解溪	ST41	足阳明胃经	在踝区，踝关节前面中央凹陷中，拇长伸肌腱与趾长伸肌腱之间	①下肢痿痹，足背肿痛，踝关节病；②头痛，眩晕；③腹胀，便秘	经穴
73	冲阳	ST42	足阳明胃经	在足背，第 2 跖骨基底部与中间楔状骨关节处，可触及足背动脉	①胃痛；②口眼㖞斜，面肿齿痛；③癫狂痫；④足痿无力	原穴
74	陷谷	ST43	足阳明胃经	在足背，第 2、3 跖骨间，第 2 跖趾关节近端凹陷中	①面肿，水肿；②足背肿痛；③肠鸣腹痛；④热病，目赤肿痛	输穴
75	内庭	ST44	足阳明胃经	在足背，第 2、3 趾间，趾蹼缘后方赤白肉际处	①齿痛，咽喉肿痛，鼻衄；②热病；③胃病吐酸，腹泻，痢疾，便秘；④足背肿痛	荥穴
76	厉兑	ST45	足阳明胃经	在足趾，第 2 趾末节外侧，趾甲根角侧后方 0.1 寸	①面肿，鼻衄，齿痛，咽喉肿痛；②热病，多梦，癫狂	井穴
77	隐白	SP1	足太阴脾经	在足趾，大趾末节内侧，趾甲根角侧后方 0.1 寸	①月经过多，崩漏；②便血，尿血等慢性出血；③昏厥，癫狂，多梦，惊风；④腹满，暴泄	井穴
78	大都	SP2	足太阴脾经	在足趾，第 1 跖趾关节远端赤白肉际凹陷中	①腹胀，胃痛，呕吐，腹泻，便秘；②热病，无汗；③体重肢肿，心烦	荥穴
79	太白	SP3	足太阴脾经	在跖区，第 1 跖趾关节近端赤白肉际凹陷中	①肠鸣，腹胀，腹泻，呕吐，痢疾，便秘，胃痛；②体重节痛	输穴，原穴

NOTE

续表

序号	腧穴名称	腧穴代号	所属经脉	腧穴定位	主治	备注
80	公孙	SP4	足太阴脾经	在跖区，第1跖骨底的前下缘赤白肉际处	①胃痛、呕吐、腹痛、腹胀、腹泻、痢疾；②心烦失眠、嗜卧	络穴、八脉交会穴（通冲脉）
81	商丘	SP5	足太阴脾经	在踝区，足内踝前下方，舟骨粗隆与内踝尖连线中点的凹陷中	①腹胀、腹泻、便秘、黄疸；②足踝痛；③癫狂、小儿癫痫、急惰嗜卧	经穴
82	三阴交	SP6	足太阴脾经	在小腿内侧，内踝尖上3寸，胫骨内侧缘后际	①肠鸣、腹胀、腹泻等脾胃虚弱诸症；②月经不调、带下、崩漏、经闭、痛经、不孕、滞产、遗尿、小便不利等生殖泌尿系统疾患；③心悸、失眠、高血压、④下肢痿痹、等麻疹；⑤阴虚诸症；⑥湿疹、神经性皮炎	脾经、肾经、肝经之交会穴
83	漏谷	SP7	足太阴脾经	在小腿内侧，内踝尖上6寸，胫骨内侧缘后际	①腹胀、肠鸣；②小便不利、遗精；③下肢痿痹	
84	地机	SP8	足太阴脾经	在小腿内侧，阴陵泉下3寸，胫骨内侧缘后际	①痛经、崩漏、月经不调；②食欲不振、腹痛、腹泻；③小便不利、水肿	郄穴
85	阴陵泉	SP9	足太阴脾经	在小腿内侧，胫骨内侧髁下缘与胫骨内侧缘之间的凹陷中	①腹胀、腹泻、水肿、黄疸、小便不利；②膝痛	合穴

NOTE

续表

序号	腧穴名称	腧穴代号	所属经脉	腧穴定位	主治	备注
86	血海	SP10	足太阴脾经	在股前区，髌底内侧端上 2 寸，股内侧肌隆起处。简便取穴法：患者屈膝，医者以左手掌心按于患者右膝髌骨上缘，二至五指向上伸直，拇指约呈 45°斜置，拇指尖下是穴。对侧取法仿此	①月经不调，痛经，经闭，崩漏；②瘾疹，湿疹，丹毒；③膝、股内侧痛	
87	箕门	SP11	足太阴脾经	在股前区，髌底内侧端与冲门的连线上 1/3 与下 2/3 交点，长收肌和缝匠肌交角的动脉搏动处	①小便不利，淋证，遗尿；②腹股沟肿痛	
88	冲门	SP12	足太阴脾经	在腹股沟区，腹股沟斜纹中，髂外动脉搏动处的外侧	①腹痛，疝气；②崩漏，带下	
89	府舍	SP13	足太阴脾经	在下腹部，脐中下 4.3 寸，前正中线旁开 4 寸	①腹痛，积聚；②疝气	
90	腹结	SP14	足太阴脾经	在下腹部，脐中下 1.3 寸，前正中线旁开 4 寸	①腹痛，腹泻，便秘；②疝气	
91	大横	SP15	足太阴脾经	在腹部，脐中旁开 4 寸	①腹痛，腹泻，便秘；②蛔虫症	脾经、阴维脉之交会穴
92	腹哀	SP16	足太阴脾经	在上腹部，当脐中上 3 寸，前正中线旁开 4 寸处	①腹痛，便秘，痢疾；②消化不良	

NOTE

续表

序号	腧穴名称	腧穴代号	所属经脉	腧穴定位	主治	备注
93	食窦	SP17	足太阴脾经	在胸部，第5肋间隙，前正中线旁开6寸	①胸胁胀痛；②噫气，反胃，腹胀，水肿	
94	天溪	SP18	足太阴脾经	在胸部，第4肋间隙，前正中线旁开6寸	①胸胁疼痛，咳嗽；②乳痛，乳汁不足	
95	胸乡	SP19	足太阴脾经	在胸部，第3肋间隙，前正中线旁开6寸	①胸胁胀痛；②乳痛，乳汁不足	
96	周荣	SP20	足太阴脾经	在胸部，第2肋间隙，前正中线旁开6寸	①咳嗽，气逆；②胸胁胀满	
97	大包	SP21	足太阴脾经	在胸外侧区，第6肋间隙，在腋中线上	①咳嗽，气喘；②胸胁痛；③全身疼痛，四肢乏力	脾之大络
98	极泉	HT1	手少阴心经	在腋窝中央，腋动脉搏动处	①心痛，心悸；②胸闷气短，胁肋疼痛；③肩臂疼痛，上肢不遂，瘰疬	
99	青灵	HT2	手少阴心经	在上臂前区，肘横纹上3寸，肱二头肌的内侧沟中	①头痛，胁痛，肩臂疼痛；②目视不明。可灸	
100	少海	HT3	手少阴心经	屈肘成直角，当肘横纹内侧端与肱骨内上髁连线的中点处	①心痛，癫狂痫；②腋胁痛，肘臂挛痛麻木，手颤；③瘰疬	合穴
101	灵道	HT4	手少阴心经	在前臂前区，腕掌侧远端横纹上1.5寸，尺侧腕屈肌腱的桡侧缘	①心痛，心悸；②暴喑；③肘臂挛痛，手指麻木	经穴

NOTE

续表

序号	腧穴名称	腧穴代号	所属经脉	腧穴定位	主治	备注
102	通里	HT5	手少阴心经	在前臂前区，腕掌侧远端横纹上1寸，尺侧腕屈肌腱的桡侧缘	①暴喑，舌强不语；②心悸，怔忡；③腕臂痛	络穴
103	阴郄	HT6	手少阴心经	在前臂前区，腕掌侧远端横纹上0.5寸，尺侧腕屈肌腱的桡侧缘	①心痛，惊悸；②吐血，衄血，骨蒸盗汗；③暴喑	郄穴
104	神门	HT7	手少阴心经	在腕前区，腕掌侧远端横纹尺侧端，尺侧腕屈肌腱的桡侧缘	①失眠，健忘，痴呆，癫狂痫；②心痛，心烦，惊悸；③腕臂痛，胸胁痛	输穴，原穴
105	少府	HT8	手少阴心经	在手掌，横平第5掌指关节近端，第4、5掌骨之间（握拳时小指尖所指处）	①心悸，胸痛；②小便不利，遗尿，阴痒痛；③小指挛痛，掌中热	荥穴
106	少冲	HT9	手少阴心经	在手小指末节桡侧，指甲根角侧上方0.1寸	①癫狂，昏迷，热病；②心悸，心痛；③胸胁痛	井穴
107	少泽	SI1	手太阳小肠经	在手小指末节尺侧，指甲根角侧上方0.1寸	①头痛，目翳，咽喉肿痛，耳聋，耳鸣；②乳痈，乳汁少；③昏迷，热病	井穴
108	前谷	SI2	手太阳小肠经	在手第5掌指关节尺侧远端赤白肉际凹陷中	①头痛，目痛，耳鸣，咽喉肿痛；②乳痈，乳汁不足；③热病	荥穴
109	后溪	SI3	手太阳小肠经	在手第5掌指关节尺侧近端赤白肉际凹陷中	①头项强痛，落枕，腰背痛，耳聋，咽喉肿痛；②目赤肿痛，目翳；③盗汗，疟疾，癫狂痫；④手指及肘臂挛急	输穴，八脉交会穴（通督脉）
110	腕骨	SI4	手太阳小肠经	在腕部，第5掌骨底与钩骨之间的赤白肉际凹陷中	①头项强痛，耳鸣，目翳，疟疾；②黄疸，消渴，热病，指挛；③指掌、腕痛	原穴

NOTE

续表

序号	腧穴名称	腧穴代号	所属经脉	腧穴定位	主治	备注
111	阳谷	SI5	手太阳小肠经	在腕后区，尺骨茎突与三角骨之间的凹陷中	①头痛，目眩，耳鸣，耳聋；②热病，癫狂痫；③腕臂痛	经穴
112	养老	SI6	手太阳小肠经	在前臂后区，腕背横纹上1寸，尺骨头桡侧凹陷中。取法：屈肘，掌心向胸，在尺骨小头的桡侧缘，手尺骨小头最高点水平的骨缝中取穴。或掌心向下，用另一手指按在尺骨小头的最高点上，然后手掌心转向胸部，手手指滑入的骨缝中取穴	①目视不明，面痛；②头痛项强，肩、背、肘、臂酸痛，急性腰痛	郄穴
113	支正	SI7	手太阳小肠经	在前臂后区，腕背侧远端横纹上5寸，尺骨尺侧与尺侧腕屈肌之间	①头痛项强，目眩；②热病，癫狂；③肘臂酸痛	络穴
114	小海	SI8	手太阳小肠经	在肘后区，尺骨鹰嘴与肱骨内上髁之间凹陷中	①肘臂痛；②癫痫	合穴
115	肩贞	SI9	手太阳小肠经	在肩胛区，肩关节后下方，腋后纹头直上1寸	①肩背疼痛，手臂麻痛不举，瘰疬；②耳鸣	
116	臑俞	SI10	手太阳小肠经	在肩胛区，当腋后纹头直上，肩胛冈下缘凹陷中	肩臂疼痛，瘰疬	
117	天宗	SI11	手太阳小肠经	在肩胛区，肩胛冈中点与肩胛骨下角连线上1/3与下2/3交点凹陷中	①肩胛疼痛，肩背痛；②乳痈，乳癖；③咳嗽，气喘	

续表

序号	腧穴名称	腧穴代号	所属经脉	腧穴定位	主治	备注
118	秉风	SI12	手太阳小肠经	在肩胛区，肩胛冈中点上方冈上窝中	肩胛疼痛，手臂酸麻	
119	曲垣	SI13	手太阳小肠经	在肩胛区，肩胛冈内侧端上缘凹陷中	肩胛，项背疼痛	
120	肩外俞	SI14	手太阳小肠经	在脊柱区，第1胸椎棘突下，后正中线旁开3寸	肩背疼痛，颈项强急	
121	肩中俞	SI15	手太阳小肠经	在脊柱区，第7颈椎棘突下，后正中线旁开2寸	①咳嗽，气喘；②肩背疼痛；③目视不明	
122	天窗	SI16	手太阳小肠经	在颈部，横平喉结，胸锁乳突肌的后缘	①耳鸣，耳聋，咽喉肿痛，暴喑；②颈项强痛	
123	天容	SI17	手太阳小肠经	在颈部，下颌角后方，胸锁乳突肌的前缘凹陷中	①耳鸣，耳聋，咽喉肿痛；②颈项肿痛	
124	颧髎	SI18	手太阳小肠经	在面部，颧骨下缘，目外眦直下凹陷中	口眼歪斜，眼睑动，齿痛，面痛，颊肿	三焦经、小肠经之交会穴
125	听宫	SI19	手太阳小肠经	在面部，耳屏前，下颌骨髁状突的后方，张口时呈凹陷处	①耳鸣，耳聋，聤耳，齿痛，面痛；②癫狂痫	三焦经、小肠经、胆经之交会穴
126	睛明	BL1	足太阳膀胱经	在面部，目内眦内上方眶内侧壁凹陷中	①近视，目视不明，目赤肿痛，迎风流泪，目眦，夜盲，色盲，目翳；②急性腰痛	小肠经、膀胱经、胃经、阴跷脉、阳跷脉之交会穴

NOTE

续表

序号	腧穴名称	腧穴代号	所属经脉	腧穴定位	主治	备注
127	攒竹	BL2	足太阳膀胱经	在面部，眉头凹陷中，额切迹处	①头痛，眉棱骨痛；②目视不明，目赤肿痛，眼睑眴动，眼睑下垂，迎风流泪；③面瘫，面痛；④腰痛	
128	眉冲	BL3	足太阳膀胱经	在头部，额切迹（眉头）直上入发际0.5寸	①头痛，眩晕，目视不明，目赤肿痛，鼻塞；②癫痫	
129	曲差	BL4	足太阳膀胱经	在头部，前发际正中直上0.5寸，旁开1.5寸，即神庭与头维连线的内1/3与中1/3交点上	①头痛；②目视不明，鼻塞，鼻衄	
130	五处	BL5	足太阳膀胱经	在头部，前发际正中直上1寸，旁开1.5寸	①头痛，目眩，目视不明；②癫痫，小儿惊风	
131	承光	BL6	足太阳膀胱经	在头部，前发际正中直上2.5寸，旁开1.5寸	①头痛，眩晕，癫痫；②目视不明，鼻塞	
132	通天	BL7	足太阳膀胱经	在头部，前发际正中直上4寸，旁开1.5寸	①鼻塞，鼻渊，鼻衄；②头痛，眩晕	
133	络却	BL8	足太阳膀胱经	在头部，前发际正中直上5.5寸，旁开1.5寸	①头晕，癫狂痫；②耳鸣，鼻塞，目视不明	
134	玉枕	BL9	足太阳膀胱经	在头部，横平枕外隆凸上缘，后发际正中旁开1.3寸	①头项痛；②目痛，目视不明，鼻塞	

NOTE

续表

序号	腧穴名称	腧穴代号	所属经脉	腧穴定位	主治	备注
135	天柱	BL10	足太阳膀胱经	在颈后区，横平第2颈椎棘突上际，斜方肌外缘凹陷中（后发际直上0.5寸，旁开1.3寸）	①头痛，眩晕；②项强，肩背痛；③目赤肿痛，目视不明，鼻塞	
136	大杼	BL11	足太阳膀胱经	在脊柱区，第1胸椎棘突下，后正中线旁开1.5寸	①咳嗽，发热；②头痛，颈项强痛，肩背痛	骨会
137	风门	BL12	足太阳膀胱经	在脊柱区，第2胸椎棘突下，后正中线旁开1.5寸	①伤风，发热，咳嗽，项强，肩背痛	膀胱经、督脉之交会穴
138	肺俞	BL13	足太阳膀胱经	在脊柱区，第3胸椎棘突下，后正中线旁开1.5寸	①咳嗽，气喘，咳血，痰多，鼻塞；②骨蒸潮热，盗汗；③皮肤瘙痒，瘾疹	肺之背俞穴
139	厥阴俞	BL14	足太阳膀胱经	在脊柱区，第4胸椎棘突下，后正中线旁开1.5寸	①心痛，心悸；②咳嗽，胸闷；③呕吐	心包之背俞穴
140	心俞	BL15	足太阳膀胱经	在脊柱区，第5胸椎棘突下，后正中线旁开1.5寸	①心痛，心悸，心烦，失眠，健忘，梦遗，癫狂痫；②咳嗽，气喘，吐血，盗汗	心之背俞穴
141	督俞	BL16	足太阳膀胱经	在脊柱区，第6胸椎棘突下，后正中线旁开1.5寸	①心痛，心悸，胸闷，气喘；②胃痛，腹痛，腹胀，呃逆	
142	膈俞	BL17	足太阳膀胱经	在脊柱区，第7胸椎棘突下，后正中线旁开1.5寸	①胃脘痛，呕吐，呃逆，饮食不下；②咳嗽，气喘，吐血，潮热，盗汗；③瘾疹，瘙痒	血会

NOTE

续表

序号	腧穴名称	腧穴代号	所属经脉	腧穴定位	主治	备注
143	肝俞	BL18	足太阳膀胱经	在脊柱区，第9胸椎棘突下，后正中线旁开1.5寸	①黄疸，胁痛，脊背痛；②目赤，视物不明，夜盲，癫狂痫；③吐血，衄血；④眩晕，目眩	肝之背俞穴
144	胆俞	BL19	足太阳膀胱经	在脊柱区，第10胸椎棘突下，后正中线旁开1.5寸	①黄疸，口苦，呕吐，食不化，胁痛；②肺痨，潮热	胆之背俞穴
145	脾俞	BL20	足太阳膀胱经	在脊柱区，第11胸椎棘突下，后正中线旁开1.5寸	①腹胀，呕吐，泄泻，痢疾，便血，纳呆，食不化，怠惰嗜卧；②水肿，黄疸；③咳嗽痰多，背痛	脾之背俞穴
146	胃俞	BL21	足太阳膀胱经	在脊柱区，第12胸椎棘突下，后正中线旁开1.5寸	①胃脘痛，呕吐，腹胀，肠鸣；②胸胁痛	胃之背俞穴
147	三焦俞	BL22	足太阳膀胱经	在脊柱区，第1腰椎棘突下，后正中线旁开1.5寸	①水肿，小便不利；②腹胀，肠鸣，泄泻，痢疾；③腰背强痛	三焦之背俞穴
148	肾俞	BL23	足太阳膀胱经	在脊柱区，第2腰椎棘突下，后正中线旁开1.5寸	①遗精，阳痿，月经不调，带下，遗尿，尿闭，小便频数，小便不利，水肿；②耳鸣，耳聋；③气喘少气，五劳七伤，五更泄泻，消渴；④腰膝酸痛	肾之背俞穴
149	气海俞	BL24	足太阳膀胱经	在脊柱区，第3腰椎棘突下，后正中线旁开.5寸	①腰痛，痛经；②腹胀，肠鸣，痔疾	

NOTE

续表

序号	腧穴名称	腧穴代号	所属经脉	腧穴定位	主治	备注
150	大肠俞	BL25	足太阳膀胱经	在脊柱区，第 4 腰椎棘突下，后正中线旁开 1.5 寸	①腰痛；②腹胀，泄泻，便秘，痢疾，痔疾	大肠之背俞穴
151	关元俞	BL26	足太阳膀胱经	在脊柱区，第 5 腰椎棘突下，后正中线旁开 1.5 寸	①腹胀，泄泻，小便频数或不利，遗尿；②腰痛	
152	小肠俞	BL27	足太阳膀胱经	在骶部，横平第 1 骶后孔，骶正中嵴旁开 1.5 寸	①遗尿，遗精，尿血，带下，疝气；②腹痛，泄泻，痢疾；③腰痛	小肠之背俞穴
153	膀胱俞	BL28	足太阳膀胱经	在骶部，横平第 2 骶后孔，骶正中嵴旁开 1.5 寸	①小便不利，尿频，遗尿，遗精；②泄泻，便秘；③腰脊强痛	膀胱之背俞穴
154	中膂俞	BL29	足太阳膀胱经	在骶部，横平第 3 骶后孔，骶正中嵴旁开 1.5 寸	①痢疾，疝气；②腰脊强痛	
155	白环俞	BL30	足太阳膀胱经	在骶部，横平第 4 骶后孔，骶正中嵴旁开 1.5 寸	①遗精，白浊，小便不利，带下，月经不调，疝气；②腰骶疼痛	
156	上髎	BL31	足太阳膀胱经	在骶部，正对第 1 骶后孔中	①月经不调，带下，遗精，阳痿，大小便不利，②腰脊痛	
157	次髎	BL32	足太阳膀胱经	在骶部，正对第 2 骶后孔中	①月经不调，痛经，带下，小便不利，遗尿，遗精，阳痿；②腰痛，下肢痿痹	
158	中髎	BL33	足太阳膀胱经	在骶部，正对第 3 骶后孔中	①月经不调，带下，小便不利，便秘，泄泻；②腰痛	

NOTE

续表

序号	腧穴名称	腧穴代号	所属经脉	腧穴定位	主治	备注
159	下髎	BL34	足太阳膀胱经	在骶部，正对第4骶后孔中	①小腹痛，腰骶痛；②小便不利，带下，便秘	
160	会阳	BL35	足太阳膀胱经	在骶部，尾骨端旁开0.5寸	①泄泻，痢疾，痔疾；②阳痿，带下	
161	承扶	BL36	足太阳膀胱经	在股后区，臀沟的中点	①腰骶臀股部疼痛，下肢痿痹，下肢痿痹不遂；②痔疾	
162	殷门	BL37	足太阳膀胱经	在股后区，臀沟下6寸，股二头肌与半腱肌之间	腰腿痛，下肢痿痹，下肢不遂	
163	浮郄	BL38	足太阳膀胱经	在膝后区，腘横纹上1寸，股二头肌腱的内侧缘	①膝腘痛麻挛急；②便秘	
164	委阳	BL39	足太阳膀胱经	在膝部，腘横纹上，股二头肌腱的内侧缘	①腹满，水肿，小便不利；②腰脊强痛，下肢挛痛	三焦之下合穴
165	委中	BL40	足太阳膀胱经	在膝后区，腘横纹中点	①腰痛，下肢痿痹，下肢不遂；②腹痛，吐泻，③小便不利，遗尿；④丹毒，瘾疹，皮肤瘙痒，疔疮	合穴，膀胱之下合穴
166	附分	BL41	足太阳膀胱经	在脊柱区，第2胸椎棘突下，后正中线旁开3寸	颈项强痛，肩背拘急，肘臂麻木	
167	魄户	BL42	足太阳膀胱经	在脊柱区，第3胸椎棘突下，后正中线旁开3寸	①咳嗽，气喘，肺痨，咳血；②肩背痛，项强	

续表

序号	腧穴名称	腧穴代号	所属经脉	腧穴定位	主治	备注
168	膏肓	BL43	足太阳膀胱经	在脊柱区，第 4 胸椎棘突下，后正中线旁开 3 寸	①咳嗽，气喘，肺痨，骨蒸盗汗，遗精；②健忘，不寐，头晕目眩，虚劳；③羸瘦；④肩背痛	
169	神堂	BL44	足太阳膀胱经	在脊柱区，第 5 胸椎棘突下，后正中线旁开 3 寸	①心痛，心悸，胸闷，气喘，②咳嗽，背痛	
170	譩譆	BL45	足太阳膀胱经	在脊柱区，第 6 胸椎棘突下，后正中线旁开 3 寸	①咳嗽，气喘，心痛；②疟疾，热病；③肩背痛	
171	膈关	BL46	足太阳膀胱经	在脊柱区，第 7 胸椎棘突下，后正中线旁开 3 寸	①呕吐，嗳气，噎膈；②脊背强痛	
172	魂门	BL47	足太阳膀胱经	在脊柱区，第 9 胸椎棘突下，后正中线旁开 3 寸	①胸胁痛，呕吐，泄泻，黄疸；②背痛	
173	阳纲	BL48	足太阳膀胱经	在脊柱区，第 10 胸椎棘突下，后正中线旁开 3 寸	①肠鸣，泄泻，腹痛；②黄疸，消渴	
174	意舍	BL49	足太阳膀胱经	在脊柱区，第 11 胸椎棘突下，后正中线旁开 3 寸	腹胀，肠鸣，泄泻，呕吐	
175	胃仓	BL50	足太阳膀胱经	在脊柱区，第 12 胸椎棘突下，后正中线旁开 3 寸	①胃脘痛，腹胀，小儿食积；②水肿	
176	肓门	BL51	足太阳膀胱经	在腰区，第 1 腰椎棘突下，后正中线旁开 3 寸	腹痛，痞块，便秘	

NOTE

续表

序号	腧穴名称	腧穴代号	所属经脉	腧穴定位	主治	备注
177	志室	BL52	足太阳膀胱经	在腰区，第2腰椎棘突下，后正中线旁开3寸	①遗精，阳痿，遗尿，小便不利，水肿，月经不调；②腰脊强痛	
178	胞肓	BL53	足太阳膀胱经	在骶区，横平第2骶后孔，骶正中嵴旁开3寸	①小便不利，阴肿，肠鸣，腹胀，便秘；③腰脊痛	
179	秩边	BL54	足太阳膀胱经	在骶区，横平第4骶后孔，骶正中嵴旁开3寸	①腰腿痛，下肢痿痹；②痔疾，便秘，小便不利，阴痛	
180	合阳	BL55	足太阳膀胱经	在小腿后区，腘横纹下2寸，腓肠肌内、外侧头之间	①腰脊强痛，下肢痿痹；②疝气，崩漏	
181	承筋	BL56	足太阳膀胱经	在小腿后区，腘横纹下5寸，腓肠肌两肌腹之间	①痔疾；②腰腿拘急疼痛	
182	承山	BL57	足太阳膀胱经	在小腿后区，腓肠肌两肌腹与肌腱交角处，当伸直小腿或足跟上提时，腓肠肌肌腹下出现尖角凹陷处	①痔疾，便秘；②腰腿拘急疼痛，足跟痛，脚气	
183	飞扬	BL58	足太阳膀胱经	在小腿后区，昆仑直上7寸，腓肠肌外下缘与跟腱移行处，当承山处下方1寸处	①头痛，目眩，鼻塞，鼻衄；②腰背痛，腿软无力，筋急不能屈伸；③痔疾	络穴
184	跗阳	BL59	足太阳膀胱经	在小腿后区，昆仑直上3寸，腓骨与跟腱之间	①头痛，头重；②腰腿痛，下肢痿痹，外踝肿痛，胸气	阳跷脉之郄穴

NOTE

续表

序号	腧穴名称	腧穴代号	所属经脉	腧穴定位	主治	备注
185	昆仑	BL60	足太阳膀胱经	在踝区，外踝尖与跟腱之间的凹陷中	①头痛，项强，目眩，鼻衄；②腰痛，足跟肿痛；③难产；④癫痫	经穴
186	仆参	BL61	足太阳膀胱经	在跟区，昆仑直下，跟骨外侧，赤白肉际处	①下肢痿痹，足跟痛；②癫痫	
187	申脉	BL62	足太阳膀胱经	在踝区，外踝尖直下，外踝下缘与跟骨之间凹陷中	①头痛，眩晕，失眠，嗜卧，癫狂痫；②目赤肿痛，眼睑下垂；③腰腿痛，项强脊痛，足外翻	八脉交会穴（通阳跷），膀胱经，阳跷脉之交会穴
188	金门	BL63	足太阳膀胱经	在足背，外踝前缘直下，第5跖骨粗隆后方，骰骨下缘凹陷中	①头痛，癫痫，小儿惊风；②腰痛，下肢痿痹，外踝肿痛	郄穴
189	京骨	BL64	足太阳膀胱经	在跖区，第5跖骨粗隆前下方，赤白肉际处	①头痛，项强，目眩，癫痫；②腰腿痛	原穴
190	束骨	BL65	足太阳膀胱经	在跖区，第5跖趾关节的近端，赤白肉际处	①头痛，项强，目眩，癫狂；②腰腿痛	输穴
191	足通谷	BL66	足太阳膀胱经	在足趾，第5跖趾关节的远端，赤白肉际处	①头痛，项强；②目眩，鼻衄；③癫狂	荥穴
192	至阴	BL67	足太阳膀胱经	在足趾，小趾末节外侧，趾甲根角侧后方0.1寸	①胎位不正，难产，胞衣不下；②头痛，目痛，鼻塞，鼻衄	井穴
193	涌泉	KI1	足少阴肾经	在足底，屈足卷趾时足心最凹陷中（当足底第2、3趾趾缝纹头端与足跟连线的前1/3与后2/3的交点处）	①头顶痛，眩晕，昏厥，癫狂，小儿惊风，失眠；②便秘，小便不利；③咽喉肿痛，舌干，失音；④足心热	井穴

NOTE

续表

序号	腧穴名称	腧穴代号	所属经脉	腧穴定位	主治	备注
194	然谷	KI2	足少阴肾经	在足内侧，足舟骨粗隆下方，赤白肉际处	①月经不调，阴挺，阴痒，遗精，小便不利；②消渴，泄泻，小儿脐风；③咽喉肿痛，咳血，口噤，癫疾	荥穴
195	太溪	KI3	足少阴肾经	在踝区，内踝尖与跟腱之间的凹陷中	①月经不调，遗精，泄泻，消渴，小便频数，阳痿；②头痛，目眩，咽喉肿痛，齿痛，耳鸣，耳聋，失眠，健忘；③咳喘，咳血，④腰脊痛，下肢痿痹，厥冷，内踝及足跟肿痛	原穴；输穴
196	大钟	KI4	足少阴肾经	在跟区，内踝后下方，跟骨上缘，跟腱附着部前缘凹陷中	①癃闭，遗尿，便秘；②咳血，气喘；③痴呆，嗜臥；④足跟痛	络穴
197	水泉	KI5	足少阴肾经	在跟区，太溪直下1寸，跟骨结节内侧凹陷中	①月经不调，痛经，阴挺；②小便不利，淋痛	郄穴
198	照海	KI6	足少阴肾经	在踝区，内踝尖下1寸，内踝下缘边际凹陷中	①月经不调，痛经，带下，阴挺，阴痒，小便频数，癃闭；②咽喉干痛，目赤肿痛；③痫证，失眠	八脉交会穴（通阴跷脉），肾经、阴跷脉之交会穴
199	复溜	KI7	足少阴肾经	在小腿内侧，内踝尖上2寸，跟腱前缘	①水肿，腹胀，癃闭，泄泻；②盗汗，热病无汗或汗出不止；③下肢痿痹	经穴
200	交信	KI8	足少阴肾经	在小腿内侧，在内踝尖上2寸，胫骨内侧缘后际凹陷处中；复溜前0.5寸	①月经不调，崩漏，阴挺，阴痒；②泄泻，便秘	阴跷脉之郄穴

续表

序号	腧穴名称	腧穴代号	所属经脉	腧穴定位	主治	备注
201	筑宾	KI9	足少阴肾经	在小腿内侧，太溪直上5寸，比目鱼肌与跟腱之间	①癫狂，痫证，呕吐；②疝气；③小腿疼痛痉挛	阴维脉之郄穴
202	阴谷	KI10	足少阴肾经	在膝后区，腘横纹上，半腱肌肌腱外侧缘	①阳痿，疝气，崩漏；②癫狂；③膝股痛	合穴
203	横骨	KI11	足少阴肾经	在下腹部，脐中下5寸，前正中线旁开0.5寸	①少腹胀痛，小便不利，遗尿；②遗精，阳痿，疝气，阴痛	
204	大赫	KI12	足少阴肾经	在下腹部，脐中下4寸，前正中线旁开0.5寸	遗精，阳痿，阴挺，带下，遗尿，癃闭，五淋	
205	气穴	KI13	足少阴肾经	在下腹部，脐中下3寸，前正中线旁开0.5寸	①月经不调，带下，经闭，崩漏，小便不通；②便秘，泄泻	
206	四满	KI14	足少阴肾经	在下腹部，脐中下2寸，前正中线旁开0.5寸	①月经不调，带下，遗精，遗尿，疝气；②便秘，腹痛，水肿	
207	中注	KI15	足少阴肾经	在下腹部，脐中下1寸，前正中线旁开0.5寸	①腹痛，便秘，泄泻；②月经不调，痛经	
208	肓俞	KI16	足少阴肾经	在腹部，脐中旁开0.5寸	①腹痛，腹胀，呕吐，泄泻，便秘；②月经不调，疝气，腰脊痛	
209	商曲	KI17	足少阴肾经	在上腹部，脐中上2寸，前正中线旁开0.5寸	腹痛，腹胀，泄泻，便秘	

NOTE

续表

序号	腧穴名称	腧穴代号	所属经脉	腧穴定位	主治	备注
210	石关	KI18	足少阴肾经	在上腹部，脐中上3寸，前正中线旁开0.5寸	①呕吐，腹痛，便秘；②不孕，月经不调，痛经	
211	阴都	KI19	足少阴肾经	在上腹部，脐中上4寸，前正中线旁开0.5寸	①腹痛，腹胀，便秘；②不孕	
212	腹通谷	KI20	足少阴肾经	在上腹部，脐中上5寸，前正中线旁开0.5寸	①腹痛，腹胀，呕吐；心痛，心悸	
213	幽门	KI21	足少阴肾经	在上腹部，脐中上6寸，前正中线旁开0.5寸	腹痛，腹胀，呕吐，泄泻	
214	步廊	KI22	足少阴肾经	在胸部，第5肋间隙，前正中线旁开2寸	①咳嗽，气喘，胸胁胀满；②呕吐，不欲食	
215	神封	KI23	足少阴肾经	在胸部，第4肋间隙，前正中线旁开2寸	①咳嗽，气喘；②胸胁胀满，乳痈；③呕吐	
216	灵墟	KI24	足少阴肾经	在胸部，第3肋间隙，前正中线旁开2寸	①咳嗽，气喘；②胸胁胀痛，乳痈；③呕吐	
217	神藏	KI25	足少阴肾经	在胸部，第2肋间隙，前正中线旁开2寸	①咳嗽，气喘，胸痛；②呕吐	
218	彧中	KI26	足少阴肾经	在胸部，第1肋间隙，前正中线旁开2寸	①咳嗽，气喘；②胸胁胀满	

续表

序号	腧穴名称	腧穴代号	所属经脉	腧穴定位	主治	备注
219	俞府	KI27	足少阴肾经	在胸部，锁骨下缘，前正中线旁开 2 寸	①咳嗽，气喘，胸痛；②呕吐	
220	天池	PC1	手厥阴心包经	在胸部，第 4 肋间隙，前正中线旁开 5 寸	①胸痛，胸闷，咳嗽，痰多，气喘；②乳痈；③瘰疬	
221	天泉	PC2	手厥阴心包经	在上臂前区，腋前纹头下 2 寸，肱二头肌的长、短头之间	①胸背及上臂内侧痛；②心痛，咳嗽，胸胁胀满	
222	曲泽	PC3	手厥阴心包经	在肘前区，肘横纹上，肱二头肌腱的尺侧缘凹陷中	①心痛，心悸，善惊；②胃痛，呕吐，泄泻；③中暑，热病；④肘臂挛痛	合穴
223	郄门	PC4	手厥阴心包经	在前臂前区，腕掌侧远端横纹上 5 寸，掌长肌腱与桡侧腕屈肌腱之间	①心痛，心烦，胸痛；②咳血，呕血，衄血；③疔疮；④癫痫	郄穴
224	间使	PC5	手厥阴心包经	在前臂前区，腕掌侧远端横纹上 3 寸，掌长肌腱与桡侧腕屈肌腱之间	①心痛，心悸，②胃痛，呕吐；③热病，疟疾；④癫狂痫	经穴
225	内关	PC6	手厥阴心包经	在前臂前区，腕掌侧远端横纹上 2 寸，掌长肌腱与桡侧腕屈肌腱之间	①心痛，心悸，胸闷，胸痛；②胃痛，呕吐，呃逆，③胁痛，肋下痞块；④中风，失眠，眩晕，郁证，癫狂痫；⑤热病；⑥肘臂挛痛偏头痛	络穴、八脉交会穴（通阴维脉）
226	大陵	PC7	手厥阴心包经	在腕前区，腕掌侧远端横纹中，掌长肌腱与桡侧腕屈肌腱之间	①心痛，心悸；②喜笑悲恐，癫狂痫，疮疡；③胃痛，呕吐；④胸胁满痛；⑤臂、手腕痛	输穴、原穴

NOTE

续表

序号	腧穴名称	腧穴代号	所属经脉	腧穴定位	主治	备注
227	劳宫	PC8	手厥阴心包经	在掌区，横平第3掌指关节近端，第2、3掌骨之间偏于第3掌骨。简便取穴法：握拳，中指尖下是穴	①中风昏迷，中暑；②心痛，烦闷，癫狂痫；③口疮，口臭；④鹅掌风	荥穴
228	中冲	PC9	手厥阴心包经	在手指，中指末端最高点	①中风昏迷，舌强不语，中暑，昏厥，小儿惊风；②热病	井穴
229	关冲	TE1	手少阳三焦经	在手指，第4指末节尺侧，指甲根角侧上方0.1寸（指寸）	①头痛，目赤，耳鸣，耳聋，喉痹，舌强；②热病，中暑，昏厥	井穴
230	液门	TE2	手少阳三焦经	在手背部，当第4、5指间，指蹼上方赤白肉际凹陷处	①头痛，目赤，耳鸣，耳聋，喉痹；②疟疾；③手臂肿痛	荥穴
231	中渚	TE3	手少阳三焦经	在手背，第4、5掌骨间，第4掌指关节近端凹陷中	①头痛，目赤，耳鸣，耳聋，喉痹；②热病，疟疾；③肩背肘臂酸痛，手指不能屈伸	输穴
232	阳池	TE4	手少阳三焦经	在腕后区，腕背侧远端横纹上，指伸肌腱的尺侧缘凹陷中	①耳聋，目赤肿痛，喉痹；②消渴，口干；③腕痛，肩臂痛	原穴
233	外关	TE5	手少阳三焦经	在前臂后区，腕背侧远端横纹上2寸，尺骨与桡骨间隙中点	①热病；②头痛，目赤肿痛，耳鸣，耳聋；③瘰疬，胁肋痛；④上肢痿痹	络穴，八脉交会穴（通阳维脉）
234	支沟	TE6	手少阳三焦经	在前臂后区，腕背侧远端横纹上3寸，尺骨与桡骨间隙中点	①便秘；②耳鸣，耳聋；③瘰疬，胁肋痛，落枕，手臂痛；④热病	经穴

NOTE

续表

序号	腧穴名称	腧穴代号	所属经脉	腧穴定位	主治	备注
235	会宗	TE7	手少阳三焦经	在前臂后区，腕背侧远端横纹上 3 寸，尺骨的桡侧缘	①耳鸣；②痫证；③上肢痹痛	郄穴
236	三阳络	TE8	手少阳三焦经	在前臂后区，腕背侧远端横纹上 4 寸，尺骨与桡骨间隙中点	①耳聋，暴喑，齿痛；②上肢痹痛	
237	四渎	TE9	手少阳三焦经	在前臂后区，肘尖下 5 寸，尺骨与桡骨间隙中点	①偏头痛；②耳聋，暴喑，齿痛，喉痹；③上肢痹痛	
238	天井	TE10	手少阳三焦经	在肘后区，肘尖上 1 寸凹陷中	①偏头痛，耳聋；②癫痫；③瘰疬；④肘臂痛	合穴
239	清冷渊	TE11	手少阳三焦经	在臂后区，肘尖与肩峰角连线上，肘尖上 2 寸	①头痛，目黄；②胁痛，肩臂痛	
240	消泺	TE12	手少阳三焦经	在臂后区，肘尖与肩峰角连线上，肘尖上 5 寸	①头痛，目痛，齿痛；②项强，肩臂痛	
241	臑会	TE13	手少阳三焦经	在臂后区，肩峰角下 3 寸，三角肌的后下缘	①瘰疬，瘿气；②上肢痿痹	
242	肩髎	TE14	手少阳三焦经	在三角肌区，肩峰角与肱骨大结节两骨间凹陷中（图 3-10-7）。当臂外展时，于肩峰后下方凹陷处	肩臂挛痛不遂	
243	天髎	TE15	手少阳三焦经	在肩胛区，肩胛骨上角骨际凹陷中	肩臂痛，颈项强痛	

NOTE

续表

序号	腧穴名称	腧穴代号	所属经脉	腧穴定位	主治	备注
244	天牖	TE16	手少阳三焦经	在颈部，横平下颌角，胸锁乳突肌的后缘凹陷中	①头痛，目眩，耳聋；②瘰疬；③项强，肩背痛	
245	翳风	TE17	手少阳三焦经	在颈部，耳垂后方，乳突下端前方凹陷中	①耳鸣，耳聋，聤耳；②口喝，牙关紧闭，齿痛；③瘰疬，颊肿，呃逆	
246	瘈脉	TE18	手少阳三焦经	在头部，乳突中央，角孙与翳风沿耳轮弧形连线的上 2/3 与下 1/3 的交点处	①头痛，耳鸣，耳聋；②小儿惊风	
247	颅息	TE19	手少阳三焦经	在头部，角孙与翳风沿耳轮弧形连线的上 1/3 与下 2/3 的交点处	①头痛，耳鸣，耳聋；②小儿惊风	
248	角孙	TE20	手少阳三焦经	在头部，耳尖正对发际处	①头痛，项强；②目赤肿痛，目翳；③齿痛，疼腮	
249	耳门	TE21	手少阳三焦经	在耳区，耳屏上切迹与下颌骨髁状突之间的凹陷中	①耳鸣，耳聋，聤耳；②齿痛	
250	耳和髎	TE22	手少阳三焦经	在头部，鬓发后缘，耳郭根的前方，颞浅动脉的后缘	①头痛，耳鸣；②牙关紧闭，口喝	
251	丝竹空	TE23	手少阳三焦经	在面部，眉梢凹陷中	①头痛，眩晕，目赤肿痛，眼睑动，口喝；②癫痫	三焦经、胆经之交会穴
252	瞳子髎	GB1	足少阳胆经	在面部，目外眦外侧 0.5 寸凹陷处	①目赤肿痛，目翳，青盲，口喝；②头痛	

续表

序号	腧穴名称	腧穴代号	所属经脉	腧穴定位	主治	备注
253	听会	GB2	足少阳胆经	在面部，耳屏间切迹与下颌骨髁状突之间的凹陷中	①耳鸣，耳聋，聤耳；②齿痛，口喎，面痛	胆经、三焦经之交会穴
254	上关	GB3	足少阳胆经	在面部，颧弓上缘中央凹陷中	①耳鸣，耳聋，聤耳；②偏头痛，口喎，口噤，齿痛，面痛；③癫狂痫	
255	颔厌	GB4	足少阳胆经	在头部，从头维至曲鬓的弧形连线（其弧度与鬓发弧度相应）的上1/4与下3/4的交点处	①偏头痛，眩晕；②癫痫；③齿痛，耳鸣，口喎	
256	悬颅	GB5	足少阳胆经	在头部，从头维至曲鬓的弧形连线（其弧度与鬓发弧度相应）的中点处	①偏头痛；②目赤肿痛，齿痛，面肿，鼽衄	
257	悬厘	GB6	足少阳胆经	在头部，从头维至曲鬓的弧形连线（其弧度与鬓发弧度相应）的上3/4与下1/4的交点处	①偏头痛；②目赤肿痛，耳鸣，齿痛，面痛	
258	曲鬓	GB7	足少阳胆经	在头部，耳前鬓角发际后缘的垂线与耳尖水平线的交点处	①偏头痛，颌颊肿；②目赤肿痛，暴喑，牙关紧闭	胆经、膀胱经之交会穴
259	率谷	GB8	足少阳胆经	在头部，耳尖直上入发际1.5寸	①偏正头痛，眩晕，耳鸣，耳聋；②小儿急、慢惊风	胆经、膀胱经之交会穴
260	天冲	GB9	足少阳胆经	在头部，耳根后缘直上，入发际2寸	①头痛，耳鸣，耳聋，牙龈肿痛；②癫痫	

NOTE

续表

序号	腧穴名称	腧穴代号	所属经脉	腧穴定位	主治	备注
261	浮白	GB10	足少阳胆经	在头部,耳后乳突的后上方,从天冲至完骨的弧形连线(其弧度与耳郭弧度相应)的上 1/3 与下 2/3 交点处	①头痛,耳鸣,耳聋,目痛;②瘿气	
262	头窍阴	GB11	足少阳胆经	在头部,耳后乳突的后上方,从天冲至完骨的弧形连线(其弧度与耳郭弧度相应)的上 2/3 与下 1/3 交点处	①耳鸣,耳聋;②头痛,眩晕,颈项强痛	
263	完骨	GB12	足少阳胆经	在头部,耳后乳突的后方凹陷处	①头痛,颈项强痛,失眠;②齿痛,口喎,口噤不开,颊肿;③癫痫,疟疾	胆经、膀胱经之交会穴
264	本神	GB13	足少阳胆经	在头部,前发际上 3 寸,头正中线旁开 3 寸,神庭与头维连线的内 2/3 与外 1/3 的交点处	①头痛,眩晕,目赤肿痛;②癫痫,小儿惊风,中风昏迷	胆经、阳维脉之交会穴
265	阳白	GB14	足少阳胆经	在头部,眉上 1 寸,瞳孔直上	①头痛,眩晕;②视物模糊,目痛,眼睑下垂,面瘫	胆经、三焦经、胃经、大肠经、阳维脉、阴维脉之交会穴
266	头临泣	GB15	足少阳胆经	在头部,前发际上 0.5 寸,瞳孔直上,神庭与头维连线的中点处	①头痛,目眩,流泪,鼻塞,鼻渊;②小儿惊风,癫痫	胆经、膀胱经、阳维脉之交会穴
267	目窗	GB16	足少阳胆经	在头部,前发际上 1.5 寸,瞳孔直上	①目赤肿痛,青盲,视物模糊,鼻塞;②头痛,眩晕;③小儿凉痫	阳

NOTE

续表

序号	腧穴名称	腧穴代号	所属经脉	腧穴定位	主治	备注
268	正营	GB17	足少阳胆经	在头部，前发际上2.5寸，瞳孔直上	①头痛，眩晕，项强，唇强；②齿痛	
269	承灵	GB18	足少阳胆经	在头部，前发际上4寸，瞳孔直上	①头痛，眩晕；②目痛，鼻塞，鼻衄	
270	脑空	GB19	足少阳胆经	在头部，横平枕外隆凸的上缘，风池直上	①头痛，目眩，颈项强痛；②癫狂痫，惊悸	
271	风池	GB20	足少阳胆经	在颈后区，枕骨之下，胸锁乳突肌上端与斜方肌上端之间的凹陷中	①头痛，眩晕，失眠，癫痫，中风；②目赤肿痛，视物不明，鼻塞，鼻衄，鼻渊，耳鸣，咽喉肿痛；③感冒，热病；④颈项强痛	胆经、三焦经、阳维脉之交会穴
272	肩井	GB21	足少阳胆经	在肩胛区，第7颈椎棘突与肩峰最外侧点连线的中点	①头痛，眩晕；②颈项强痛，肩背疼痛，上肢不遂；③瘰疬；④乳痈，乳汁不足，难产，胞衣不下	胆经、三焦经、阳维脉之交会穴
273	渊腋	GB22	足少阳胆经	在胸外侧区，第4肋间隙中，在腋中线上	①胸满，胁痛；②上肢痹痛	
274	辄筋	GB23	足少阳胆经	在胸外侧区，第4肋间隙中，腋中线前1寸	①胸满，胁痛；②呕吐，吞酸；③气喘	
275	日月	GB24	足少阳胆经	在胸部，第7肋间隙中，前正中线旁开4寸	①呕吐，吞酸，呃逆，胃脘痛；②黄疸，胁肋胀痛	胆之募穴

NOTE

续表

序号	腧穴名称	腧穴代号	所属经脉	腧穴定位	主治	备注
276	京门	GB25	足少阳胆经	在上腹部,当第12肋骨游离端的下方	①小便不利,水肿;②腹胀,泄泻,肠鸣,呕吐;③腰痛,胁痛	肾之募穴
277	带脉	GB26	足少阳胆经	在侧腹部,第11肋骨游离端垂线与脐水平线的交点上	①带下,月经不调,阴挺,经闭,疝气,小腹痛;②胁痛,腰痛	
278	五枢	GB27	足少阳胆经	在下腹部,横平脐下3寸,髂前上棘内侧	①腹痛,便秘;②带下,月经不调,阴挺,疝气	
279	维道	GB28	足少阳胆经	在下腹部,髂前上棘内下0.5寸处	①少腹痛,便秘;肠痛;②阴挺,带下,疝气,月经不调	
280	居髎	GB29	足少阳胆经	在臀区,髂前上棘与股骨大转子最凸点连线的中点处	①腰痛,下肢痿痹;②疝气	
281	环跳	GB30	足少阳胆经	在臀区,股骨大转子最凸点与骶管裂孔连线的外1/3与内2/3交点处	下肢痿痹,半身不遂,腰腿痛	胆经、膀胱经之交会穴
282	风市	GB31	足少阳胆经	在股部,髌底上7寸:直立垂手,掌心贴于大腿时,中指尖所指凹陷中,髂胫束后缘	①下肢痿痹,脚气;②遍身瘙痒	
283	中渎	GB32	足少阳胆经	在股部,腘横纹上7寸,髂胫束后缘	①下肢痿痹,半身不遂;②脚气	
284	膝阳关	GB33	足少阳胆经	在膝部,股骨外上髁后上缘,股二头肌腱与髂胫束之间的凹陷中,当阳陵泉上3寸	①半身不遂,膝髌肿痛挛急,小腿麻木;②脚气	

NOTE

续表

序号	腧穴名称	腧穴代号	所属经脉	腧穴定位	主治	备注
285	阳陵泉	GB34	足少阳胆经	在小腿外侧，腓骨头前下方凹陷中	①黄疸，口苦，呕吐，胁肋疼痛；②下肢痿痹，膝膑肿痛，脚气，肩痛；③小儿惊风	合穴，胆之下合穴，筋会
286	阳交	GB35	足少阳胆经	在小腿外侧，外踝尖上 7 寸，腓骨后缘	①胸胁胀满；②下肢痿痹；③癫狂	阳维脉之郄穴
287	外丘	GB36	足少阳胆经	在小腿外侧，外踝尖上 7 寸，腓骨前缘	①胸胁胀满；②颈项强痛，下肢痿痹；③癫狂	郄穴
288	光明	GB37	足少阳胆经	在小腿外侧，外踝尖上 5 寸，腓骨前缘	①目痛，夜盲，目视不明；②乳房胀痛，乳汁少	络穴
289	阳辅	GB38	足少阳胆经	在小腿外侧，外踝尖上 4 寸，腓骨前缘	①偏头痛，目外眦痛，咽喉肿痛；②腋下肿痛，胸胁胀痛，瘰疬，③下肢痿痹，脚气；④恶寒发热	经穴
290	悬钟（又名绝骨）	GB39	足少阳胆经	在小腿外侧，外踝尖上 3 寸，腓骨前缘	①颈项强痛，偏头痛，咽喉肿痛；②胸胁胀痛；③痔疾，便秘；④下肢痿痹，脚气	髓会
291	丘墟	GB40	足少阳胆经	在踝区，外踝的前下方，趾长伸肌腱的外侧凹陷中	①胸胁胀痛；②下肢痿痹，外踝肿痛，脚气；③疟疾	原穴
292	足临泣	GB41	足少阳胆经	在足背，第 4、5 跖骨底结合部的前方，第 5 趾长伸肌腱外侧凹陷中	①偏头痛，目赤肿痛，目眩，目涩；②乳痈，乳胀，月经不调；③胁肋疼痛，足跗肿痛；④瘰疬；⑤疟疾	输穴，八脉交会穴（通带脉）

NOTE

续表

序号	腧穴名称	腧穴代号	所属经脉	腧穴定位	主治	备注
293	地五会	GB42	足少阳胆经	在足背，第4、5跖骨间，第4跖趾关节近端凹陷中	①头痛，目赤，耳鸣；②乳痛，乳胀；③胁肋胀痛，足跗肿痛	
294	侠溪	GB43	足少阳胆经	在足背，当第4、5趾间，趾蹼缘后方赤白肉际处	①头痛，眩晕，目赤肿痛，耳鸣，耳聋；②胸胁疼痛，乳痈；③热病	荥穴
295	足窍阴	GB44	足少阳胆经	在足趾，第4趾末节外侧，趾甲根角侧后方0.1寸	①头痛，目赤肿痛，耳聋，咽喉肿痛；②失眠，多梦；③胁痛，足跗肿痛；④热病	井穴
296	大敦	LR1	足厥阴肝经	在足趾，大趾末节外侧，趾甲根角侧后方0.1寸	①疝气，少腹痛；②遗尿，尿血，五淋；③月经不调，崩漏，阴挺，阴中痛；④癫痫，善寐	井穴
297	行间	LR2	足厥阴肝经	在足背，第1、2趾间，趾蹼缘后方赤白肉际处	在足背，第1、2趾间，趾蹼缘后方赤白肉际处	荥穴
298	太冲	LR3	足厥阴肝经	在足背，第1、2跖骨间，跖骨底部前方凹陷中，或触及动脉搏动处	①中风，癫狂痫，小儿惊风，②头痛，眩晕，耳鸣，目赤肿痛，口喎，咽痛；③月经不调，痛经，经闭，崩漏，带下；④胁痛，腹胀，呕逆，黄疸；⑤癃闭，遗尿；⑥下肢痿痹，足跗肿痛	输穴，原穴
299	中封	LR4	足厥阴肝经	在踝区，内踝前，胫骨前肌肌腱的内侧缘凹陷中	①疝气，遗精，小便不利；②腰痛，少腹痛，内踝肿痛	经穴

NOTE

续表

序号	腧穴名称	腧穴代号	所属经脉	腧穴定位	主治	备注
300	蠡沟	LR5	足厥阴肝经	在小腿内侧，内踝尖上 5 寸，胫骨内侧面的中央	①月经不调，赤白带下，阴挺，阴痒；②小便不利，疝气，睾丸肿痛	络穴
301	中都	LR6	足厥阴肝经	在小腿内侧，内踝尖上 7 寸，胫骨内侧面的中央	①疝气，小腹痛；②崩漏，恶露不净	郄穴
302	膝关	LR7	足厥阴肝经	在膝部，胫骨内侧髁的下方，阴陵泉后 1 寸	膝髌肿痛，下肢痿痹	
303	曲泉	LR8	足厥阴肝经	在膝部，腘横纹内侧端，半腱肌肌腱内缘凹陷中	①月经不调，痛经，带下，阴挺，产后腹痛；②遗精，阳痿，疝气，小便不利；③膝髌肿痛，下肢痿痹	合穴
304	阴包	LR9	足厥阴肝经	在股前区，髌底上 4 寸，股内肌与缝匠肌之间	①月经不调，小便不利，遗尿；②腰骶痛引少腹	在股前区，髌底上 4 寸，股内肌与缝匠肌之间
305	足五里	LR10	足厥阴肝经	在股前区，气冲直下 3 寸，动脉搏动处	①少腹痛，小便不通，阴挺，睾丸肿痛；②瘰疬	
306	阴廉	LR11	足厥阴肝经	在股前区，气冲直下 2 寸	月经不调，带下，少腹痛	
307	急脉	LR12	足厥阴肝经	在腹股沟区，横平耻骨联合上缘，前正中线旁开 2.5 寸	少腹痛，疝气，阴挺	

NOTE

续表

序号	腧穴名称	腧穴代号	所属经脉	腧穴定位	主治	备注
308	章门	LR13	足厥阴肝经	在侧腹部，在第11肋游离端的下际	①腹痛，腹胀，肠鸣，腹泻，呕吐；②胁痛，黄疸，痞块，小儿疳疾	脾之募穴，脏会，肝经、胆经之交会穴
309	期门	LR14	足厥阴肝经	在胸部，第6肋间隙，前正中线旁开4寸	①胸胁胀痛，乳痈；②呕吐，吞酸，呃逆，腹胀，腹泻；③奔豚；④伤寒热入血室	肝之募穴，肝经、脾经、阴维脉之交会穴
310	长强	GV1	督脉	在会阴区，尾骨下方，尾骨端与肛门连线的中点处	①痔疾，脱肛，泄泻，便秘，便血；②癫狂痫，瘛疭；③腰痛，尾骶骨痛	络穴，督脉、胆经、肾经之交会穴
311	腰俞	GV2	督脉	在骶区，正对骶管裂孔，后正中线上	①腰脊强痛，下肢痿痹；②月经不调，经闭；③腹泻，痢疾，便血，便秘，痔疾，脱肛；④癫痫	
312	腰阳关	GV3	督脉	在脊柱区，第4腰椎棘突下凹陷中，后正中线上	①腰骶疼痛，下肢痿痹，遗精，阳痿	
313	命门	GV4	督脉	在脊柱区，第2腰椎棘突下凹陷中，后正中线上	①腰痛，下肢痿痹；②遗精，阳痿，早泄，月经不调，赤白带下，遗尿，尿频；③泄泻	督脉、带脉之交会穴
314	悬枢	GV5	督脉	在脊柱区，第1腰椎棘突下凹陷中，后正中线上	①腰脊强痛；②腹痛，泄泻，肠鸣	

NOTE

续表

序号	腧穴名称	腧穴代号	所属经脉	腧穴定位	主治	备注
315	脊中	GV6	督脉	在脊柱区，第 11 胸椎棘突下凹陷中，后正中线上	①腰脊强痛；②泄泻，脱肛，痔疾，黄疸，小儿疳积；③癫痫	
316	中枢	GV7	督脉	在脊柱区，第 10 胸椎棘突下凹陷中，后正中线上	①腰脊疼痛；②胃病，呕吐，腹满，黄疸	
317	筋缩	GV8	督脉	在脊柱区，第 9 胸椎棘突下凹陷中，后正中线上	①抽搐，脊强，背痛，四肢不收，筋挛拘急；②胃痛，黄疸；③癫狂痫	
318	至阳	GV9	督脉	在脊柱区，第 7 胸椎棘突下凹陷中，后正中线上	①脊背疼痛，脊强；②胸胁支满，咳喘，气喘；③黄疸	
319	灵台	GV10	督脉	在脊柱区，第 6 胸椎棘突下凹陷中，后正中线上	①脊痛，项强；②咳嗽，气喘；③疔疮	
320	神道	GV11	督脉	在脊柱区，第 5 胸椎棘突下凹陷中，后正中线上	①腰脊强，肩背痛；②心痛，心悸，怔忡，失眠，健忘，气喘，气短；③咳嗽；④中风不语，癫痫	
321	身柱	GV12	督脉	在脊柱区，第 3 胸椎棘突下凹陷中，后正中线上	①腰脊强痛；②身热头痛，咳嗽，气喘；③惊厥，癫狂痫；④疔疮发背	
322	陶道	GV13	督脉	在脊柱区，第 1 胸椎棘突下凹陷中，后正中线上	①脊强；②恶寒发热，咳嗽，气喘，热病，疟疾，骨蒸潮热；③癫狂	

NOTE

续表

序号	腧穴名称	腧穴代号	所属经脉	腧穴定位	主治	备注
323	大椎	GV14	督脉	在脊柱区，第7颈椎棘突下凹陷中，后正中线上	①项强，脊痛；②恶寒发热，咳嗽，气喘，热病，骨蒸潮热，疟疾；③胸痛；④癫狂痫，小儿惊风；⑤风疹，痤疮	督脉、大肠经、三焦经、小肠经、胆经、胃经、膀胱经之交会穴
324	哑门	GV15	督脉	在颈后区，第2颈椎棘突上际凹陷中，后正中线上	①头重，头痛，颈项强急；②中风，暴喑，舌缓不语；③癫狂痫，癔症	督脉、阳维脉之交会穴
325	风府	GV16	督脉	在颈后区，枕外隆凸直下，两侧斜方肌之间凹陷中	①颈项强痛，头痛，眩晕，目痛，鼻衄；②咽喉肿痛，失音；③中风，癫狂痫，癔症	督脉、膀胱经、阳维脉之交会穴
326	脑户	GV17	督脉	在头部，枕外隆凸的上缘凹陷中	①项强，头晕；②失音；③癫痫	
327	强间	GV18	督脉	在头部，后发际正中直上4寸	①项强；②头痛，目眩；③癫狂	
328	后顶	GV19	督脉	在头部，后发际正中直上5.5寸	①头痛，眩晕；②癫狂痫	
329	百会	GV20	督脉	在头部，前发际正中直上5寸	①头风，头痛，眩晕，耳鸣；②中风，痴呆，癫狂痫，癔症，健忘；③惊悸，失眠；④脱肛，阴挺，腹泻	督脉、小肠经、大肠经、三焦经、膀胱经、胃经、胆经、肝经之交会穴
330	前顶	GV21	督脉	在头部，前发际正中直上3.5寸	中风，头痛，眩晕，鼻渊，癫痫	
331	囟会	GV22	督脉	在头部，前发际正中直上2寸	头痛，眩晕，鼻渊，癫痫	

NOTE

续表

序号	腧穴名称	腧穴代号	所属经脉	腧穴定位	主治	备注
332	上星	GV23	督脉	在头部，前发际正中直上1寸	①头痛，目痛，鼻渊，鼻衄；②热病，疟疾；③癫狂	
333	神庭	GV24	督脉	在头部，额前部发际正中直上0.5寸	①癫狂痫，惊悸，失眠；②头痛，目眩，目赤，目翳，鼻渊，鼻衄	督脉、膀胱经、胃经之交会穴
334	素髎	GV25	督脉	在面部，鼻尖正中	①昏迷，惊厥，新生儿窒息；②鼻渊，鼻衄，喘息。本穴为急救要穴之一	
335	水沟	GV26	督脉	在面部，在人中沟的上1/3与下2/3交界处	①昏迷，晕厥，中风，中暑，癔症，癫狂痫，急慢惊风；②鼻塞，鼻衄，面肿，口歪，齿痛；③闪挫腰痛；④牙关紧闭。本穴为急救要穴之一	督脉、大肠经、胃经之交会穴
336	兑端	GV27	督脉	在面部，上唇结节的中点	①昏迷，晕厥，癫狂，癔症，口歪，口臭，齿痛；②鼻塞；③消渴嗜饮	
337	龈交	GV28	督脉	在上唇内，上唇系带与上牙龈的交点	①口歪，口噤，口臭，齿衄，鼻渊，面赤颊肿；②癫狂；③项强	督脉、胃经、任脉之交会穴
338	印堂	GV29	督脉	在头部，两眉毛内侧端中间的凹陷中	①头痛，眩晕，失眠；②鼻渊，鼻塞，眉棱骨痛，目痛；③小儿惊风	

NOTE

续表

序号	腧穴名称	腧穴代号	所属经脉	腧穴定位	主治	备注
339	会阴	CV1	任脉	在会阴区，男性在阴囊根部与肛门连线的中点。女性在大阴唇后联合与肛门连线的中点。取穴法：胸膝位或侧卧位，在前后二阴之间	①小便不利，遗尿，阴痛，阴痒；②遗精，阳痿，月经不调；③溺水窒息，昏迷，癫狂	
340	曲骨	CV2	任脉	在下腹部，耻骨联合上缘，前正中线上	①少腹胀满，小便不利，遗尿；②遗精，阳痿；③月经不调，痛经，赤白带下	
341	中极	CV3	任脉	在下腹部，脐中下4寸，前正中线上	①少腹胀满，小便不利，遗尿；②遗精，阳痿；③月经不调，痛经，赤白带下	膀胱之募穴，任脉、脾经、肝经、肾经之交会穴
342	关元	CV4	任脉	在下腹部，脐中下3寸，前正中线上	①中风脱证，虚劳冷急，羸瘦无力；②少腹疼痛，腹泻，痢疾，脱肛，疝气；③遗精，阳痿，尿闭，尿频；④月经不调，带下，痛经，经闭，崩漏，带下，阴挺，阴痒。本穴有强壮作用，为保健要穴	小肠之募穴，任脉、脾经、肝经、肾经、冲脉之交会穴
343	石门	CV5	任脉	在下腹部，脐中下2寸，前正中线上	①腹痛，泄泻，痢疾；②小便不利，水肿；③遗精，阳痿，崩漏；④经闭，带下，崩漏	三焦之募穴

NOTE

续表

序号	腧穴名称	腧穴代号	所属经脉	腧穴定位	主治	备注
344	气海	CV6	任脉	在下腹部，脐中下 1.5 寸，前正中线上	①中风脱证，形体羸瘦，脏气衰惫，乏力；②腹痛，泄泻，痢疾，便秘；③小便不利，遗尿；④遗精，滑精；⑤月经不调，闭经，崩漏，带下，阴挺；⑥水肿，气喘。本穴有强壮作用，为保健要穴	
345	阴交	CV7	任脉	在下腹部，脐中下 1 寸，前正中线上	①腹痛，泄泻，水肿，小便不利；②月经不调，崩漏，带下	
346	神阙	CV8	任脉	在脐区，脐中央	①中风脱证，虚脱，形寒神惫，尸厥，风痫；②腹痛，泄泻，痢疾，便秘，脱肛；③水肿，鼓胀，小便不利	
347	水分	CV9	任脉	在上腹部，脐中上 1 寸，前正中线上	①泄泻，腹痛，反胃，吐食；②水肿，小便不通	
348	下脘	CV10	任脉	在上腹部，脐中上 2 寸，前正中线上	①腹痛，腹胀，食谷不化，呕逆，泄泻；②小儿痞疾，痞块	任脉，脾经之交会穴
349	建里	CV11	任脉	在上腹部，脐中上 3 寸，前正中线上	①胃痛，呕吐，食欲不振；②腹胀，腹痛；③水肿	

NOTE

续表

序号	腧穴名称	腧穴代号	所属经脉	腧穴定位	主治	备注
350	中脘	CV12	任脉	在上腹部，脐中上 4 寸，前正中线上	①胃痛，呕吐，吞酸，呃逆，吞酸，黄疸；②腹胀，腹痛，泄泻，③癫狂④癫狂，失眠	胃之募穴，腑会，任脉，小肠经，三焦经，胃经之交会穴
351	上脘	CV13	任脉	在上腹部，脐中上 5 寸，前正中线上	①胃痛，纳呆，腹胀，腹痛，呕吐，呃逆；②癫痫	
352	巨阙	CV14	任脉	在上腹部，脐中上 6 寸，前正中线上	①胸闷，胸痛，心痛，心悸；②呕吐，腹胀；③癫狂痫	心之募穴
353	鸠尾	CV15	任脉	在上腹部，剑胸结合下 1 寸，前正中线上	①胸闷，胸痛，心痛，心悸；②呃逆，呕吐；③癫狂痫	络穴
354	中庭	CV16	任脉	在胸部，剑胸结合中点处，前正中线上	①胸胁支满，噎膈，呕吐；②梅核气	
355	膻中	CV17	任脉	在胸部，横平第 4 肋间隙，前正中线上	①胸闷，胸痛，心悸，气喘；②咳嗽，气喘；③呕吐，噎膈；④乳少，乳痈，乳房胀痛	心包之募穴，气会，任脉，小肠经，三焦经，脾经，肾经之交会穴
356	玉堂	CV18	任脉	在胸部，横平第 3 肋间隙，前正中线上	①胸闷，胸痛；②咳嗽，气喘；③乳房胀痛	
357	紫宫	CV19	任脉	在胸部，横平第 2 肋间隙，前正中线上	①胸闷，胸痛；②咳嗽，气喘	

NOTE

续表

序号	腧穴名称	腧穴代号	所属经脉	腧穴定位	主治	备注
358	华盖	CV20	任脉	在胸部，横平第1肋间隙，前正中线上	①咳嗽，气喘，喉痹；②胸痛	
359	璇玑	CV21	任脉	在胸部，胸骨上窝下1寸，前正中线上	①咳嗽，气喘，胸痛；②咽喉肿痛	
360	天突	CV22	任脉	在颈前区，胸骨上窝中央，前正中线上	①咳嗽，气喘，胸痛；②咽喉肿痛，暴喑、瘿气、梅核气；③噎膈	任脉、阴维脉之交会穴
361	廉泉	CV23	任脉	在颈前区，喉结上方，舌骨上缘凹陷中，前正中线上	①舌下肿痛，口舌生疮，暴喑，喉痹，吞咽困难；②中风失语，舌强不语	任脉、阴维脉之交会穴
362	承浆	CV24	任脉	在面部，颏唇沟的正中凹陷处	①口㖞，齿龈肿痛，流涎，口舌生疮；②暴喑，癫狂	任脉、大肠经，胃经、督脉之交会穴
363	四神聪	EX-HN1	经外奇穴	在头部，百会前后左右各旁开1寸，共4穴	①失眠，健忘，癫狂，痫证；②头痛，目眩；③中风偏瘫	
364	鱼腰	EX-HN4	经外奇穴	在头部，瞳孔直上，眉毛中	①目赤肿痛，目翳，近视等；②眼睑下垂，眼睑瞤动，口眼歪斜	
365	太阳	EX-HN5	经外奇穴	在头部，眉梢与目外眦之间，向后约一横指的凹陷中	①目赤肿痛，目眩，目涩；②偏正头痛，口眼歪斜，牙痛	
366	耳尖	EX-HN6	经外奇穴	在耳区，在外耳轮的最高点	①目赤肿痛，目眩，睑腺炎；②咽喉肿痛，喉痹，颜面疔疮；③偏正头痛	

NOTE

续表

序号	腧穴名称	腧穴代号	所属经脉	腧穴定位	主治	备注
367	球后	EX-HN7	经外奇穴	在面部,眶下缘外1/4与内3/4交界处	目疾	
368	上迎香	EX-HN8	经外奇穴	在面部,鼻翼软骨与鼻甲的交界处,近鼻唇沟上端处	①鼻塞、鼻中息肉、鼻鼽、鼻渊、鼻部疮疖;②头痛、迎风流泪、暴发火眼	
369	内迎香	EX-HN9	经外奇穴	在鼻孔内,鼻翼软骨与鼻甲交界的黏膜处	①鼻塞、鼻痒、不闻香臭、咽喉肿痛;②目赤肿痛、急性结膜炎、③热病、中暑、眩晕	
370	金津	EX-HN12	经外奇穴	在口腔内,舌下系带左侧的静脉上	①舌强、舌肿、口疮、失语;②呕吐、消渴	
371	玉液	EX-HN13	经外奇穴	在口腔内,舌下系带右侧的静脉上	①舌强、舌肿、口疮、失语;②呕吐、消渴	
372	夹承浆		经外奇穴	在面部,承浆穴左右各旁开1寸	①口喎;②齿龈肿痛	
373	牵正		经外奇穴	在面部,耳垂前0.5~1寸的压痛处	①口喎;②口疮	
374	翳明	EX-HN14	经外奇穴	在颈部,翳风后1寸	①头痛、眩晕、失眠;②耳鸣、目疾	

NOTE

续表

序号	腧穴名称	腧穴代号	所属经脉	腧穴定位	主治	备注
375	颈百劳	EX–HN15	经外奇穴	在颈部，第 7 颈椎棘突直上 2 寸，后正中线旁开 1 寸	①颈项强痛；②咳嗽，气喘，骨蒸潮热，盗汗	
376	安眠		经外奇穴	在项部，在翳风穴与风池穴连线之中点处	①失眠，头痛，眩晕；②心悸；③癫狂	
377	子宫	EX–CA1	经外奇穴	在下腹部，脐中下 4 寸，前正中线旁开 3 寸	①月经不调，痛经，崩漏，不孕，子宫脱垂，阴挺等妇科病症；②腰痛	
378	三角灸		经外奇穴	在下腹部，以患者两口角之间的长度为一边，作等边三角形，将顶角置于患者脐心，底边呈水平线，两底角处取穴	①疝气；②腹痛	
379	定喘	EX–B1	经外奇穴	在脊柱区，横平第 7 颈椎棘突下，后正中线旁开 0.5 寸	①哮喘，咳嗽；②落枕，肩背痛，上肢疾患	
380	夹脊	EX–B2	经外奇穴	在脊柱区，第 1 胸椎至第 5 腰椎棘突下两侧，后正中线旁开 0.5 寸，一侧 17 穴	①上胸部的穴位治疗心肺、上肢疾病；②下胸部的穴位治疗胃肠疾病；③腰部的穴位治疗腰腹及下肢疾病	
381	胃脘下俞	EX–B3	经外奇穴	在脊柱区，横平第 8 胸椎棘突下，后正中线旁开 1.5 寸	①胃痛，腹痛，胸胁痛，胰腺炎；②消渴；③咳嗽	
382	痞根	EX–B4	经外奇穴	在腰区，横平第 1 腰椎棘突下，后正中线旁开 3.5 寸凹陷中	①腰痛；②月经不调，带下；③虚劳	

NOTE

NOTE

续表

序号	腧穴名称	腧穴代号	所属经脉	腧穴定位	主治	备注
383	腰眼	EX-B7	经外奇穴	在腰区，横平第4腰椎棘突下，后正中线旁开3.5寸凹陷中	①腰痛；②月经不调，带下；③虚劳	
384	十七椎	EX-B8	经外奇穴	在腰区，第5腰椎棘突下凹陷中	①腰骶痛，下肢瘫痪，②痛经，崩漏，月经不调，带下；③小便不利，遗尿	
385	腰奇	EX-B9	经外奇穴	在骶区，尾骨端直上2寸，骶角之间凹陷中	①癫痫；②头痛，失眠；③便秘	
386	肩前		经外奇穴	在肩前区，腋前皱襞顶端与肩髃连线的中点	肩臂痛，臂不能举	
387	肘尖	EX-UE1	经外奇穴	在肘后区，尺骨鹰嘴的尖端	①瘰疬；②痈疽，疔疮	
388	二白	EX-UE2	经外奇穴	在前臂前区，腕掌侧远端横纹上4寸，桡侧腕屈肌腱的两侧，一肢2穴	①痔疾，脱肛；②前臂痛，胸胁痛	
389	中魁		经外奇穴	在手指，中指背面，近侧指间关节的中点处	①反胃，食欲不振，噎膈，呃逆，呕吐等脾胃病症；②牙痛，鼻出血	
390	大骨空	EX-UE5	经外奇穴	在手指，拇指背面，近侧指间关节的中点处	①目痛，目翳，迎风流泪；②吐泻；③衄血	
391	小骨空	EX-UE6	经外奇穴	在手指，小指背面，近侧指间关节的中点处	①目痛，目翳，迎风流泪；②指关节痛	

续表

序号	腧穴名称	腧穴代号	所属经脉	腧穴定位	主治	备注
392	腰痛点	EX-UE7	经外奇穴	在手背，第2、3掌骨间及第4、5掌骨间，腕背侧远端横纹与掌指关节的中点处，一手2穴	急性腰扭伤	
393	外劳宫	EX-UE8	经外奇穴	在手背，第2、3掌骨间，掌指关节后0.5寸（指寸）凹陷中	①落枕；②手指麻木，手指屈伸不利；③腹泻，便溏，腹痛，小儿消化不良；④脐风；⑤小儿急、慢惊风	
394	八邪	EX-UE9	经外奇穴	在手背，第1～5指间，指蹼缘后方赤白肉际处，左右共8穴	①手背肿痛，手指麻木；②目痛，咽痛，齿痛，头项强痛；③烦热，疟疾，毒蛇咬伤	
395	四缝	EX-UE10	经外奇穴	在手指，第2～5指掌面近侧指间关节横纹的中央，一手4穴	①小儿疳积；②百日咳；③肠虫症，小儿腹泻	
396	十宣	EX-UE11	经外奇穴	在手指，十指尖端，距指甲游离缘0.1寸（指寸），左右共10穴	①昏迷，昏厥，中暑；②癫痫；③高热，咽喉肿痛；④手指麻木	
397	鹤顶	EX-LE2	经外奇穴	在膝前区，髌底中点的上方凹陷中	①膝痛，鹤膝风；②腿足无力，瘫痪；③脚气	
398	百虫窝	EX-LE3	经外奇穴	在股前区，髌底内侧端上3寸	①虫积；②皮肤瘙痒，风疹，湿疹，疮疡	
399	内膝眼	EX-LE4	经外奇穴	在膝部，髌韧带内侧凹陷处的中央	①膝痛，腿痛，鹤膝风；②脚气	

NOTE

续表

序号	腧穴名称	腧穴代号	所属经脉	腧穴定位	主治	备注
400	胆囊	EX-LE6	经外奇穴	在小腿外侧，腓骨小头直下2寸	①急慢性胆囊炎，胆石症，胆道蛔虫症，胆绞痛，胁痛；②下肢痿痹	
401	阑尾	EX-LE7	经外奇穴	在小腿外侧，髌韧带外侧凹陷下5寸，胫骨前嵴外一横指（中指）	①急慢性阑尾炎，急慢性肠炎，消化不良，纳呆，胃脘疼痛；②下肢痿痹	
402	内踝尖	EX-LE8	经外奇穴	在踝区，内踝的最凸起处	①齿痛，乳蛾；②小儿不语；③霍乱转筋	
403	外踝尖	EX-LE9	经外奇穴	在踝区，外踝的最凸起处	①胸趾拘急，脚外廉转筋，白虎历节风痛；②脚气；③齿痛，小儿重舌；④卒淋	
404	八风	EX-LE10	经外奇穴	在足背，第1～5趾间，趾蹼缘后方赤白肉际处，左右共8穴	①趾跗肿痛；②脚气；③毒蛇咬伤	
405	独阴	EX-LE11	经外奇穴	在足底，第2趾的跖侧远端趾间关节的中点	①胞衣不下，月经不调；②疝气；③胸胁痛，卒心痛；④呕吐	

NOTE

附录 2：小儿推拿疗法常用穴部

一、头面部常用穴部

1. 攒竹（天门）

［位置］两眉之间至前发际成一直线。

［操作］用两拇指由下至上交替直推。推 30 ～ 50 次。

［功效］疏风解表，开窍醒脑，镇静安神。

［主治］发热、头痛、感冒、精神萎靡、惊烦不安、躁动不宁等。

［应用］推攒竹用于外感发热、头痛等症，多与推坎宫、揉太阳等合用；若惊烦不安、躁动不宁，多与清肝经、按揉百会等合用。

2. 坎宫（眉弓）

［位置］自眉头起沿眉梢成一横线。

［操作］用两拇指自眉心向眉梢分推。推 30 ～ 50 次。

［功效］疏风解表，醒脑明目，止头痛。

［主治］外感发热、惊风、头痛、目赤痛。

［应用］推坎宫用于外感发热、头痛，多与推攒竹、揉太阳等合用；若用于目赤痛，多与清肝经、掐揉小天心、清河水等合用。推后可点刺出血或用掐按法，以增强疗效。

3. 山根（山风）

［位置］两目内眦之间。

［操作］用拇指甲掐。掐 3 ～ 5 次。

NOTE

［功效］开窍醒脑，定神。

［主治］惊风、抽搐。

［应用］掐山根用于惊风、昏迷抽搐等症，多与掐人中、掐老龙等合用。本穴除治疗疾病外，与年寿、准头等穴一起还可用于诊断，如见山根处青筋显露为脾胃虚寒或惊风。

4. 颊车（牙关）

［位置］下颌角前上方一横指，用力咬牙时，咬肌隆起处。

［操作］用拇指按或中指揉。按或揉 5 ～ 10 次。

［主治］牙关紧闭，口眼歪斜。

［应用］按颊车主要用于牙关紧闭，若口眼歪斜则多用揉颊车。

5. 囟门

［位置］前发际正中直上两寸，百会前骨陷中。

［操作］两手扶儿头，用两拇指自前发际向该穴轮换推之（囟门未合时，仅推至边缘），称推囟门。拇指端轻揉囟门。推或揉各 50 ～ 100 次。

［功效］镇惊安神，通窍。

［主治］头痛、惊风、神昏、烦躁、鼻塞、衄血等。

［应用］正常前颅在出生后 12 ～ 18 个月之间闭合，故临床操作时需注意不可用力按压。

6. 耳后高骨

［位置］耳后入发际高骨下凹陷中。

［操作］用两拇指或中指端揉。揉 30 ～ 50 次。

［功效］疏风解表，安神除烦。

［主治］头痛、惊风、神昏、烦躁不安。

［应用］推耳后治感冒头痛，多与推天门、攒竹、坎宫等合用。

7. 天柱骨（颈骨）

［位置］颈后发际正中至大椎穴成一直线。

［操作］用拇指或食、中指自上向下直推，称推天柱，或用瓷汤匙边蘸水自上而下刮。推 100 ～ 300 次，刮至皮肤潮红为度。

［功效］降逆止呕，祛风散寒。

［主治］恶心、呕吐、项强、发热、惊风、咽痛等症。

［应用］推、刮天柱治疗呕吐等，多与横纹推向板门、揉中脘等合用，但本法需操作次数够多才能见效；治疗外感发热、项强等，多与拿风池、掐揉二扇门等合用。

8. 太阳

［位置］眉后凹陷处。

［操作］用两拇指桡侧自前向后直推，称推太阳；用中指端揉该穴，称揉太阳或运太阳。推或揉 30 ～ 50 次。向眼方向揉为补，向耳方向揉为泻。

［功效］疏风解表，清热，明目，止头痛。

［主治］发热、头痛、惊风、目赤痛。

［应用］推、揉太阳主要用于外感发热。若外感表实头痛用泻法；若外感表虚、内伤头痛用补法。

9. 人中

［位置］人中沟的上 1/3 与中 1/3 交界处。

［操作］用拇指甲或食指甲掐之，称掐人中。掐 5 ～ 10 次或醒后即止。

［功效］急救，醒神开窍。

［主治］昏迷不醒、窒息、惊厥或抽搐等。

［作用］掐人中常用于急救，多与掐十宣、掐老龙等合用。

10. 迎香

［位置］鼻翼旁 0.5 寸，鼻唇沟中。

［操作］用食中二指按揉，称揉迎香。揉 20 ～ 30 次。

［功效］宣肺气，通鼻窍。

［主治］鼻炎、鼻塞、鼻窦炎、流鼻水、鼻病、牙痛、感冒等。

［应用］当上齿牙痛时，指压该穴可以快速止痛。

11. 印堂

［位置］两眉头连线中点。

NOTE

［操作］用拇指掐或按，掐按后加揉。掐按3～5次，揉20～50次。

［功效］提神醒脑，祛风通窍。

［主治］感冒、头痛、抽搐、昏迷等。

［应用］感冒、头痛多用按揉法；抽搐、昏迷多用掐揉法。

12. 风池（热府）

［位置］胸锁乳突肌与斜方肌上端之间的凹陷中，平风府穴。

［操作］用拇指揉或拿（按）。揉30～50次，拿（按）3～5次。

［功效］发汗解表，祛风散寒，通窍明目。

［主治］头面病：头痛，眩晕；五官病：目赤肿痛，视物不明，鼻塞，鼻衄，鼻渊，耳鸣，耳聋，咽喉肿痛；神志病：失眠，癫痫；外感病：感冒，发热，颈项强痛。

二、胸腹部常用穴部

1. 天突

［位置］在胸骨切迹上缘，凹陷正中。

［操作］用中指端按揉，称按揉天突；用双手拇、食两指对称挤捏，称挤捏天突。按揉15～30次，挤捏1～3次。

［功效］理气化痰，降逆止呕。

［主治］咳喘胸闷、恶心呕吐、咽痛等症。

［应用］按揉、挤捏天突对因气机不利、痰涎壅盛或胃气上逆所引起的痰喘、呕吐有效，若配合按揉膻中、运八卦、揉中脘等效果更佳。

2. 膻中

［位置］胸骨正中，两乳头连线中点。

［操作］用中指端按揉，称揉膻中；用两拇指从本穴分推至两乳头，称分推膻中；用食、中两指自胸骨切迹向下推至剑突，称推膻中。按揉或推100～300次。

［功效］宽胸理气，止咳化痰。

［主治］胸闷、痰鸣、喘咳、呕吐、呃逆等症。

［应用］膻中穴为气之会穴，居胸中，胸背属肺，推揉之能宽胸理气、止咳化痰。对各种原因引起的胸闷、吐逆、喘咳均有效。治疗呕吐、呃逆、嗳气常与运内八卦、横纹推向板门、分腹阴阳等合用；治疗喘咳常与推肺经、揉肺俞等合用；治疗痰吐不爽常与揉天突、按揉丰隆等合用。

3. 乳旁

［位置］乳头外侧旁开 0.2 寸。

［操作］用中指端揉，称揉乳旁。揉 30 ～ 50 次。

［功效］理气化痰，止咳。

［主治］胸闷、咳嗽、痰鸣、呕吐等。

［应用］揉乳旁常用于胸闷、喘咳等症，临床多与揉乳中合用，以增强其治疗效果。

4. 胁肋

［位置］从腋下两胁至两髂前上棘。

［操作］用两手掌从两胁下搓摩至髂前上棘处，称搓摩胁肋，又称按弦走搓摩。搓摩 50 ～ 100 次。

［功效］顺气化痰，除胸闷，消积滞。

［主治］胸闷、胁痛、痰喘气急、疳积等。

［应用］搓摩对小儿因食积、痰壅气逆所致的胸闷、腹胀、气喘等有效。

5. 中脘

［位置］脐上 4 寸，位于剑突与脐连线的中点处。

［操作］用指端或掌根按揉，称揉中脘；用掌心或四指摩，称摩中脘；自喉向下推至中脘，称推中脘。揉或推 100 ～ 300 次，摩 5 分钟。

［功效］健脾和胃，消食和中，降逆止呕。

［主治］腹胀、腹痛、呕吐、泄泻、食欲不振、嗳气呕恶等。

［应用］揉、摩中脘用于腹胀、腹痛、泄泻、呕吐、食欲不振等，多与按揉足三里、推脾经合用。推中脘常用于治疗胃气上逆所致嗳气呕

NOTE

恶等症。

6. 腹

［位置］腹部。

［操作］自剑突下到脐，用两拇指从中间向两旁分推，称分推腹阴阳；用掌或四指沿脐周围摩，称摩腹。顺时针与逆时针各摩 5 分钟。

［功效］消食理气，降气。

［主治］腹胀、腹痛、疳积、恶心、呕吐、便秘等。

［应用］分推腹阴阳善治乳食停滞或胃气上逆引起的恶心、呕吐、腹胀等症，多与推脾经、运内八卦、按揉足三里等合用。

7. 脐

［位置］肚脐。

［操作］用中指端或掌根揉，称揉脐；用掌摩，称摩脐。揉 100 ～ 300 次，摩 5 分钟。

［功效］能补能泻，补之能温阳补虚，泻之能消能下。

［主治］寒湿、脾虚、肾虚所致泄泻、消化不良、痢疾、脱肛等；湿热所致泄泻、痢疾、便秘等。

8. 天枢

［位置］脐旁 2 寸。

［操作］用食、中二指揉，称揉天枢。揉 100 ～ 200 次。

［功效］理气消滞，调理大肠。

［主治］腹胀、腹痛、腹泻、便秘等症。

［应用］揉天枢用于因急慢性胃肠炎及消化功能紊乱引起的腹泻、呕吐、食积、便秘等症，多与揉脐合用，以中指按脐，食指和无名指各按两则天枢穴，同时揉动。

9. 丹田

［位置］脐下 2.5 寸。

［操作］用掌揉或摩，称揉丹田或摩丹田。揉 100 ～ 300 次，摩 5 分钟。

［功效］温肾固本，温补下元，分清泌浊。

NOTE

［主治］腹痛、遗尿、脱肛、尿潴留。

［应用］揉、摩丹田用于小儿先天不足，寒凝少腹所致腹痛、遗尿、脱肛等症，常与补肾经、推三关、揉外劳等合用；用于尿潴留，常与清小肠、推箕门等合用。

10. 肚角

［位置］脐下2寸，石门穴旁开2寸大筋处。

［操作］用拇、食、中三指由脐向两旁深处拿捏，一拿一松为1次，称拿肚角。拿3～5次。

［应用］止腹痛。

［主治］腹痛、腹泻、便秘等。

［应用］拿捏肚角是止腹痛的要法，对各种原因引起的腹痛均可应用，特别是对寒痛、伤食痛效果更佳。

三、腰背部常用穴部

1. 大椎

［位置］第7颈椎与第1胸椎棘突之间。

［操作］用中指端揉，称揉大椎。次数30～50次。

［功效］清热解表。

［主治］感冒、发热、咳嗽、项强。

［应用］揉大椎主要用于感冒、发热等症。此外，以屈曲的食、中指蘸清水在穴位上提捏，至皮下轻度瘀血，对百日咳有一定疗效。

2. 肩井

［位置］在大椎与肩峰连线中点，肩部筋肉处。

［操作］用拇指与食、中二指对称用力提拿，称拿肩井；用指端按揉其穴，称按肩井。拿3～5次，按揉10～30次。

［功效］宣通气血，发汗解表。

［主治］感冒、发热、上肢抬举不利等。

［应用］拿、按肩井常与"四大手法"配合，治疗外感发热、无汗

NOTE

等症。本法亦为治疗的结束手法，称总收法。

3. 肺俞

[位置] 第 3 胸椎棘突下，旁开 1.5 寸。

[操作] 用两拇指或食、中二指端揉，称揉肺俞；用两拇指分别自肩胛骨内缘从上向下推动，称推肺俞或分推肩胛骨。揉 50 ～ 100 次，推 100 ～ 300 次。

[功效] 调肺气，补虚损，止咳嗽。

[主治] 咳嗽、胸痛、胸闷等。

[应用] 揉肺俞、分推肺俞多用于呼吸系统疾病。如久治不愈，加推补脾经以培土生金，则效果更好。

4. 脾俞

[位置] 第 11 胸椎棘突下，旁开 1.5 寸。

[操作] 用食、中二指端揉，称揉脾俞。揉 50 ～ 100 次。

[功效] 健脾胃，助运化，祛水湿。

[主治] 呕吐、腹泻、疳积、食欲不振、水肿、四肢乏力等。

[应用] 揉脾俞用于脾胃虚弱、乳食内伤、消化不良等，常与推脾经、按揉足三里等合用。

5. 肾俞

[位置] 第 2 腰椎棘突下，旁开 1.5 寸。

[操作] 用食、中二指端揉，称揉肾俞。揉 50 ～ 100 次。

[功效] 滋阴壮阳，补肾益元。

[主治] 腹泻、遗尿、下肢瘫痪等。

[应用] 揉肾俞用于肾虚腹泻或下肢瘫痪等症，多与揉二马、补脾经、推三关等合用；下肢瘫痪，多配合患侧的推、滚、揉法，以通经活血，帮助患肢恢复功能。

6. 脊柱

[位置] 大椎至长强成一直线。

[操作] 用食、中二指指面自上而下做直推，称推脊；用捏法自下而上捏，称捏脊，每捏 3 下将背脊提 1 下，称为捏三提一法。推

100 ～ 300 次，捏 3 ～ 5 次。

［功效］捏脊调阴阳，理气血，和脏腑，通经络，培元气，强健身体；推脊清热。

［主治］发热、惊风、疳积、腹泻，腰背强痛、角弓反张、下焦阳气虚弱等。

［应用］捏脊是小儿保健常用手法之一，临床上多与补脾经、补肾经、推三关、摩腹、按揉足三里等配合应用，对先天和后天不足所致的某些慢性病症均有一定疗效；推脊用于腰背强痛、角弓反张、下焦阳气虚弱等，多与清天河水、退六腑、推涌泉等合用。

7. 七节骨

［位置］第 4 腰椎至尾椎骨端（长强穴）成一直线。

［操作］用拇指桡侧面或食、中二指面自下而上或自上而下做直推，分别称推上七节骨和推下七节骨。次数 100 ～ 300 次。

［功效］推上七节骨温阳止泻，推下七节骨泻热通便。

［主治］泄泻、便秘、脱肛、遗尿、痢疾等。

［应用］推上七节骨用于虚寒腹泻、久痢等，常与按揉百会、揉丹田等合用；治疗气虚下陷引起的遗尿、脱肛等症。推下七节骨多用于肠热便秘或痢疾等。

8. 龟尾

［位置］在尾椎骨端。

［操作］用拇指端或中指端揉，称揉龟尾。揉 100 ～ 300 次。

［功效］通调督脉之经气，调理大肠。

［主治］泄泻、便秘、脱肛、遗尿等。

［应用］本穴性平和，能止泻，也能通便，多与揉脐、推七节骨等合用，治疗泄泻、便秘等症。

9. 定喘穴

［位置］俯卧或正坐低头，位于后正中线上，第 7 颈椎棘突下定大椎穴，旁开 0.5 寸处。

［操作］用食、中二指端揉。揉 50 ～ 100 次。

NOTE

［功效］止咳平喘，通宣理肺。

［主治］哮喘、支气管炎、支气管哮喘、百日咳、落枕、肩背痛等。

四、手掌及上肢常用穴部

1. 脾经

［位置］拇指末节螺纹面。

［操作］旋推或将患儿拇指屈曲，循拇指桡侧边缘向掌根方向直推为补，称补脾经；由指根向指端直推为清，称清脾经。补脾经、清脾经统称推脾经。推100～300次。

［功效］补脾经健脾和胃，补气养血；清脾经能清热利湿，化痰止呕；清热透疹。

［主治］腹泻、便秘、痢疾、食欲不振、黄疸等。

［应用］补脾经用于脾胃虚弱，气血不足所致食欲不振、肌肉消瘦、消化不良等症。清脾经用于湿热熏蒸所致皮肤发黄、恶心呕吐、腹泻、痢疾等症。小儿体虚，正气不足，患斑疹热病时，推补本穴可使瘾疹透出，但手法宜快，用力宜重。

2. 心经

［位置］中指末节螺纹面。

［操作］旋推顺时针为补，逆时针为泻；向心（向上）推为补，离心（向下）推为泻。补心经和清心经统称推心经。推100～300次。

［功效］清热退心火。

［主治］高热神昏、五心烦热、口舌生疮、小便赤涩、心血不足、惊烦不安等。

［应用］①清心经用于心火旺盛所致高热神昏、面赤口疮、小便短赤等，多与清天河水、清小肠经等合用。②本穴宜用清法，不宜用补法，恐动心火之故。若血气不足而见心烦不安、失眠等症，需要补法时，可补后加清，或以补脾经代之。

3. 肝经

[位置] 食指末节螺纹面。

[操作] 旋推顺时针为补，逆时针为泻；向心（向上）推为补，离心（向下）推为泻。补肝经和清肝经统称推肝经。推 100 ～ 300 次。

[功效] 平肝泻火，息风镇惊，祛湿除烦。

[主治] 烦躁不安、惊风、目赤、五心烦热、口苦咽干等。

[应用] ①清肝经常用于惊风、抽搐、烦躁不安、五心烦热等症。②肝经宜清不宜补，若肝经虚应补时则需补后加清，或以补肾代之，称为滋肾养肝法。

4. 肺经

[位置] 无名指末节螺纹面。

[操作] 旋推顺时针为补，逆时针为泻；向心（向上）推为补，离心（向下）推为泻。补肺经和清肺经统称推肺经。推 100 ～ 300 次。

[功效] 补肺经补益肺气；清肺经宣肺清热，疏风解表，化痰止咳。

[主治] 感冒、发热、咳嗽、胸闷、气喘、虚汗、脱肛等。

[应用] ①补肺经用于咳嗽气喘等肺气虚损和虚汗怕冷等肺经虚寒证。②清肺经用于感冒、发热及咳嗽、气喘、痰鸣等肺经实热证。

5. 肾经

[位置] 小指末节螺纹面。

[操作] 旋推顺时针为补，逆时针为泻；向心（向上）推为补，离心（向下）推为泻。补肾经和清肾经统称推肾经。推 100 ～ 300 次。

[功效] 补肾经补肾益脑，温养下元；清肾经清利下焦湿热。

[主治] 先天不足，久病体虚，肾虚腹泻、遗尿、虚喘；膀胱蕴热、小便淋沥刺痛等。

[应用] ①补肾经用于先天不足，久病体虚，肾虚久泻、多尿、遗尿、虚汗喘息等。②清肾经用于膀胱蕴热所致小便赤涩等症。临床上肾经穴一般多用补法，需用清法时，也多以清小肠代之。

NOTE

6. 大肠

［位置］食指桡侧缘，自食指尖至指根成一直线。

［操作］从食指尖直推向指根为补，称补大肠；反之为清大肠；来回推称调大肠。补大肠和清大肠统称推大肠。推 100 ～ 300 次。

［功效］补大肠涩肠固脱，温中止泻；清大肠清利肠腑，除湿热，导积滞。

［主治］腹泻、痢疾、便秘、脱肛。

［应用］①补大肠用于虚寒腹泻、脱肛等。②清大肠多用于湿热、积食滞留肠道所致身热腹痛、痢下赤白、大便秘结等。③本穴又称推三关，尚可用于诊断。

7. 小肠

［位置］小指尺侧边缘，自指尖到指根成一直线。

［操作］从指尖推向指根为补，称补小肠，反之为清，称清小肠。补小肠和清小肠统称推小肠。推 100 ～ 300 次。

［功效］清利下焦湿热，泌清别浊。

［主治］小便赤涩、遗尿、尿闭、水泻等。

［应用］清小肠多用于小便短赤不利、尿闭、水泻等症。若心经有热，移热于小肠，以本法配合清天河水，能增强清热利尿作用。若下焦虚寒所致多尿、遗尿，则宜补小肠。

8. 肾顶

［位置］小指顶端。

［操作］用中指或拇指指腹按揉，称揉肾顶。揉 100 ～ 300 次。

［功效］收敛元气，固表止汗。

［主治］自汗、盗汗、解颅等。

［应用］揉肾顶对自汗、盗汗或大汗淋漓不止等症均有一定的疗效。

9. 肾纹

［位置］手掌面，小指第 2 指间关节横纹处。

［操作］用中指或拇指端按揉，称揉肾纹。揉 100 ～ 300 次。

［功效］祛风明目，散痰结。

［主治］目赤、鹅口疮，高热、手足逆冷等。

［应用］揉肾纹主要用于目赤肿痛，或热毒内陷、痰结不散所致高热、手足逆冷等症。

10. 四横纹

［位置］掌面，食、中、无名、小指第 1 指间横纹处。

［操作］用拇指甲掐揉，称掐四横纹；患儿四指并拢，医者从食指横纹处推向小指横纹处，称推四横纹。每条横纹各掐 5 次；推 100 ～ 300 次。

［功效］掐四横纹退热除烦，散瘀结；推四横纹调中行气，和气血，消胀满。

［主治］疳积、腹痛腹胀、气血不和、消化不良、惊风、气喘、口唇破裂。

［应用］本穴治疗疳积、腹胀、气血不和、消化不良等症，常与补脾经、揉中脘等合用。

11. 小横纹

［位置］手掌面，食、中、无名、小指掌指关节横纹处。

［操作］用拇指甲掐，称掐小横纹；拇指侧推，称推小横纹。掐或推 100 ～ 300 次。

［功效］退热，消胀，散结。

［主治］烦躁、口疮、唇裂、腹胀等。

［应用］推掐本穴主要用于脾胃热结、口唇溃破及腹胀等症。

12. 掌小横纹

［位置］掌面，尺侧，小指根与掌横纹间的细小纹路。

［操作］用中指或拇指端按揉，称揉小掌横纹。揉 100 ～ 300 次。

［功效］清热散结，宽胸宣肺，化痰止咳。

［主治］痰热喘咳、口舌生疮、顿咳流涎等。

［应用］揉掌小横纹主要用于喘咳、口舌生疮等，为治疗百日咳、肺炎的要穴。临床上用揉掌小横纹治疗肺部湿啰音，有一定的疗效。

NOTE

13. 胃经

［位置］掌面，拇指第 1 掌骨桡侧缘，赤白肉际。

［操作］从掌骨桡侧向指尖直推为清，称清胃经；反之为补。次数 100 ～ 300 次。

［功效］清胃经清中焦湿热，和胃降逆泻胃火，除烦止渴；补胃经健脾和胃，助运化。

［主治］呃逆嗳气，烦渴善饥，食欲不振，吐血衄血等。

［应用］①清胃经用于胃火上逆引起的衄血、脾胃湿热或胃气不和所引起的上逆呕恶等症症，多与清脾经、推天柱、横纹推向板门等合用；若用于胃肠实热、脘腹胀满、发热烦渴、便秘纳呆，多与清大肠、退六腑、揉天枢、推下七节骨等合用。②补胃经用于脾胃虚弱、消化不良、纳呆腹胀等症，常与补脾经、揉中脘、摩腹、按揉足三里等合用。

14. 板门

［位置］手掌大鱼际平面。

［操作］用指端揉，称揉板门或运板门；用推法自指根推向腕横纹，称板门推向横纹，反之称横纹推向板门。揉或推 100 ～ 300 次。

［功效］健脾和胃，消食化滞，运达上下之气。

［主治］食积、腹胀、食欲不振、呕吐、腹泻、气喘、嗳气等。

［应用］①揉板门常用于乳食停积，食欲不振或嗳气、腹胀、腹泻、呕吐等症。②板门推向横纹能止泻，横纹推向板门能止呕吐。

15. 内八卦

［位置］手掌面，以掌心为圆心，从圆心至中指根横纹约 2/3 处半径所作圆周。

［操作］用运法，顺时针方向掐运，称运内八卦。运 100 ～ 300 次。

［功效］宽胸利膈，理肺化痰，行滞消食。

［主治］咳嗽、痰喘、胸闷纳呆、腹胀呕吐等。

［应用］运内八卦用于痰结喘咳、乳食内伤、腹胀、胸闷、呕吐等症，多与推脾经、推肺经、揉板门、揉中脘等合用。

16. 小天心

［位置］大小鱼际交接处凹陷中。

［操作］中指端揉，称揉小天心；拇指甲掐小天心；以中指关节或屈曲指间关节捣，称捣小天心。揉 100 ～ 300 次；捣 5 ～ 20 次。

［功效］揉小天心清热，镇惊，利尿，明目；掐、捣小天心镇惊安神。

［主治］惊风、抽搐、烦躁不安、夜啼、小便赤涩、斜视、目赤痛、疹痘欲出不透。

［应用］①揉小天心用于心经有热而致的目赤肿痛、口舌生疮、烦躁不安或心经有热，移热于小肠而致小便短赤等症。此外，对新生儿的硬皮症、黄疸、遗尿、水肿、疮疖、疹痘欲出不透等亦有效。②掐、捣小天心主要用于惊风抽搐、夜啼、惊躁不安等症。若见惊风眼翻、斜视，可与掐老龙、掐人中、清肝经等合用。眼上翻者则向下掐捣；右斜视者则向左掐捣；左斜视者则向右掐捣。

17. 运水入土，运土入水

［位置］手掌面，拇指根至小指根，沿手掌边缘一条弧形曲线。

［操作］自拇指根沿手掌边缘，经小天心推至小指根，称运土入水；反之为运水入土。运 100 ～ 300 次。

［功效］运土入水清脾胃湿热，利尿止泻；运水入土健脾助运，润燥通便。

［主治］小便赤涩、腹胀、呕吐、痢疾、便秘、食欲不振等。

［应用］①运土入水常用于新病、实证，如因湿热内蕴而见少腹胀满、小便赤涩、泄泻，痢疾等症。②运水入土多用于因脾胃虚弱而见完谷不化、腹泻、痢疾、便秘等症。

18. 总筋

［位置］掌后腕横纹中点。

［操作］按揉本穴称揉总筋；用拇指甲掐，称掐总筋。揉 100 ～ 300 次；掐 3 ～ 5 次。

［功效］清心经热，散结止痉，通调周身气机。

NOTE

［主治］口舌生疮、潮热、夜啼、惊风等。

［应用］①揉总筋用于口舌生疮、潮热、夜啼等实热证，多与清天河水、清水经合用。②掐总筋多用于惊风抽搐。

19. 大横纹

［位置］仰掌，掌后横纹。近拇指端称阳池，近小指端称阴池。

［操作］两拇指自掌后纹中向两旁分推，称分推大横纹，又称分阴阳；反之称合阴阳。推30～50次。

［功效］分阴阳平衡阴阳，调和气血，行滞消食；合阴阳行痰散结。

［主治］寒热往来、腹泻、腹胀、痢疾、呕吐、食积、烦躁不安、痰涎壅盛。

［应用］①分阴阳多用于阴阳不调、气血不和而致寒热往来、烦躁不安，以及乳食停滞、腹胀、腹泻、呕吐等症，亦可治疗痢疾。②合阴阳多用于痰结喘咳、胸闷等症。若配合揉肾纹、清天河水，能加强行痰散结的作用。

20. 老龙

［位置］中指甲后1分许。

［操作］用掐法，称掐老龙。掐5次，或醒后即止。

［功效］急救，醒神开窍。

［主治］急惊风。

［应用］掐老龙主要用于急救。若小儿急惊暴死，或高热抽搐，掐之知痛有声音者较易治，不知痛而无声音者一般难治。

21. 端正

［位置］中指甲根两侧赤白肉处，桡侧称右端正，尺侧称左端正。

［操作］用拇指甲掐或拇指螺纹面揉，称掐、揉端正。掐5次；揉50次。

［功效］揉右端正降逆止呕，揉左端有升提作用；掐端正镇惊安神。

［主治］鼻衄、惊风、呕吐、泄泻、痢疾。

［应用］①揉右端主要用于胃气上逆而引起的恶心呕吐等症；揉左端正主要用于水泻、痢疾等症。②掐端正多用于小儿惊风，常与掐老龙、清肝经配合。③本穴对鼻衄有效，用细绳由中指第 3 节横纹起扎至指端，扎好后，令患儿静卧即可。

22. 五指节

［位置］掌背五指第 1 指间关节。

［操作］用拇指甲掐，称掐五指节；用拇、食指揉搓，称揉五指节。五指各掐 3 ～ 5 次；揉搓 30 ～ 50 次。

［功效］掐揉五指节安神镇惊，祛风痰，通关窍。

［主治］惊风、吐涎、惊躁不安、咳嗽风痰等。

［应用］①掐揉五指节用于惊燥不安、惊风等症，多与掐老龙、清肝经合用。②揉五指节用于胸闷、痰喘、咳嗽等症，多与运八卦、推揉膻中合用。

23. 二扇门

［位置］掌背中指根本节两侧凹陷处。

［操作］用拇指甲掐，称掐二扇门；用拇指偏峰按揉，称揉二扇门。掐 5 次；揉 100 ～ 300 次。

［功效］发汗解表，退热平喘。

［主治］惊风抽搐，身热无汗。

［应用］掐揉二扇门是发汗的有效方法，揉时要稍用力，速度宜快，多用于风寒外感。本法与揉肾顶、补脾经、补肾经配合应用，适宜于平素体虚外感者。

24. 上马

［位置］手背无名及小指掌指关节后陷中。

［操作］用拇指端揉，称揉上马；用拇指甲掐，称掐上马。掐 3 ～ 5 次；揉 100 ～ 300 次。

［功效］滋阴补肾，顺气散结，利水通淋。

［主治］虚热喘咳、小便赤涩淋沥、腹痛、牙痛、睡时磨牙等。

［应用］揉上马为补肾滋阴的要法，主要用于阴虚阳亢引起的潮热

NOTE

烦躁、牙痛、小便赤涩淋沥等症。本法对于体质虚弱、肺部感染有干性啰音久不消失者，配揉小横纹；湿性啰音配揉掌小横纹，多揉有一定疗效。

25. 外劳宫

[位置] 掌背中，与内劳宫相对处。

[操作] 用揉法，称揉外劳宫；用掐法，称掐外劳宫。掐5次，揉100～300次。

[功效] 温阳散寒，升阳举陷，发汗解表。

[主治] 风寒感冒、腹痛、腹胀、肠鸣、腹泻、痢疾、脱肛、遗尿、疝气等。

[应用] 本穴性温。揉外劳宫主要用于一切寒证，包括外感风寒所致的鼻塞流涕，脏腑积寒所致完谷不化、肠鸣腹泻，或寒痢腹痛、疝气等。揉外劳宫用于脱肛、遗尿等症，多配合补脾经、补肾经、推三关、揉丹田等。

26. 威灵

[位置] 手背第2、3掌骨中央之凹陷。

[操作] 用掐法，称掐威灵。掐5次，或醒后即止。

[功效] 开窍醒神。

[主治] 惊风。

[应用] 掐威灵主要用于急惊暴死、昏迷不醒时的急救。

27. 精宁

[位置] 手背第4、5掌骨中央之凹陷。

[操作] 用掐法，称掐精宁。掐5～10次。

[功效] 利气，破结，化痰，开窍醒神。

[主治] 痰喘气吼、干呕、疳积、眼内胬肉、急惊昏厥等。

[应用] 掐精宁多用于痰食积聚、气吼痰喘、干呕、疳积等症。本法于体虚者宜慎用，若使用多配合补脾经、推三关、捏脊等。掐精宁用于急惊昏厥时，多配合掐威灵，能加强开窍醒神的作用。

28. 外八卦

［位置］掌背外劳宫周围，与内八卦相对处。

［操作］拇指做顺时针方向掐运，称运外八卦。运 100 ~ 300 次。

［功效］宽胸利气，通滞散结。

［主治］胸闷、肿胀、便结等。

［应用］运外八卦用于胸闷、腹胀、便结等症，多与摩腹、推揉膻中等合用。

29. 一窝风

［位置］手背腕横纹正中凹陷处。

［操作］用指端揉，称揉一窝风。揉 100 ~ 300 次。

［功效］温中行气，止痹痛，利关节；发散风寒，宣通表里。

［主治］腹痛、肠鸣、关节痹痛、伤风感冒等。

［应用］揉一窝风用于受寒、食积引起的腹痛等，多与拿肚角、推三关、揉中脘等合用。本法对寒滞经络引起的痹痛或风寒感冒等亦有效。

30. 膊阳池

［位置］在手背，一窝风后 3 寸处。

［操作］用拇指甲掐或指端揉，称掐膊阳池或揉膊阳池。掐 3 ~ 5 次；揉 100 ~ 300 次。

［功效］止头痛，通大便，利小便。

［主治］便秘、溲赤、头痛。

［应用］掐揉膊阳池对大便秘结者有效，但大便滑泻者禁用；用于感冒头痛，或小便赤涩短少，多与其他解表、利尿法同用。

31. 三关

［位置］前臂桡侧，阳池至曲池成一直线。

［操作］用拇指桡侧面或食、中指指腹自腕推向肘，称推三关；屈患儿拇指，自拇指外侧端推向肘，称为大推三关。推 100 ~ 300 次。

［功效］补气行气，温阳散寒，发汗解表。

［主治］气血虚弱，病后体虚、阳虚肢冷、腹痛、腹泻、斑疹，疹

NOTE

出不透以及感冒风寒等一切虚、寒病症。

[应用]推三关性温热，主治一切虚寒证，对非虚寒证宜慎用。①用于气血虚弱，命门火衰、下元虚冷，阳气不足引起的四肢厥冷、面色无华、食欲不振、疳积、吐泻等症，多与补脾经、补肾经、揉丹田、捏脊、摩腹等合用。②用于感冒风寒，阴冷无汗或疹出不透症，多与清肺经、推攒竹、掐揉二扇门等合用，此外，本法对疹毒内陷、黄疸、阴疽等症亦有效。

32. 天河水

[位置]前臂正中，总筋至洪池（曲泽）成一直线。

[操作]用食、中二指指腹自腕推向肘，称清天河水；用食、中二指蘸水自总筋处，一起一落弹打如弹琴状，直至洪池，同时一面用口吹气随之，称打马过天河。操作 100 ～ 300 次。

[功效]清天河水清热解表，泻火除烦；打马过天河清热之力较大。

[主治]外感发热、潮热、内热、烦躁不安、口渴、弄舌、重舌、惊风等一切热证。

[应用]①清天河水性微凉，较平和，主要治疗热性病，清热而不伤阴分。临床多用于五心烦热、口燥咽干、唇舌生疮、夜啼等症；对于感冒发热、头痛、恶风、汗微出、咽痛等，常与推攒竹、推坎宫、揉太阳等合用。②打马过天河清热之力大于清天河水，多用于实热、高热等。

33. 六腑

[位置]前臂尺侧，阴池至肘成一直线。

[操作]用拇指面或食、中指面自肘推向腕，称退六腑。推100 ～ 300 次。

[功效]清热，凉血解毒。

[主治]一切实热病症，如高热、烦渴、惊风、鹅口疮、弄舌、重舌、咽痛、腮腺炎和大便秘结干燥等。

[应用]退六腑性寒凉，对温病邪入营血、脏腑郁热积滞、壮热烦

渴、腮腺炎及肿毒等实热证均可应用。本穴与补脾经合用，有止汗的效果。若患儿平素大便溏薄、脾虚腹泻者，本法慎用。

34. 十宣（十王）

［位置］十指尖指甲内赤白肉际处。

［操作］用掐法掐之，称掐十宣。各掐 5 次，或醒后即止。

［功效］急救，清热。

［作用］醒神开窍。

［应用］掐十宣主要用于急救，对惊风、高热、昏厥等，多与掐老龙、掐人中、掐小天心等合用。

本法与推三关均为大凉大热之法，可单用，亦可合用。若患儿气虚体弱，畏寒怕冷，可单用推三关；如高热烦渴、发斑等可单用退六腑。两穴合用能平衡阴阳，防止大凉大热，免伤正气。如寒热夹杂，以热为主，则可以退六腑三数、推三关一数之比推之；若寒热夹杂，以寒为重，则可以推三关三数、退六腑一数之比推之。

五、下肢部常用穴部

1. 箕门

［位置］大腿内侧、膝盖上缘至腹股沟成一直线。

［操作］用食、中二指自膝盖内侧上缘推至腹股沟，称推箕门。推 100 ～ 300 次。

［功效］利尿。

［主治］小便短赤、尿闭、水泻等症。

［应用］推箕门性平和，用于尿闭，多与揉丹田、揉三阴交合用；用于小便赤涩不利，多与清小肠合用；用于水泻无尿，有利小便实大便的作用。

2. 血海

［位置］膝上内侧肌肉丰厚处。

［操作］用拇指和食、中二指对称提拿，称拿百虫；用拇指端按

NOTE

揉，称按揉百虫。拿 3 ～ 5 次，按揉 10 ～ 20 次。

［功效］通经络，止抽搐。

［主治］四肢抽搐，下肢瘫痪不用。

［应用］拿、按揉百虫用于下肢瘫痪及痹痛等，常与拿委中、按揉足三里等合用。

3. 膝眼

［位置］膝盖两旁凹陷中。

［操作］用拇、食二指分别在两侧膝眼上按揉，称按揉膝眼。按揉 50 ～ 100 次。

［功效］息风止痉。

［主治］下肢痿软无力，惊风抽搐。

［应用］按膝眼治疗惊风抽搐；揉膝眼配合拿委中，治疗小儿麻痹症引起的下肢痿软无力、膝痛及膝关节扭伤等。

4. 足三里

［位置］外侧膝眼下 3 寸，股骨外侧约 1 横指处。

［操作］用拇指按揉，称按揉足三里。按揉 20 ～ 50 次。

［功效］健脾和胃，调中理气。

［主治］腹胀，腹痛，呕吐，泻泄等症。

［应用］按揉足三里多用于消化道疾患。治疗呕吐，多与推大柱骨、分腹阴阳合用；治疗腹胀腹泻，多与补大肠、推上七节骨合用。另外，本法与摩腹、捏脊等配合可用于小儿保健。

5. 三阴交

［位置］内踝尖直上 3 寸处。

［操作］用拇指或中指端按揉，称按揉三阴交。按揉 20 ～ 30 次。

［功效］通血脉，活经络，疏下焦，利湿热，通调水道；健脾胃，助运化。

［主治］遗尿，尿闭，小便短赤涩痛，消化不良等。

［应用］按揉三阴交用于泌尿系统疾病，如遗尿、癃闭等症，常与揉丹田、推箕门合用。

6. 解溪

［位置］踝关节前横纹中点，两筋之间凹陷处。

［操作］用拇指甲掐，称掐解溪。掐 3 ～ 5 次。

［功效］解痉，止吐泻。

［主治］惊风、吐泻，踝关节屈伸不利。

［应用］掐解溪对惊风、吐泻及踝关节功能障碍有效。

7. 大敦

［位置］足大趾外侧爪甲根与趾关节之间。

［操作］用拇指甲掐，称掐大敦。掐 5 ～ 10 次。

［功效］解痉息风。

［主治］惊风，四肢抽搐。

［应用］掐大敦用于惊风、四肢抽搐，常与掐老龙、掐十宣合用。

8. 丰隆

［位置］外踝尖上 8 寸，股骨前缘外侧 1.5 寸。

［操作］用拇指或中指端按揉，称揉丰隆。揉 20 ～ 30 次。

［功效］和胃气，化痰湿。

［主治］痰鸣气喘。

［应用］揉丰隆用于痰涎壅盛、咳嗽气喘等症，多与揉膻中、运内八卦合用。

9. 委中

［位置］腘窝中央，两大筋间。

［操作］用拇食指拿腘窝中筋键，称拿委中。次数 3 ～ 5 次。

［功效］止抽搐，通经络。

［主治］惊风抽搐，下肢痿软无力。

［应用］拿委中用于四肢抽搐、下肢痿软无力，常与揉膝眼合用。

10. 涌泉

［位置］足掌心前 1/3 凹陷处。

［操作］用拇指端按揉，称揉涌泉；用两拇指面轮流自足根推向足尖，称推涌泉。揉 30 ～ 50 次，推 100 ～ 300 次。

NOTE

［功效］推涌泉引火归原，退虚热；揉涌泉止吐泻。

［主治］发热、呕吐、腹泻、五心烦热等。

［应用］推涌泉用于烦躁不安、夜啼等症，常与揉二马、运内劳宫等合用；若与退六腑、清天河水配合，可用于实热证。揉涌泉止吐泻，左揉止吐，右揉止泻。

附录 3：鼻针疗法常用穴位

一、常用穴位

鼻针疗法常用穴位共 23 个，分布在以下 3 条线上。

1. 面中线（第一线） 起于前额正中，止于水沟穴之上，共 9 个穴位。

头面：额正中处，眉心与前发际中点连线的上、中 1/3 交点处。

咽喉：头面与肺之间，当眉心与前发际中点连线的中、下 1/3 交点处。

肺：两眉头连线之中点。

心：两目内眦连线之中点。

肝：当鼻梁最高处，鼻正中线与两额骨连线之交点处。

脾：当鼻准头上缘正中线上。

肾：在鼻尖端处。

前阴：在鼻中隔下端尽处。

睾丸、卵巢：在鼻尖肾点的两侧。

2. 鼻孔线（第二线） 起于目内眦下方，紧靠鼻梁骨两侧，至鼻翼下端尽处止，共 5 个穴位。

胆：位于肝区的外侧，目内眦下方。

胃：位于脾区的外侧，胆区直下方。

小肠：在鼻翼上 1/3 处，胃点下方。

NOTE

大肠：在鼻翼正中处，小肠点下方。

膀胱：在鼻翼壁尽处，大肠点下方。

3. 鼻旁线（第三线） 起于眉内侧，沿鼻孔线的外方，止于鼻翼尽端外侧，共 9 个穴位。

耳：在眉内侧端，与肺相平。

胸：在眉棱骨下，目窠之上。

乳：在睛明穴之上方。

项背：在睛明穴之下方。

腰脊：在胆区之外，项背点外下方。

上肢：在胃区之外，腰脊点外下方。

胯股：在鼻翼上部相平处外侧，上肢点外下方。

膝胫：在鼻翼正中外侧，胯股点下方。

足趾：在鼻翼下部相平处外侧，膝胫下方。

二、鼻部敏感点的寻找方法

用探棒在患者鼻部的相应区域内，轻、慢、均匀地用一定压力探测，遇有疼痛或异常感时即为敏感点；或用干棉球擦干鼻部湿润区域，用电阻探测仪在鼻部的病变相应部位做缓慢、均匀探查，患者感到局部有明显压痛，探测仪亦发出声响，此点即为敏感点。

NOTE

附录 4：口唇针疗法常用穴位

一、口针疗法常用穴位

1. 上肢区域 在上颌两侧，齿龈黏膜及口腔前庭黏膜处。

拇指穴：中切牙中点上齿龈，距牙齿 0.4 寸处。

四指外侧穴：中切牙与侧切牙之间齿龈上 0.2 寸处。

四指内侧穴：中切牙与侧切牙之间，内侧齿龈上 0.2 寸处。

手背穴：侧切牙中点上齿龈，距牙齿 0.5 寸处。

手掌穴：侧切牙内侧中点上齿龈，距牙齿 0.5 寸处。

手腕外侧穴：侧切牙与尖牙之间齿龈上 0.5 寸处。

手腕内侧穴：侧切牙内侧中点上齿龈距牙齿 0.2 寸处。

前臂外侧穴：尖牙与第一前磨牙之间齿龈上 0.5 寸处。

前臂内侧穴：尖牙与第一前磨牙之间内侧齿龈上 0.5 寸处。

肘外穴：尖牙与第一前磨牙之间齿龈上 0.1 寸处。

肘内穴：第一、二前磨牙之间内侧齿龈上 0.1 寸处。

上臂外侧穴：第二前磨牙与第一磨牙之间齿龈上 0.3 寸处。

上臂内侧穴：第二前磨牙与第一磨牙之间内侧齿龈上 0.3 寸处。

肩前穴：第一、二磨牙之间齿龈上 0.3 寸处。

腋窝穴：第一、二磨牙之间内侧齿龈上 0.3 寸处。

肩后穴：第二、三磨牙之间齿龈上 0.3 寸处。

肩内穴：第二、三磨牙之间内侧齿龈上 0.3 寸处。

NOTE

2. 下肢区域 在下颌两侧，齿龈黏膜及口腔前庭黏膜处。

足大趾穴：中切牙中点下齿龈，距牙齿 0.5 寸处。

四趾穴：中切牙与侧切牙之间齿龈下 0.5 寸处。

足掌穴：中切牙中点下齿龈，距牙齿 0.3 寸处。

足背穴：中切牙与侧切牙之间齿龈下 0.3 寸处。

足跟穴：中切牙中点下齿龈，距牙齿 0.1 寸处。

足外踝穴：侧切牙与尖牙之间齿龈下 0.2 寸处。

足内踝穴：侧切牙与尖牙之间内侧齿龈下 0.2 寸处。

小腿外侧穴：尖牙与第一前磨牙之间齿龈下 0.4 寸处。

小腿内侧穴：尖牙与第一前磨牙之间内侧齿龈下 0.4 寸处。

膝关节穴：第一前磨牙与第二前磨牙之间齿龈下 0.2 寸处。

腘窝穴：第一前磨牙与第二前磨牙之间内侧齿龈下 0.2 寸处。

大腿外侧穴：第二前磨牙与第一磨牙之间齿龈下 0.2 寸处。

大腿内侧穴：第二前磨牙与第一磨牙之间内侧齿龈下 0.2 寸处。

坐骨神经穴：第一磨牙与第二磨牙之间齿龈下 0.2 寸处。

3. 生殖泌尿区域 上腭（包括软腭和硬腭）。

（1）泌尿穴

泌尿穴Ⅰ：上颌硬腭前端正中，两中切牙之间内侧，腭乳头上。

泌尿穴Ⅱ：上颌硬腭中点，腭缝两侧 0.2 寸处。

泌尿穴Ⅲ：上颌硬腭与软腭连接处，腭缝两侧 0.2 寸处。

（2）生殖穴

生殖穴Ⅰ：上颌两中切牙内侧，第一泌尿穴后，左右旁开 0.1 寸。

生殖穴Ⅱ：上颌软、硬腭连接处，在腭缝两侧旁开 0.1 寸。

4. 头部区域 在下唇系带周围及口腔前庭黏膜组织上。

前额穴：下唇系带中点处。

头顶穴：下唇系带中点上 0.2 寸处。

枕部穴：下唇系带中点上 0.4 寸处。

颈部穴：下唇系带中点上 0.5 寸处。

5. 腰部区域 在上唇系带周围及口腔前庭黏膜上。

NOTE

尾骶部穴：上唇系带下端中点处。

腰部穴：上唇系带中点处。

6. 眼及血压区域 上颌两侧，尖牙与前磨牙上方黏膜处。

眼穴：尖牙与第一前磨牙之间齿龈上 0.5 寸处。

7. 皮肤区域

皮肤穴：左右口角处。

8. 神经区域 上、下唇及上、下颌连接处黏膜皱襞处。

三叉神经穴：将上唇正中至口角分为三等份，依次相当于三叉神经第 1、2、3 支。

面神经穴：上唇上（根据病变反应点取穴）。

9. 消化区域 位于舌下腔内。

咽颊穴：金津、玉液穴下，舌系带旁开 0.2 寸处。

胃穴：舌系带左侧，旁开 0.4 寸处。

肠穴：催乳穴两侧 0.7 寸处。

阑尾穴：舌系带右侧 0.7 寸处，肠穴之下。

胰穴：脾穴与胃穴之间。

10. 脏腑区域 舌下腔内。

心穴：舌系带中点向左旁开 0.2 寸处。

肝穴：舌系带中点向右旁开 0.3 寸处。

脾穴：舌系带中点向左旁开 0.4 寸处。

胆囊穴：肝穴上 0.1 寸处。

肺穴：舌系带根部，旁开 0.2 寸处。

肋间穴：舌系带根部与下齿槽连接处旁开 0.2 寸处。

二、唇针疗法常用穴位

人中穴：人中沟的上 1/3 与下 2/3 交点处。

承浆穴：颏唇沟的正中凹陷处。

唇 I 穴：位于人中沟下端正中，距唇缘 0.2 cm 处。

唇 II 穴：位于下唇缘中点向下，距下唇缘 0.5 cm 处。

NOTE

附录 5：手针疗法常用穴位

一、手经脉穴位

1. 商阳

［经络］手阳明大肠经穴。

［定位］手背，食指指尖桡侧，指甲角上 1 分许。

［主治］胸痛、喘咳、肢肿、耳聋、耳鸣。

［针法］直刺 1 分许，或挤压放血。

2. 二间

［经络］手阳明大肠经穴。

［定位］食指桡侧，掌指关节下凹陷中。

［主治］鼻蛆、多惊、齿痛、目黄、近视、腰痛、喉痹。

［针法］直刺 3 分许。

3. 三间

［经络］手阳明大肠经穴。

［定位］食指桡侧，掌指关节上凹陷中。

［主治］眼痛、下颌龋痛、咽喉肿痛、手背肿痛，肠鸣洞泄、急食不通、肩痛、肩冷不能举、不能挽臂、近视、肩背劳累受风引起疼痛和不适。

［针法］直刺 3 分许。

4. 合谷

［经络］手阳明大肠经穴。

［定位］第 1/2 指掌骨之间，近第 1 指掌骨缘中点。

［主治］牙痛、扁桃体炎、咽喉炎、结膜炎、角膜炎、鼻炎、耳聋、手指痉挛、感冒、精神失常、会阴痛、肛门痛、足底痛、足跟痛、头痛、神经衰弱、面神经麻痹、口腔疾病、发热、恶寒、肩关节寒冷、脊强、偏风、风疹、腰背引痛、破伤风、针刺麻醉、眼球痛、龋齿痛、咽中如梗、手背肿痛、肠鸣洞泄、食不下、发汗、止汗、视有黑点等。下应太冲穴。

［针法］直刺 5 分至寸许，又可挑穴。

［注意］该穴易晕针，孕妇禁针。

5. 阳溪

［经络］手阳明大肠经穴。

［定位］拇指掌骨底与腕骨间隙拇长伸肌腱和拇短伸肌腱凹陷中。

［主治］癫狂、呃逆、头痛、心烦、胸满不得息、咳嗽、呕吐、喉痹、目风赤烂、耳鸣、耳聋、寒热痉挛、肘痛不举、臂痛、手指无力、牙痛、腰痛等。

［针法］直刺 3 分许。

6. 关冲

［经络］手少阳三焦经穴。

［定位］手背，无名指尺侧指甲上 1 分许。

［主治］喉痹、喉闭、舌卷、头痛、胸中气噎不嗜食、舌缓不语。

［针法］直刺 1 分许。

7. 液门

［经络］手少阳三焦经穴。

［定位］第 4、5 指掌骨头间凹陷中，握拳取之。

［主治］咽喉肿、臂痛，目赤、头痛、耳聋、齿痛，目涩、口干、惊悸、疟疾、甲亢。

［针法］直刺 3 分许。

NOTE

8. 中渚

[经络] 手少阳三焦经穴。

[定位] 手背，第 4、5 指掌骨中点下 2 分。

[主治] 耳聋、喑哑、耳鸣、肩背痛、肋间神经痛、久疟、目痛、耳痛、咽痛、肘臂痛、五指不得屈伸、手背痈毒、热病汗不出、消化不良。

[针法] 直刺 3 ～ 5 分。

9. 阳池

[经络] 手少阳三焦经穴。

[定位] 手背，腕横纹间指总伸肌腱尺侧缘凹陷中。

[主治] 疟疾，感冒，腕关节及手部炎症、折伤或不能握物，消渴，烦闷，肩臂痛。

[针法] 直刺 5 分许。

10. 外关

[经络] 手少阳三角经穴。

[定位] 手背，腕横纹中点上 2 寸，在尺、桡骨间，与内关穴相对。

[主治] 耳聋，耳鸣，上肢麻木，偏头痛，落枕，腮腺炎，上肢关节痛，肩背痛，第 3、4、5 指痛，感冒。又治经络所过之病。

[针法] 直刺 5 分许。又可针远内关穴，或可提针再卧针，向上或向下沿皮下针寸许。

11. 少泽

[经络] 手太阳小肠经穴。

[定位] 手背，小指指甲尺侧上 1 分许。

[主治] 昏迷、咽喉炎、舌强、头痛、项急、抽搐、心烦、目翳、臂痛、心痛、反胃。

[针法] 直刺 1 分许。

12. 前谷

[经络] 手太阳小肠经穴。

NOTE

［定位］手背，小指掌指关节尺侧下凹陷中。

［主治］鼻塞、咳嗽、呕吐、臂痛、乳汁少或乳络不通。

［针法］直刺 1 ～ 3 分。

13. 后溪

［经络］手太阳小肠经穴。

［定位］小指掌指关节尺侧缘。

［主治］臂侧痛、头项痛、腰痛、四肢痛、指痉挛、精神失常、耳聋、喑哑、肩背痛、肋间神经痛、疟疾、目痛、鼻痛、项强、癫疾、针刺麻醉、面神经麻痹、口眼歪斜、半身不遂，督脉之病。

［针法］直刺 3 ～ 5 分许。

14. 腕骨

［经络］手太阳小肠经穴。

［定位］手背尺侧，第 5 指掌骨与钩骨之间凹陷中。

［主治］腕及肘关节痛、头痛、耳聋、呕吐、胆囊炎、黄疸、疟疾、肋下痛。

［针法］直刺 3 分许。

15. 阳谷

［经络］手太阳小肠经穴。

［定位］手背面，腕横纹尺侧端凹陷处，尺骨茎突与三角骨之间。

［主治］癫狂吐舌、妄言、龋齿痛、臂外侧痛、耳鸣、耳聋。

［针法］直刺 3 分许。

16. 养老

［经络］手太阳小肠经穴。

［定位］手背，屈肘，掌心向下，尺骨头下 2 分骨缝中。

［主治］上肢关节痛、肩臂痛、落枕、上肢瘫痪、手不能自上下、目不明、肩胛骨下痛。

［针法］直刺 1 分半许。

17. 少商

［经络］手太阴肺经穴。

NOTE

［定位］手背面，拇指桡侧指甲上约 1 分。

［主治］咽喉肿痛、鼻出血、发热、昏迷、腮腺炎、喉中闭塞水粒不下、刚柔二痉、热痰、风痹。

［针法］直刺 1 分许，也可挤压出血，效果更好。

18. 鱼际

［经络］手太阴肺经穴。

［定位］手掌，第 1 掌骨中点赤白肉际处。

［主治］咳嗽、哮喘、咯血、扁桃体炎、胸背痛、乳痈。

［针法］直刺 3 ～ 5 分。

19. 太渊

［经络］手太阴肺经穴。

［定位］手掌，腕横纹，桡侧腕屈肌腱的桡侧。

［主治］咳嗽、失眠、喘而遗矢、肺胀、胸痹、肩前臂痛、偏正头痛、肘痛。

［针法］直刺 3 分许。

［注意］不要刺到桡动脉。

20. 经渠

［经络］手太阴肺经穴。

［定位］手掌，桡骨茎突内侧，腕横纹上 1 寸，桡动脉桡侧凹陷中。

［主治］胸背俱急、咳逆上气。

［针法］直刺 3 分许。

［注意］不要刺到桡动脉。

21. 列缺

［经络］手太阴肺经之络穴。

［定位］手掌，桡骨茎突凹陷中。

［主治］头项强痛、咳嗽哮喘、咽喉肿痛、面神经麻痹、手腕疼痛无力、口渴、溺血精出、阴茎痛、胸背热、四肢暴肿、胸背俱急、咳逆上气、偏正头痛、口㖞、气刺两乳。主头项之病、任脉之病，又主经络

所过之病。

[针法] 直刺深 3 分许。向内可斜刺至手太阴经，向外可斜刺至手阳明经；又可沿皮下向上或向下刺，深度视患者胖瘦而定。

[注意] 向内侧刺要注意不要刺到桡动脉。

22. 中冲

[经络] 手厥阴心包经穴。

[定位] 手掌，中指尖中央。

[主治] 热病烦闷、身如火、掌中热、心痛、舌强、中风。神志昏迷时可开窍醒神。

[针法] 直刺 1 分许。又可挤压放血。

23. 劳宫

[经络] 手厥阴心包经穴。

[定位] 在掌心之正中央，屈指中指尖与手掌接触处。

[主治] 昏迷、胸胁痛、呕吐、小儿惊风、手掌多汗、脑出血、精神病、指端末梢神经麻痹、鹅掌风、高血压、烦渴、腋臭、龈烂、心痛、反胃。下通涌泉穴。

[针法] 直刺 3 ～ 5 分。

24. 大陵

[经络] 手厥阴心包经穴。

[定位] 手掌，腕横纹中点，桡侧腕屈肌腱和掌长肌腱之间。

[主治] 心脏病、胸痛、咽喉肿痛、精神病、失眠、胃炎、呕吐无度、心悬如饥、腋肿。

[针法] 直刺 3 ～ 5 分。可针透阳池穴，亦可斜透内关穴。

25. 内关

[经络] 手厥阴心包经穴。

[定位] 手掌，腕横纹上 2 寸，桡侧腕屈肌腱和掌长肌腱之间。

[主治] 心绞痛、胸胁痛、上腹痛、呃逆、呕吐、恶心、癫痫、神经衰弱、口疮、胃部疾患、黄疸、疟疾、咳嗽、胸腹部疾患。调整心脉之要穴，又为针麻要点。

NOTE

［针法］直刺 5 分许。又可透外关穴。或提针卧针沿皮下向上或向下刺寸许。

［注意］进针后，不可令患者屈指，否则易使针转曲。

26. 少冲

［经络］手少阴心经穴。

［定位］手掌，小指尖桡侧。

［主治］休克、咽喉炎、肘臂内侧痛、心胸痛、前阴臊臭、胆寒、会阴部痛、肛裂。

［针法］直刺，深 1 分许。

27. 少府

［经络］手少阴心经穴。

［定位］手掌，屈指，小指尖与掌面接触处。

［主治］烦闷少气、臂痛、肘部挛急、胸痛、手肿、久疟、阴痹、阴痛、遗尿、小便不利、偏坠。

［针法］直刺 3～5 分。

28. 神门

［经络］手少阴心经穴。

［定位］手掌，腕横纹，尺侧腕屈肌腱桡侧凹陷中。

［主治］失眠多梦、心悸、癔症、肩前痛、痴呆。

［针法］直刺，深 3 分许。

29. 阴郄

［经络］手少阴心经穴。

［定位］手掌，前臂腕横纹上 5 分，尺侧腕屈肌腱桡侧缘。

［主治］头痛、昏眩、心悸、骨蒸盗汗。

［针法］直刺，深 3 分许。

30. 通里

［经络］手少阴心经穴。

［定位］手掌，前臂腕横纹上 1 寸，尺侧腕屈肌腱桡侧缘。

［主治］咳嗽、哮喘、咯血、咽喉肿痛、崩漏、心悸。

31. 灵道

［经络］手少阴心经穴。

［定位］手掌，前臂腕横纹上 1.5 寸，尺侧腕屈肌腱桡侧缘。

［主治］心痛、干呕、肘痉挛、暴喑不语、骨寒髓冷。

［针法］直刺，深 3 分许。

32. 大骨孔

［经络］奇穴。

［定位］手背，拇指指关节中央。

［主治］目久病及生翳膜内障、胸痛、中风语言艰涩。

［针法］直刺，深 1 分许。

33. 小骨孔

［经络］奇穴。

［定位］手背，小指近中节指关节中央。

［主治］手节痛、目痛、膝关节酸冷痛。

［针法］直刺，深 1 分许。

34. 中魁

［经络］奇穴

［定位］手背，中指近中节指关节中央。

［主治］呕吐、反胃。

［针法］直刺，深 1 分许。

35. 五虎 1

［经络］奇穴。

［定位］手背，食指近中节指关节中央。

［主治］五指拘挛。

［针法］直刺，深 1 分许。

36. 五虎 2

［经络］奇穴。

［定位］手背，无名指近中节指关节中央。

［主治］五指痉挛。

NOTE

［针法］直刺，深 1 分许。

37. 鬼眼

［经络］奇穴。

［定位］手背，拇指指关节与指甲根中点。

［主治］癫痫发作。

［针法］直刺，深 1 分许。

38. 大都

［经络］奇穴，八邪之一。

［定位］在拇指与食指中间点，手掌与手背皮肤相交处。

［主治］手臂红肿、面神经麻痹、气滞腰痛、牙痛、头风。

［针法］直刺，深 3 分至 1 寸，得针感为度。

39. 上都

［经络］奇穴，八邪之一。

［定位］手背，微握拳，食指与中指掌骨头中间点。

［主治］手臂红肿、咽喉梗阻、逆气、食管炎。

［针法］直刺，深 3 分至 1 寸，得针感为度。

40. 中都

［经络］奇穴，八邪之一，又名液门。

［定位］手背，微握拳，中指与无名指掌骨头中间点。

［主治］手臂红肿。

［针法］直刺，深 3 分至 1 寸，得针感为度。

41. 下都

［经络］奇穴，八邪之一。

［定位］手背，微握拳，无名指与小指掌骨头中间点。

［主治］手臂红肿。

［针法］直刺，深 3 分至 1 寸，得针感为度。

42. 小肠穴

［经络］四缝穴之一。

［定位］手掌，食指近中节指关节横纹中点。

NOTE

［主治］胆道蛔虫、消化道溃疡、小儿消化不良。

［针法］直刺，深 1 分许。

43. 三焦穴

［经络］四缝穴之一。

［定位］手掌，中指近中节指关节横纹中点。

［主治］三焦经病，阑尾炎、消化性溃疡、荨麻疹、腹胀、发热、幽门痉挛、贲门痉挛、小儿消化不良、百日咳。

［针法］直刺，深 1 分许。

44. 肝穴

［经络］四缝穴之一。

［定位］手掌，无名指近中节指关节横纹中点。

［主治］肝经病、胆经病。

［针法］直刺，深 1 分许。

45. 命门穴

［经络］四缝穴之一。

［定位］手掌，小指近中节指关节横纹中点。

［主治］肾经、脾经、大肠经病，腰腿痛、慢性附件炎、睾丸炎、腘窝酸痛、腰脊痛。

［针法］直刺，深 1 分许。

46. 十宣穴 1

［经络］奇穴。

［定位］手掌，拇指远节指骨中点。

［主治］休克、昏迷、中暑、痉症、癫痫发作、高热、指端麻木。

［针法］直刺，深 2 分许。或挤压出血。

47. 十宣穴 2

［经络］奇穴。

［定位］手掌，食指远节指骨中点。

［针法］直刺，深 2 分许。或挤压出血。

NOTE

48. 十宣穴 3

[经络]奇穴，即中冲穴，又称急救点。

[定位]手掌，中指远节指骨中点。

[主治]主要用于急救。

[针法]直刺，深 2 分许。或挤压出血。

49. 十宣穴 4

[经络]奇穴。

[定位]手掌，无名指远节指骨中点。

[主治]休克、昏迷、中暑、癔症、头痛发作、高热、指端麻木。

[针法]直刺，深 2 分许。或挤压出血。

50. 十宣穴 5

[经络]奇穴。

[定位]手掌，小指远节指骨中点。

[主治]直刺，深 2 分许。或挤压出血。

51. 腰腿点

[经络]奇穴。

[定位]手背，腕横纹，食指伸肌膜桡侧。

[主治]L1 痛及腰痛不可忍，蛇咬伤，一切脑病，小腿（踝）关节扭伤。

[针法]直刺 3 ～ 5 分。

二、反射区和感应点

1. 踝点

[定位]手掌，拇指掌指关节桡侧缘。

[主治]距小腿（踝）关节痛，以及距小腿（踝）关节损伤。

[针法]直刺，深 1 ～ 2 分。

2. 水肿

[定位]手背，拇指指尖尺侧甲角上。

［主治］水肿。

［针法］直刺，深1分许。

3. 眼点

［定位］手背，拇指指关节尺侧。

［主治］各种眼病所致的眼痛和眼肿。

［针法］直刺，深1～2分。

4. 后合谷

［定位］手背，拇指和食指掌骨基底部的夹角内。

［主治］神经性头痛及神经官能症、三叉神经痛、精神分裂症、高血压、偏瘫、截瘫、小儿麻痹后遗症。其下通后太冲，称为后四关，又治月经病。

［针法］直刺，深5分至1寸。

5. 跃进

［定位］手背，食指掌骨中点桡侧缘下2分。

［主治］精神病、精神分裂症和癔症。

［针法］直刺，刺向后溪方向2～2.5寸。

6. 前头点

［定位］手背，食指近中节指关节桡侧。

［主治］前头痛、胃痛、胃痉挛、急性胃肠炎、急性单纯性阑尾炎、膝关节及四肢关节痛、急性踝关节扭伤、牙痛。

［针法］直刺，深1～3分。

7. 肩点

［定位］手背，食指掌指关节桡侧。

［主治］肩痛。

［针法］宜针，深1～2分。

8. 腰腿一

［定位］手背，食指掌骨桡侧缘中点上2分。

［主治］腰腿痛、腰扭伤、腰背痛。

［针法］局部消毒，用1寸毫针以30°～40°斜刺食指伸指肌腱桡侧

NOTE

下，3～5分深，双手同时拧转行针，同时让患者做弯腰活动，1～3分钟后腰痛减轻或消失即退针。

9. 腰腿二（肾点）

［定位］手背，小指与无名指掌骨基底部夹角内。

［主治］腰腿痛、腰扭伤、尿路感染、肾结石疼痛。

［针法］治腰腿痛针法同腰腿一。其他病针法，直刺，深3～5分。

10. 息喘

［定位］手背，握拳，食指与中指掌指关节之间（上都穴）上凹陷。

［主治］对于支气管哮喘有定喘作用。

［针法］先直刺，刺向劳宫2寸许。

11. 落枕

［定位］手背，食指和中指掌指关节向上5分。

［主治］落枕、颈项酸痛和颈项扭伤。

［针法］直刺，深3分许。

12. 头顶点

［定位］手背，中指近中节指关节桡侧缘。

［主治］头顶痛、神经性头痛、痛经和乳房胀痛。

13. 呃逆点

［定位］手背，中指中远节指关节中央。

［主治］呃逆。

［针法］直刺，深1分许。

14. 间鱼

［定位］手背，握拳，中指与无名指掌指关节之间（中都穴）上凹陷中。

［主治］精神病、眼睛睁不开，有睡意。

［针法］刺向拇指的掌指关节处，1～1.5寸。

15. 牙痛（咽喉点）

［定位］手背，握拳，中指与无名指掌指关节之间（中都穴）上

2 分。

　　［主治］牙痛、急性扁桃体炎、咽喉炎，三叉神经痛。

　　［针法］直针，深 3～5 分。

16. 腹泻点

　　［定位］手背，中指和无名指掌指关节间上 1 寸。

　　［主治］腹泻。

　　［针法］宜针，深 3～5 分。

17. 止血点

　　［定位］手背，腕横纹，无名指伸肌腱尺侧凹陷中。

　　［主治］各种出血、踝关节扭伤。

　　［针法］直刺，深 3 分许。

18. 偏头点

　　［定位］手背，无名指近中节指关节尺侧缘。

　　［主治］偏头痛、牙痛、肋间神经痛、肝脾区痛、胆绞痛。

　　［针法］直刺，深 2 分许。

19. 坐骨神经穴

　　［定位］手背，无名指掌指关节尺侧缘上 2 分。

　　［主治］坐骨神经痛。

　　［针法］直刺，深 3 分许。

20. 会阴点

　　［定位］手背，小指近中节指关节桡侧。

　　［主治］会阴部痛、肛裂。

　　［针法］直刺，深 2 分许。

21. 后头点

　　［定位］手背，小指近中节指关节尺侧。

　　［主治］后头痛、脊背痛、腘窝痛、臂痛、急性扁桃体炎、呃逆、颊痛。

　　［针法］直刺，深 2 分许。

NOTE

22. 脊柱点

［定位］手背，小指掌指关节尺侧缘。

［主治］急性棘间韧带扭伤、椎间盘脱出术后所致腰痛、尾骨痛、耳鸣、鼻塞、肩肿痛。

［针法］直刺，深 3 分许，以刺至骨为度。

23. 胸点

［定位］手掌，拇指指关节桡侧缘。

［主治］胸痛、吐泻、癫痫发作、目翳、带状疱疹所致脑痛。

［针法］直刺，深 2 分许。

24. 脾穴

［定位］手掌，拇指指关节中点。

［主治］腹泻食不进、瘦弱四肢乏力、阑尾炎、腹胀、消化性溃疡、胆道蛔虫症、胃病呕吐、鼻炎、荨麻疹。

［针法］直刺，探 2 分许。

25. 大肠穴

［定位］手掌，食指中远节指关节中央。

［主治］大肠经病、心经病、便秘、腹胀、胆道蛔虫症、阑尾炎。

［针法］直刺，深 2 分许。

26. 小天穴

［定位］手掌，拇指掌骨中点与小指掌骨中点连线的中点。

［主治］惊风、尿闭、慢性鼻炎和鼻窦炎。

［针法］直刺，深 3 分许。

27. 胃肠穴

［定位］手掌，劳宫穴与腕横纹连线中点。

［主治］慢性胃炎、溃疡病、消化不良、胆道蛔虫症、小肠经病、三焦经病。

［针法］直刺，深 3 分许。

28. 足跟点

［定位］手掌，胃肠穴与腕横纹连线中点。

NOTE

［主治］足跟痛。

［针法］直刺，深 3 分许。

29. 咳喘点

［定位］手掌，食指掌指关节尺侧缘。

［主治］支气管炎、支气管哮喘、神经性头痛、落枕。

［针法］直刺，探 3 分许。

30. 心穴（又名小儿消化不良穴）

［定位］手掌，中指远、中节指关节中点。

［主治］小儿消化不良、心经病、发热、神经衰弱、荨麻疹、哮喘、肺心病、白癜风。

［针法］直刺，深 2 分许。

31. 肺穴

［定位］手掌，无名指远、中节指关节中点。

［主治］胃经病、咳嗽喘息、慢性鼻炎、鼻窦炎、心病、肺病、荨麻疹和皮肤病。

［针法］直刺，深 2 分许。

32. 肾穴（又名夜尿穴）

［定位］手掌，小指远、中节指关节中点。

［主治］夜尿、尿频、肾病、膀胱病、齿病、耳病、腹泻、便秘、血尿、昏迷、腰腿痛、慢性附件炎。

［针法］直刺，深 2 分许。

33. 脑后

［定位］手背，拇指中线上，鬼眼与指关节中点。

［主治］后头痛、健忘、后脑之病。

［针法］直刺，深 1 分许。

34. 颈中

［定位］手背，拇指近节指骨中点。

［主治］颈项之病。

［针法］直刺，深 1 分许。

NOTE

35. 颈重

［定位］手背，拇指掌骨中点。

［主治］肩臂酸重、颈项痛、乏力。

［针法］直刺，深1分许。

36. 益劳

［定位］手背，拇指掌骨底与舟状骨间凹陷处。

［主治］眩晕眼花、胸痞。

［针法］直刺，深2分许。

37. 尺谷

［定位］手背，拇指掌骨中点尺侧。

［主治］甲状腺肿、腮腺炎。

［针法］直刺，深2分许。

38. 谷边

［定位］手背，拇指掌骨中点尺侧上5分。

［主治］颈淋巴炎、锁骨上窝中点痛。

［针法］直刺，深2分许。

39. 大肠点

［定位］手背，拇指与食指掌骨间，合谷与后合谷穴中点。

［主治］大肠之病。

［针法］直刺，深5分至1寸许。

40. 降压点

［定位］手背，拇指与食指掌骨基底部夹角内上1分。

［主治］高血压。

［针法］直刺，深5分许。

41. 再创

［定位］手背，拇指与食指掌骨基底部夹角内上2分。

［主治］偏身半身不遂、口眼歪斜、龋齿、骨槽风、牙齿痛、寒热、腹坚大、不嗜食、足缓不收、跗肿、身前痛、骨节病、癫狂。

［针法］直刺，深 2 分许。

42. 壮肩

［定位］手背，拇指掌骨基底部与舟状骨中点。

［主治］肩部负重劳伤，酸痛无力。

［针法］直刺，深 1 分许。

43. 手缓

［定位］手背，腕横纹，食指伸肌腱桡侧。

［主治］手缓无力。

［针法］直刺，深 3 分许。

44. 肺点

［定位］手背，食指掌骨中点近骨缘桡侧。

［主治］肺病、哮喘、皮肤病。

［针法］直刺，深 1 寸许。

45. 肩后

［定位］手背，食指掌指关节桡侧缘上 2 分。

［主治］肩部、肩后痛，手不能举。

［针法］直刺，深 1 分许。

46. 臂点

［定位］手背，食指掌指关节与近侧指指关节连线中点下 2 分。

［主治］臂痛拘挛，活动不自如。

［针法］直刺，深 1 分许。

47. 大食

［定位］手背，食指远侧指骨中点尺侧。

［主治］食欲不振、纳食差、心悸、偏头痛、惊狂、尸厥、水肿、腹胀。

［针法］直刺，深 1 分许。

48. 耳点

［定位］手背，食指掌指关节中点。

NOTE

［主治］耳病、肩病。

［针法］直刺，深1分许。

49. 半边射

［定位］手背，轻握拳，食指掌指关节桡侧缘与食指中线之中点。

［主治］肩关节酸、冷、痛，膝关节酸、冷、痛，半身麻木、半身不遂。

［针法］直刺，深1～2分。

50. 指钲

［定位］手背，食指中节指骨中点尺侧缘。

［主治］五劳（心、肝、脾、肺、肾）、四肢虚弱、惊恐、指痛、气郁。

［针法］直刺，深1分许。

51. 宗谷

［定位］手背，食指和中指掌指关节间上7分。

［主治］面目浮肿及水肿病、善太息、胸痞、胁痛。

［针法］直刺，深3～5分。

52. 降压

［定位］手背，食指和中指掌指关节间上9分。

［主治］高血压。

［针法］直刺，深3～5分。

53. 心包点

［定位］手背，食指和中指掌指关节间上1寸2分。

［主治］心包炎、心包积液。

［针法］直刺，深3～5分。

54. 胃点

［定位］手背，食指和中指掌指关节间上1寸4分。

［主治］胃痛、胃炎和胃溃疡等病。

［针法］直刺，深3～5分。

55. 脾点

［定位］手背，食指和中指掌指关节间上 1 寸 6 分。

［主治］水肿、乏力、腹胀等病。

［针法］直刺，深 3 ～ 5 分。

56. 外劳宫

［定位］手背，食指与中指掌骨间中点。

［主治］五指麻木、神经衰弱、胁痛、高血压、怔忡、口臭、面部疾病。

［针法］直刺，深 5 分许。针尖稍斜向劳宫穴。针感五指发麻。

57. 足缓

［定位］手背，腕横纹食指伸肌腱桡侧。

［主治］足缓无力。

［针法］直刺，深 3 分许。

58. 肾点

［定位］手背，食指与中指掌骨间中点上 3 分。

［主治］腰腿痛、肾之病。

［针法］直刺，深 3 ～ 5 分。

59. 乳点

［定位］手背，中指掌指关节与中指近节指关节桡侧中点。

［主治］乳房疾病。

［针法］直刺，深 1 分许。

60. 胁侧

［定位］手背，乳点上 5 分。

［主治］胁肋痛、腋窝痛、淋巴炎。

［针法］直刺，深 1 分许。

61. 胸痛

［定位］手背，中指中节指骨中点。

［主治］胸痛。

NOTE

［针法］直刺，深 1 分许。

62. 胸骨

［定位］手背，中指近侧指骨中点。

［主治］胸骨痛、咳嗽气促、胸中如塞、吐涎沫、乳少、背脊痛。

［针法］直刺，深 1 分许。

63. 肘肩（又名目点）

［定位］手背，中指掌指关节中点。

［主治］目之病、神经衰弱、失眠、多梦、肘肩关节痛。

［针法］直刺，深 1 分许。

64. 试新

［定位］手背，中指近侧指骨中点尺侧缘。

［主治］肢端麻木、血液循环不畅。

［针法］直刺，深 1 分许。

65. 胁肋

［定位］手背，中指近、中指关节中点尺侧缘。

［主治］胁肋痛。

［针法］直刺，深 2 分许。

66. 血海

［定位］手背，中指与无名指掌指关节之间上 1 寸。

［主治］血室（子宫）之病。

［针法］直刺，深 3～5 分。

67. 心点

［定位］手背，中指与无名指掌指关节之间上 1 寸 2 分。

［主治］心之病。

［针法］直刺，深 3～5 分。

68. 面上点

［定位］手背，中指与无名指掌指关节之间上 1 寸 5 分。

［主治］面上病，腹中不适，第 3、4、5 指麻木。

NOTE

［针法］直刺，深 1 ～ 5 分。

69. 小肠点

［定位］手背，中指与无名指掌指关节之间上 1 寸 7 分。

［主治］小肠之病。

［针法］直刺，深 3 ～ 5 分。

70. 胃肠点

［定位］手背，中指与无名指掌骨基底部夹角内下 5 分。

［主治］腹痛气攻，噫气不除。

［针法］直刺，深 3 ～ 5 分。

71. 三焦点

［定位］手背，中指与无名指掌骨基底部夹角内下 2 分

［主治］三焦之病。

［针法］直刺，深 3 ～ 5 分。

72. 腰肌

［定位］手背，中指与无名指掌骨基底部夹角内。

［主治］腰肌劳损、急性腰扭伤。

［针法］斜刺，以 45°角斜刺至中指中线，得强烈针感为度。

73. 偏扶

［定位］手背，中指与无名指掌骨基底部夹角内上 2 分。

［主治］偏瘫、半身麻木。

［针法］直刺，深 1 分许。

74. 升压

［定位］手背，腕横纹中点，中指伸肌腱桡侧。

［主治］头晕、各种疾病引起的血压下降。

［针法］直刺，深 3 分许。

75. 腕阳

［定位］手背，中指伸肌腱上桡侧，升压上 1 寸。

［主治］腰背肩臂酸痛、目视不明、后头痛、手运动障碍。

NOTE

［针法］直刺，深 3 分许。

76. 腰中

［定位］手背，中指伸肌腱上，升压下 2 分，中指掌骨底上。

［主治］脊柱之病、腰痛。

［针法］直刺，深 1 分许。

77. 求进

［定位］手背，无名指中、远节指关节中点。

［主治］腹中气攻上下，肋间神经痛。

［针法］直刺，深 1 分许。

78. 腹上

［定位］手背，无名指近节指骨中点。

［主治］腹部疾病、阳事不利、遗精早泄。

［针法］直刺，深 1 分许。

79. 鼻点

［定位］手背，无名指掌指关节中点。

［主治］鼻之病。

［针法］直刺，深 1 分许。

80. 声门

［定位］手背，无名指与小指掌指关节中点上 5 分。

［主治］声带之病。

81. 肝点

［定位］手背，无名指与小指掌指关节中点上 1 寸。

［主治］肝之病。

［针法］直刺，深 3 ～ 5 分。

82. 胆点

［定位］手背，无名指与小指掌指关节中点上 1 寸 2 分。

［主治］胆之病。

［针法］直刺，探 3 ～ 5 分。

83. 胞门

［定位］手背，无名指与小指掌指关节中点上 1 寸 5 分。

［主治］生殖系统疾病。

［针法］直刺，深 3 ～ 5 分。

84. 腰脊

［定位］手背，无名指掌骨基底部上 1 分。

［主治］腰部酸痛。

［针法］直刺，深 1 分许。

85. 股侧

［定位］手背，小指近侧指骨中点桡侧缘。

［主治］股内侧酸痛。

［针法］直刺，深 1 分许。

86. 手解溪

［定位］手背，小指中、远节指关节中点。

［主治］腹胀、厥气上冲、小便不利、踝关节扭伤。

［针法］直刺，深 1 分许。

87. 股点

［定位］手背，小指近侧指骨中点。

［主治］股前部酸痛。

［针法］直刺，深 1 分许。

88. 口点

［定位］手背，小指掌指关节中点。

［主治］口之病、臀部疾病。

［针法］直刺，深 1 分许。

89. 坐骨神经点

［定位］手背，无名指掌骨基底部尺侧缘。

［主治］坐骨神经痛。

［针法］先直刺，深 2 分许，以刺至骨为度，得针感，稍留针，再

NOTE

提针斜刺至手少阳经线上，亦以刺至骨为度。

90. 甲亢点

[定位] 手背，腕横纹上 2 分，尺骨茎突前凹陷处。

[主治] 甲亢。

[针法] 直刺，深 2 分许。

91. 髋点

[定位] 手背，小指掌骨中点下 2 分。

[主治] 髋部酸痛。

[针法] 直刺，深 2 分许。

92. 膀胱点

[定位] 手掌侧，小指掌骨中点下 2 分尺侧缘。

[主治] 膀胱之病。

[针法] 直刺，深 5 分至 1 寸。

93. 骶点

[定位] 手背，腕横纹尺侧缘。

[主治] 骶部酸痛。

[针法] 直刺，深 3～5 分。

94. 咽喉点

[定位] 手掌，拇指掌指关节中点。

[主治] 咽喉之病，呕吐。

[针法] 直刺，深 2 分许。

95. 寸谷

[定位] 手掌，腕横纹桡侧缘。

[主治] 肩部酸痛，手不能挽。

[针法] 直刺，深 3 分许。

96. 腕阴

[定位] 手掌，掌长屈肌腱桡侧，内关与大陵的中点。

[主治] 呕吐、咳喘、腹泻。

NOTE

［针法］直刺，深 3 分许。

97. 后臀点

［定位］手掌，小指掌指关节中点。

［主治］臀后与股后之间酸痛。

［针法］直刺，深 2 分许。

98. 后股点

［定位］手掌，小指近节指骨中点。

［主治］后股酸痛，拘挛。

［针法］直刺，深 2 分许。

99. 腓肠点

［定位］手掌，小指中节指骨中点。

［主治］腓肠肌痉挛，乏力，腿重、酸痛胀急。

［针法］直刺，深 2 分许。

100. 睡眠穴

［定位］手背，食指掌骨中点桡侧缘下 2 分。

［主治］失眠、健忘和多梦。

［针法］直刺，深 5 分至 1 寸，捻转 2 ～ 3 分钟，留针 2 分钟，再捻转 2 分钟出针，针后即有睡意（最好在睡眠前针）。

101. 眼炎穴

［定位］小指远端指间关节横纹尺侧尽端处。

［主治］结膜炎、角膜炎等引起的畏光、流泪和刺痛。

［针法］直刺，深 5 分至 1 寸，用捻转泻法，强刺激 3 ～ 5 下，出针，放血数滴。

102. 重于穴

［定位］手掌，在第 1 掌骨与第 2 掌骨之间，虎口上 1 寸处。

［主治］落枕引起的颈肩部疼痛，活动受限，局部肌肉痉挛、板滞。

［针法］一般配承浆效果好，直刺，深 1 ～ 2 寸，承浆直刺深 5 分

NOTE

许，并嘱患者缓慢活动颈部。

三、皮下刺激穴

1号穴 即列缺穴。穴位、主治、针法见列缺穴。

2号穴

［定位］掌面，在拇指中线上，与内关穴齐。

［主治］经络所过之病。

［针法］直刺，深2分许，再提针，卧针向上或向下沿皮下刺寸许，留针15～20分钟。上病向上，下病向下刺。

3号穴

［定位］掌面，在食指中线上，与内关穴齐。

［主治］经络所过之病。

［针法］直刺，深2分许，再提针，卧针向上或向下沿皮下刺寸许，留针15～20分钟。上病向上，下病向下刺。

4号穴 即内关穴。穴位、主治、针法，见内关穴。

5号穴

［定位］在无名指中线上，与内关穴齐。

［主治］经络所过之病。

［针法］直刺，深2分许，再提针，卧针向上或向下沿皮下刺寸许，留针15～20分钟。上病向上，下病向下刺。

6号穴

［定位］掌面，在小指中线上，与内关穴齐。

［主治］经络所过之病。

［针法］直刺，深2分许，再提针，卧针向上或向下沿皮下刺寸许，留针15～20分钟。上病向上，下病向下刺。

7号穴

［定位］手背，在小指外侧线上，与外关穴齐。

［主治］经络所过之病。

［针法］直刺，深 2 分许，再提针，卧针向上或向下沿皮下刺寸许，留针 15 ～ 20 分钟。上病向上，下病向下刺。

8 号穴

［定位］手背，在小指中线上，与外关穴齐。

［主治］经络所过之病。

［针法］直刺，深 2 分许，再提针，卧针向上或向下沿皮下刺寸许，留针 15 ～ 20 分钟。上病向上，下病向下刺。

9 号穴

［定位］在手背，无名指中线上，与外关穴齐。

［主治］经络所过之病。

［针法］直刺，深 2 分许，再提针，卧针向上或向下沿皮下刺寸许，留针 15 ～ 20 分钟。上病向上，下病向下刺。

10 号穴　即外关穴。定位、主治、针法见外关穴。

11 号穴

［定位］手背，在食指中线上。

［主治］经络所过之病。

［针法］直刺，深 2 分许，再提针，卧针向上或向下沿皮下刺寸许，留针 15 ～ 20 分钟。上病向上，下病向下刺。

12 号穴（又名溃疡点）

［定位］手背，在大指中线上。

［主治］经络所过之病。

［针法］直针，深 2 分许，再提针，卧针向上或向下沿皮下刺寸许，留针 15 ～ 20 分钟。上病向上，下病向下刺。

四、不定穴

［定位］穴位无定处，亦无定名，统统称不定穴。不论有经有穴还

NOTE

是无经无穴，以病症相对处是穴：如身体的某部有疾病，可在手部找到敏感点，此点即是不定穴。

［主治］相对应处各种病症。

［针法］随所在的穴位和疾病的性质而定。